CHART
放射線科

CHART Series 編集委員会 編集

改訂第3版

医学評論社

＊正誤情報，発行後の法令改正，最新統計，診療ガイドライン関連の情報につきましては，弊社ウェブサイト（http://www.igakuhyoronsha.co.jp/）にてお知らせいたします。

＊本書の内容の一部あるいは全部を，無断で（複写機などいかなる方法によっても）複写・複製・転載すると，著作権および出版権侵害となることがありますので，ご注意ください。

改訂第 3 版の序

　医師国家試験も第 100 回を迎えました。この第 100 回までの間には試験問題も日本の医療環境の変化に伴う要請に応えた変遷がありました。以前の試験問題では画像の多くは単独科としての放射線科問題の中での出題でした。しかし，今では患者一人一人は総体として診察するという前提のもとで，画像は全科の必修問題，臨床実地問題，一般問題という問題スタイルの中で扱われるようになりました。そして，画像は問題の中で重要な要素となり，出題数は逆に増加しています。最近ではこの傾向がさらに顕著となり，CT，MR，単純 X 線などの画像はそれぞれ毎年 20 題前後出題されています。2004 年には PET-CT が健康保険に採用されたために，今後はシンチグラムも出題の増加が予測されます。臨床画像のなかには血管造影や超音波などもあり，出題画像の半数を画像診断が占めるため読影力重視の傾向は今年も継続されていました。

　国家試験の中で疾患や日本の医療事情を包括的に捉えようとする傾向を受けて，それぞれの医学部の講義や実習の形態にも変化が起きていることと思います。より現実に即応するために坐学の診療科別講義は縮小され，総合診断や系統実習の名の下にふんだんに画像に接する機会が増えています。画像に接する機会が増えるとともに今度は再び系統的に画像を扱うことへの要求が学生の間に増えてきています。本小冊子はこれらの時代の趨勢を捉えて改版したつもりです。最近臨床化された MDCT や PET-CT の画像も取り入れましたが，いまだ国家試験問題を作成する年齢層になじみの深い単純写真は多く残しています。多忙な受験生には画像と診断名を読み流してゆくことも可能でしょう。時間のゆとりがあれば本文に接していただければ良いでしょう。

　放射線診療のなかで画像診断と一線を画しているのが放射線治療と放射線防護の領域でしょう。食生活の変化と高齢化は女性の乳癌と男性の前立腺癌の罹患数に急速な増加をもたらし，日本でもがん治療の中で放射線治療が表舞台に登場してきています。治癒率が高く，形態と機能の温存する治療を希望して，放射線治療患者の数は最近急勾配の右肩上がりとなっています。この時代の要請と放射線被曝への国民感情を受けて，放射線の治療と防護についての出題も毎回欠けることはありません。

　今，多くの問題を一つずつ解決しながら，日本の医療は前に進んでいます。国家試験に合格するために得た基礎知識が臨床研修の場で診療の礎となって，患者と自らのために役立ってゆくことを期待しております。

2006 年 3 月

編者

改訂第 2 版の序

　西暦も 2000 年となり日本の医療の分野には変革の嵐が押し寄せてきている。今臨床の現場では総医療費抑制へ向けた大きなうねりの中，DRG／PPS（Diagnostic Related Groups／Prospective Payment System：診断群別包括支払方式）という医療費の支払いシステムが既に一部の病院では試験的に導入されてきている。この未だ聞き慣れない語句は検査漬け医療を見直し，各症患毎に総費用の上限を設定することにより，必要最低限の費用で治療が終了することを推進する医療費支払い体系を意味し，検査すればする程病院の収入増となった現行の出来高払いの医療システムとは対極をなすものである。今後それぞれの医師は不必要な検査を排除しつつ合理的な診断樹に従った検査手法を選択して病気の情報を求めてゆくことが必要となってきた。画像診断の分野でも多くの診断手法のそれぞれの特長について知識と理解を深めてゆくことがますます必要になってきている。

　ところで放射線の各分野の動向を見透すと画像診断は未だ二十余年続く長足の発展途上にあると言える。MR や CT では多種多様なデータ取得の効率化が図られてきており，3 次元 CT や MR，MR アンギオなどが臨床への即時対応検査として広く受け入れられてきている。超急性期の脳梗塞の MR 拡散強調画像も臨床適応され，早期脳梗塞のインターベンション治療に道を拓いてきた。さらに PET や機能 MRI，各種インターベンションも広汎な臨床応用の道を探っている。

　治療の分野にも変革のうねりが確実に及んできている。10 年前には一部の施設のみで実施されていた乳房温存手術後の放射線治療や前立腺癌原体照射も根治放射線治療の大きな部分を占める様になっており，頭頸部癌の治療を中心にセカンドオピニオンの普及も確実に根付いてきている。

　今回の改訂にあたっては前回の出版のあとの技術や医療情勢の変化の多くに対応する様に努力したつもりである。国試では放射線単独の設問は減少してきているが，それはとりもなおさず画像診断を含む放射線医学の各種手法が一般診療の中に広く浸透してきていることの裏返しと考えればそれも良しとすべきなのだろう。医学生諸氏には放射線医学を通覧し，それぞれの個性に合った明るい将来を見据えて欲しいものである。

2000 年 5 月

編者

改訂第 1 版の序

　本書も初版の発行以来 10 年が経ち，その間にも国家試験や医学教育を取りまく環境にも幾つかの変遷がありました。

　放射線科においても 10 年はそれ以前の 90 年にも匹敵する変化がありました。以前は全ての放射線科の領域は放射線という電磁波の中にすべてを括ることができましたが今では超音波，MRI などの放射線以外のモダリティが画像診断の中に大きな領域を占める様になりました。核医学では長半減期のアイソトープが一新されるとともに代謝系の解析のための PET の使用が始まりました。治療の領域でも画像診断や核医学分野と同様に大幅にコンピューターが導入され，加速装置の改良によって一層の治療精度の改良が図られました。また高齢化とともに診断，治療の背景にある国民医療統計にも変化があり，胃癌や子宮癌の減少，肺癌，乳癌や血管性疾患の増加がみられます。放射線科の内外における変化の時代に即応するためにチャートの内容にもたくさんの改定が必要になりました。

　ところで国家試験では出題基準の変更によって放射線科プロパーの出題は減少していますが，メジャー科目においては核医学を含む画像診断知識の要求は増加しています。常に up to date にこれらの変化に対処するためには各科の画像診断領域を横断的に勉強することも大切かと考えます。国家試験の範囲が膨大化するなか，マイナー科目としての放射線医学を通覧することも知識のボトムアップになることでしょう。

　本書には初版以来これまでたくさんのご意見とご助言をいただきました。この改訂版にもそれらを参考にさせてもらいました。この改訂版にもどしどしご意見をお寄せいただきたいと思います。最後に本書が皆様の最終目的のための一助となることを期待し，その成功を祈念しながら改訂第 1 版の序と致します。

1995 年 11 月

編者

CHART 放射線科

ページガイド

CHART で確認！
重要ポイントの簡潔なまとめ。再確認に便利！

> CHART 97
> 消化管の放射線感受性は小同大異
> 感受性は高い方から，小腸，食道，大腸，胃の順

写真&シェーマ！
読影をよりよく理解するために数多く掲載！

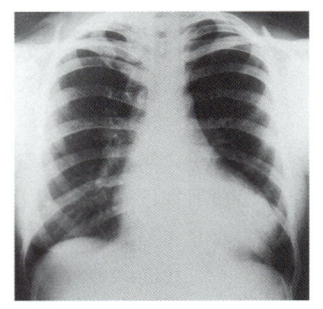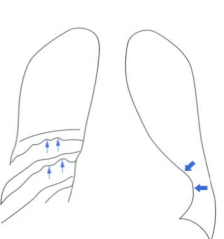

図 I-4.25　大動脈縮窄症と rib notching
大動脈炎症候群による下行大動脈の狭窄からくる左室肥大。側副血行路としての肋間動脈の拡張による肋骨侵食像が認められる

簡潔な表を満載！
効率的な学習をサポート！

表 I-5.2　造影効果

造影効果		造影部位・疾患
正常組織で造影効果あり		血管，脈絡叢，下垂体，松果体，硬膜
疾患で造影効果あり	均一な造影	髄膜腫，神経鞘腫，松果体部腫瘍，下垂体腺腫，髄芽腫，脳動脈瘤
	リング状造影	転移性脳腫瘍，脳膿瘍，膠芽腫，吸収期血腫
疾患で造影効果なし		クモ膜囊胞，類上皮腫，脂肪腫，脳梗塞

見やすい二色刷り！
過去の国試で問われた重要事項を青字で明記。キーワードをひと目で把握しよう！

1 石灰化を示す疾患

・孤立性結節影……肉芽腫，過誤腫
・肺野の散在性病変……結核，珪肺
・リンパ節……結核，珪肺（図 I-2.25），サルコイドーシス

Check Test！
学習の到達度を一問一答形式でチェック。仕上げに活用しよう！

Check Test 8
○×をつけよ。
- (1) 閉塞性血栓血管炎（Buerger's disease）の治療でバルーン PTA やステント留置がよく使われる。
- (2) 腸骨動脈領域の狭窄にはバルーン PTA 単独よりもステントを併用した方が治療成績が良い。
- (3) 肝細胞癌に対する塞栓術にマイクロコイルを使用した。
- (4) 脳動脈瘤の治療にプラチナコイルで塞栓術を行った。
- (5) 脳塞栓の治療の経動脈的血栓溶解療法は発症後 1 日以内に行う。
- (6) 術後の消化管からの大量出血に対して金属コイルで塞栓を行った。
- (7) 精索静脈瘤の治療に対して精巣動脈塞栓術を行った。
- (8) 小腸出血に対する塞栓術に無水エタノールを使用した。
- (9) ゼラチンスポンジとは永久塞栓物質である。

Answer
×(1) 閉塞性血栓血管炎ではびまん性の狭窄を起こしているのでバルーン PTA やステント留置の適応となることは少ない。
○(2) バルーン PTA のみでは再狭窄が高頻度に起こるためステントを併用した方がよい。
×(3) 肝細胞癌の塞栓には抗癌薬を混ぜたりリピオドールやゼラチンスポンジを使う。

目　次

I　画像診断

0　主要画像診断サイン

X　線 ··3
　① 呼吸器・胸壁・縦隔　3
　② 消化器・腹壁・腹膜　5
　③ 心臓・脈管　6
　④ 血液・造血器　7
　⑤ 骨・関節系　7
　⑥ 腎・泌尿器　7
超音波 ··7
シンチグラフィ ································8

1　画像診断総論

X 線診断 ··9
　① X 線の性質　10
　② X 線撮影検査の種類　10
超音波検査 ······································17
磁気共鳴画像（MRI）······················20
　　Check Test 1 ··························25

2　呼吸器の診断

正常像と撮影法 ······························26
　① 胸部 X 線正常像　26
　② 側臥位正面撮影　32
　③ 呼気位撮影　32
　④ 断層撮影　32
特殊撮影 ··33
　① 気管支造影　33
　② 血管造影　33

胸部の CT，US，MRI ····················34
シルエットサイン ··························36
肺野の異常を示す疾患 ··················40
肺胞性陰影······································40
　① air bronchogram　40
　② 肺胞性病変のその他の徴候　41
　③ 肺胞性病変を示す疾患　42
間質性陰影······································42
　① Kerley A 線　43
　② Kerley B 線　43
　③ Kerley C 線　43
　④ その他の間質性陰影　43
　⑤ 散布性間質性病変を示す疾患　45
肺野・縦隔の石灰化 ······················45
　① 石灰化を示す疾患　46
広汎な均等濃厚陰影を示す疾患 ···48
　① 大葉性肺炎　48
　② 無気肺　48
　③ 胸　水　50
肺野のびまん性陰影を示す疾患 ···53
　① 肺区域と関係する均等な陰影　53
　② 円形陰影を示す疾患　53
　③ 嚢胞または空洞をつくる疾患　54
　④ 散布性の病変を示す疾患　55
　⑤ 網状影を示す疾患　56
肺門・横隔膜の異常を示す疾患 ···58
　① 肺門の腫瘤状陰影　58
　② 肺門部暗陰影　62
　③ 横隔膜の異常　62
縦隔の疾患，胸膜の変化 ··············64
　① 縦隔の解剖と疾患の好発部位　64
　② 縦隔の変化　65
その他，肺疾患について大切なこと ······67
　　Check Test 2 ··························73

3 消化器の診断

腹部単純撮影における正常像 ……………75
腹部撮影におけるガスの異常像 …………75
　① 気腹像　75
　② 消化管内の異常ガス像　76
　③ イレウス　76
腹部異常石灰化像 ………………………80
　① 血管壁の石灰化　80
　② 脾・肝・膵の石灰化　80
　③ その他の腹部石灰化　80
単純写真で分かるその他の所見 …………81
　① 腹腔内の液体貯留　81
　② 異常ガス像　81
　③ 臓器腫大　82
食道と造影 ………………………………83
　① 憩室と閉塞　83
　② 食道腫瘍　84
　③ 食道の機能異常，炎症と潰瘍　84
　④ 食道静脈瘤　85
胃と造影 …………………………………86
　① 胃　炎　86
　② 胃潰瘍　87
　③ 胃潰瘍と胃癌における潰瘍の鑑別　87
　④ 胃ポリープ　88
　⑤ 胃　癌　88
　⑥ 粘膜下腫瘍　91
小　腸 ……………………………………92
　① 憩室と腫瘍　92
　② 回腸末端部潰瘍性病変　93
大腸と造影 ………………………………94
　① 憩　室　94
　② 炎　症　94
　③ 大腸癌　96
　④ 大腸ポリープ　98
小児の腹部 X 線像 ………………………99
　① 正常小児の腹部 X 線像　99
　② 食道閉鎖と気管食道瘻　99
　③ 消化管閉鎖　99
　④ 気　腹　101
　⑤ 腸回旋の異常　101
　⑥ Hirschsprung 病　101
　⑦ 腸重積　101
　⑧ 胎便性イレウス　102
肝・胆の診断 ……………………………102
　① 肝の腫瘍　104
　② びまん性肝疾患　108
　③ 胆嚢・胆管癌　109
　④ 胆　石　109
膵の診断 …………………………………113
　① 膵　癌　114
　② 膵　炎　115
Check Test 3 …………………………116

4 循環器の診断

正常像 ……………………………………118
　① 正面像　118
　② 側面像　118
　③ 第 1 斜位　119
　④ 第 2 斜位　119
　⑤ 正常冠動脈　121
　⑥ 心臓の CT 解剖　123
　⑦ 心臓の超音波診断　123
各心房・心室の拡大と対応する疾患 ……124
　① 左房拡大を示す疾患　124
　② 右房拡大を示す疾患　125
　③ 左室拡大を示す疾患　127
　④ 右室肥大を示す疾患　128
　⑤ 両室肥大　129
各疾患の診断 ……………………………130
　① 心室中隔欠損症　130
　② 心房中隔欠損症　131
　③ 動脈管開存症　131
　④ Fallot 四徴症　132
　⑤ 心筋症　132
　⑥ 大血管転位　132
　⑦ 大動脈縮窄症　133
　⑧ 僧帽弁狭窄症　134
　⑨ 僧帽弁閉鎖不全症　135

viii

⑩大動脈弁狭窄症　135
⑪大動脈弁閉鎖不全症　136
⑫肺静脈還流異常　136
⑬大動脈瘤　136
⑭大動脈炎　140
⑮腎血管性高血圧　140
⑯大静脈分枝の異常　141
⑰四肢血管の疾患　142
⑱冠動脈の疾患　143
⑲リンパ系の異常　144
胸部，循環器疾患と MRI　145
Check Test 4　146

5　頭頸部の診断

正常 X 線解剖　148
①単純撮影　148
②生理的石灰沈着　150
頭蓋内異常石灰化像　150
①脳腫瘍の石灰化と頻度　151
②血管性病変の石灰化　152
③炎症性疾患の石灰化　152
④その他　152
単純写真における頭蓋の異常　153
①トルコ鞍の変化　153
②縫合の異常　153
③局所的な骨変化　154
④頭蓋底陥入症　155
⑤骨折　155
脳血管撮影　156
①内頸動脈　156
②外頸動脈　156
③椎骨動脈　157
④Willis 動脈輪　157
脳室解剖と異常像　158
①正常像　158
②脳室系の閉塞　158

CT　159
①CT 値　159
②脳腫瘍と発生部位の特徴　164
③造影 CT　165
MRI　166
①脳腫瘍　166
②脳血管障害　166
③脱髄性・変性疾患　168
脳疾患　168
①血管性疾患　168
②腫瘍　173
③炎症性疾患　176
④脱髄性・変性・代謝疾患　177
脊髄腔内腫瘍　177
①疾患と造影所見　177
②MRI　179
③血管造影　180
頭頸部，その他の疾患　180
Check Test 5　183

6　骨・関節・軟部の診断

総論　185
骨の異常所見　186
①骨陰影の変化　186
②骨膜反応の臨床　187
関節・軟部の異常　188
①関節　188
②軟部　189
奇形・系統性・代謝性およびその他の疾患　189
①大理石骨病　189
②線維性骨異形成症　190
③Marfan 症候群　190
④くる病，骨軟化症　190
⑤副甲状腺機能亢進症　190
⑥末端肥大症　190
⑦強直性脊椎骨増殖症　190
⑧脊椎分離症および脊椎すべり症　190
染色体異常，血液疾患　191

1 Down 症候群　191
　　2 Turner 症候群　191
　　3 血友病　191
　　4 多発性骨髄腫　191
骨の炎症 ……………………………………191
　　1 化膿性骨髄炎　191
　　2 Brodie 膿瘍　192
　　3 骨結核　192
　　4 強直性脊椎炎　192
　　5 骨髄炎と骨肉腫の違い　192
血行障害による骨疾患 ……………………193
　　1 Perthes 病　193
　　2 Osgood-Schlatter 病　193
　　3 Köhler 病　193
　　4 Kienböck 病　193
骨腫瘍 ………………………………………194
　　1 骨腫瘍と発生部位　194
　　2 骨腫瘍の鑑別　194
　　3 各骨腫瘍の特徴　195
骨折，外傷 …………………………………197
　　1 骨折の種類　197
　　2 骨折の合併症　198
　　3 スポーツ外傷　198
骨年齢 ………………………………………198
　　1 骨年齢の促進　198
　　2 骨年齢の遅延　198
関節の疾患 …………………………………199
　　1 先天性股関節脱臼　199
　　2 非感染性炎症性疾患　199
乳腺撮影の所見 ……………………………200
　　1 正常像　200
　　2 乳腺の X 線撮影　200
　　3 石灰化所見　202
　　4 乳腺の超音波撮影　203
　　5 乳腺の MRI　203
　　Check Test 6 ……………………………204

7　泌尿・生殖器の診断

腹部単純撮影 ………………………………206

経静脈性腎盂造影 …………………………207
　　1 正常像　207
　　2 異常像　208
超音波，CT，MRI …………………………209
先天性疾患 …………………………………209
　　1 馬蹄腎　209
　　2 多嚢胞腎　210
　　3 海綿腎　210
　　4 重複腎盂・尿管　210
　　5 腎無形成症　211
水腎症 ………………………………………211
慢性腎盂腎炎 ………………………………212
腎結核 ………………………………………212
腎腫瘍 ………………………………………213
　　1 単純性腎嚢胞　213
　　2 多嚢胞腎　213
　　3 腎過誤腫　214
　　4 腎　癌　214
　　5 Wilms 腫瘍　216
腎盂・尿管・膀胱癌 ………………………216
腎・尿路結石 ………………………………216
前立腺疾患 …………………………………217
副腎，後腹膜疾患 …………………………218
　　1 副腎腫瘍　219
　　2 神経芽腫　220
　　3 後腹膜腫瘍　221
女性生殖器疾患 ……………………………223
　　1 子宮筋腫　223
　　2 子宮腺筋症　223
　　3 子宮体癌　223
　　4 子宮頸癌　224
　　5 卵巣嚢腫　224
血管性病変 …………………………………224
　　1 腎血管性高血圧　224
　　2 腎梗塞　225
　　3 腎動脈瘤　225
　　4 大動脈，下大静脈の病変　225
　　Check Test 7 ……………………………226

8 インターベンショナルラジオロジー

血管 IVR ································228
1. 経カテーテル動脈塞栓術　228
2. 動脈内注入療法　230
3. 経皮的血管形成術　231
4. その他　232

血管外 IVR ································232
1. 尿路 IVR　232
2. 胆道系 IVR　232
3. 気管・食道 IVR　232

Check Test 8 ································233

II 核医学

1 核医学の基礎
1. 放射性同位元素　237
2. 放射能　237
3. 物理学的半減期　237
4. 放射能の量と測定　237
5. 放射線検出器　238
6. 3次元シンチ，RI 断層法　239
7. RI の製造　240

2 ^{99m}Tc（テクネシウム 99 m）

^{99m}Tc の特徴 ································241
^{99m}Tc パーテクネテート ································241
標識化合物と ^{99m}Tc ································242
1. ^{99m}Tc-フチン酸, ^{99m}Tc-スズコロイド　242
2. ^{99m}Tc-リン酸化合物　242
3. ^{99m}Tc-MAA　242
4. ^{99m}Tc-HIDA, ^{99m}Tc-PMT　242
5. ^{99m}Tc-DMSA　242
6. ^{99m}Tc-DTPA　243
7. ^{99m}Tc-RBC, ^{99m}Tc-HSA, ^{99m}Tc-MAA　243
8. ^{99m}Tc-加熱赤血球　244
9. ^{99m}Tc-HM-PAO　244
10. ^{99m}Tc-MIBI, ^{99m}Tc-PPN　244

^{99m}Tc の検査と問題点 ································244
1. 骨シンチグラフィ　244
2. 肝シンチグラフィ　244
3. 放射線検査と被曝線量　245

3 ^{67}Ga-citrate（クエン酸ガリウム）
1. 特　徴　246
2. とり込み　246

4 その他の RI
1. ^{201}Tl　248
2. ^{131}I と ^{123}I　248
3. ^{133}Xe または ^{81m}Kr　249
4. 使用頻度の少ない核種　249

5 PET（positron emission tomography）
1. PET の特徴　250
2. ポジトロン核種　250
3. 臨床応用　250

6 放射性物質の半減期と至適検査時間
1. 半減期　252
2. 至適検査時間　253

7 各臓器シンチグラフィの実際

脳 ································254
1. ^{99m}TcO$_4^-$ 生食液　254
2. 脳血流シンチグラフィ　254
3. 脳槽シンチグラフィ　255

甲状腺 ································255
1. ^{99m}TcO$_4^-$　255
2. ^{123}I　255
3. ^{201}Tl-Cl　256

心　臓 ································256

- 1 ^{201}Tl-Cl　256
- 2 ^{99m}Tc-MIBI　258
- 3 ^{99m}Tc-リン酸化合物　259
- 4 ^{99m}Tc-MIBG　259
- 5 ^{99m}Tc-RBC, ^{99m}Tc-HSA　259

肺 259
- 1 ^{99m}Tc-MAA　259
- 2 ^{133}Xe または ^{81m}Kr　260
- 3 ^{67}Ga-クエン酸　260
- 4 ^{201}Tl-肺縦隔 SPECT　260

肝, 胃 261
- 1 ^{99m}Tc-フチン酸, ^{99m}Tc-スズコロイド　261
- 2 ^{99m}Tc-HIDA, ^{99m}Tc-PMT　262
- 3 肝 RI アンギオグラフィ　262
- 4 ^{99m}TcO$_4^-$　262

副腎 263
- 1 ^{131}I-アドステロール　263
- 2 ^{131}I-MIBG　263

腎 264
- 1 ^{99m}Tc-DMSA　264
- 2 ^{99m}Tc-DTPA　264
- 3 ^{123}I-OIH　264

骨 265
- 1 ^{99m}Tc-リン酸化合物　265

腫瘍シンチグラフィ 268
- 1 ^{18}F-FDG　268
- 2 ^{67}Ga-クエン酸　268
- 3 ^{201}Tl-Cl　269
- 4 ^{111}In-Cl　269

8　内服療法

- 1 ^{131}I　270
- 2 ^{89}Sr-Cl$_2$　270
- 3 radioimmunotherapy　270

9　放射性医薬品のとり込み

- 1 生理的なとり込みや排泄　271
- 2 代謝過程へのとり込み　271
- 3 食作用　271
- 4 拡　散　271
- 5 毛細管塞栓　271
- 6 管腔内分布　272
- 7 血中や組織のイオン
  との関係でのとり込み　272
- 8 血液脳関門の異常　272

10　試料測定

インビトロ＝体外測定 273
- 1 RIA　273
- 2 飽和分析法　274

インビボ＝体内投与 274
- 1 代謝検査法　274

Check Test 9 275

III　放射線治療

1　放射線の種類と線源

- 1 放射線の種類　279
- 2 高 LET 治療　280
- 3 小線源治療線源　281

2　深部線量率, 線量分割法

- 1 深部線量率　282
- 2 治療法の選択　282
- 3 時間的線量配分　283

3　放射線感受性

- 1 Bergonié-Tribondeau の法則　284
- 2 正常組織の放射線感受性　284
- 3 放射線感受性を高めるもの　284
- 4 細胞分裂　284
- 5 放射線障害からの回復　285
- 6 アポトーシス　285

4 放射線治療の適応

①腫瘍の発育環境　286
②悪性度　286
③全身状態，年齢　287
④腫瘍の放射線感受性　287
⑤腫瘍致死線量　288
⑥放射線根治照射の適応　288

5 腫瘍組織型と放射線感受性

6 併用療法

手　術……………………………291
　①術前照射　291
　②術中照射　291
　③術後照射　292
化学療法…………………………292
　①放射線増感剤　292
　②抗癌薬同時併用　292
　③抗癌薬異時併用　292
温熱療法…………………………292
　①温熱の生物学的効果　293

7 放射線治療法の選択

①電子線治療　294
②外照射治療　294
③小線源治療　297
④RI 内用治療　299
⑤除痛治療　299

8 放射線治療と合併症

全身的副作用……………………300
　①早期障害　300
　②晩期性障害　300
局所性障害………………………300
　①早期障害　300
　②晩期性局所性障害　300

9 放射線治療各論

①脳腫瘍　303
②頭頸部腫瘍　304
③乳　癌　306
④食道癌　307
⑤胃・胆道・膵癌　307
⑥肺　癌　308
⑦子宮癌　308
⑧精巣腫瘍　311
⑨前立腺癌　312
⑩悪性リンパ腫　312
⑪小児腫瘍　314
Check Test 10……………………315

Ⅳ 障害と管理

1 放射線障害

放射線による急性障害……………319
　①骨髄，血液　319
　②生殖腺　319
　③皮　膚　320
　④全身被曝　320
放射線による慢性障害……………320
　①悪性腫瘍の誘発　320
　②成長・分化発達の障害　320
　③白内障　321
障害の発生…………………………321
　①放射線障害の分類　321
　②胎内被曝　322
　③妊娠可能女子への 10 日則　322
発癌と遺伝子のリスク……………323
　①放射線の遺伝的影響　323
許容被曝線量（線量限度）………323
　①線量限度　323

xiii

2 被曝防護

1. 外部被曝　325
2. 内部被曝　325
3. 臓器親和性　326
4. 自然放射線からの実効線量　326
5. 人工放射線からの被曝　326

3 単位・モニター

1. 線量　327
2. モニター　327

Check Test 11 ……………………………328

和文索引 ……………………………………329
欧文索引 ……………………………………338

I 画像診断

0	主要画像診断サイン	3
1	画像診断総論	9
2	呼吸器の診断	26
3	消化器の診断	75
4	循環器の診断	118
5	頭頸部の診断	148
6	骨・関節・軟部の診断	185
7	泌尿・生殖器の診断	206
8	インターベンショナルラジオロジー	228

❶ 主要画像診断サイン

X 線

1 呼吸器・胸壁・縦隔

acinar shadow （細葉性陰影）	肺胞性陰影の最も小さいもの。X線写真では5〜10 mmの淡い小結節である。この陰影が融合増大して，小葉性陰影＝浸潤影をつくる。(p.42)
air bronchogram	気管周囲に滲出性変化があり，気管支腔が胸部の単純写真やCTで描出されることをいう。肺炎，肺水腫，肺胞上皮癌，肺胞蛋白症，呼吸窮迫症候群（RDS）によって起こる。(p.40, 48)
bulging septum	胸部X線写真で，侵された肺葉がやや大きくなり，葉間が健側に凸になることをいう。(p.42, 48)
butterfly shadow （蝶形陰影，bat-wing shadow）	肺水腫に特徴的にみられ，左右肺門から対称的に蝶が羽を広げたようにみえるび慢性陰影で，周辺部が明るい。典型的な肺胞性パターンである。(p.41)
coarse reticular pattern （粗大網状影）	肺の線維化が進み5〜10 mm径の小さな無数の空気性囊胞が蜂巣状に配列した状態をいう。X線での肺野所見で網状，小結節状の陰影の合わさった所見である。肺線維症などの間質性肺炎の進行形でみられる。蜂巣状陰影ともいう。(p.45)
egg shell calcification （卵殻状石灰化）	胸部X線写真で肺門部に認める所見である。石灰化は外側が整で内側は不整なものが多く，珪肺の発症から10年以上たって認めることが多い。サルコイドーシスにも認めることがある。(p.46, 59)
extrapleural sign （extrapulmonary sign，胸膜外徴候）	壁側胸膜外に腫瘤性病変が存在すると，表面が壁側胸膜および臓側胸膜で覆われて辺縁が明瞭となり，胸壁への移行部がなだらかとなる。(p.39, 66)
fungus ball （菌球，aspergilloma）	アスペルギルス症では空洞内に菌球をつくることがある。菌球が大きいと菌球の周囲に三日月〜半月形の空洞像（meniscus sign）をつくる。菌球は体位によって移動する。(p.50, 54)
Golden's S sign （inverted S sign）	肺葉無気肺が肺門部で膨らみをもち，逆S状を示す状態をいう。無気肺の根部に肺癌などの腫瘍性病変のあることを示す。(p.49, 70)
ground-glass opacity （スリガラス状陰影）	ground-glass opacityは軽度の線維化で，大部分の間質変化の初期に現れる。また，間質の厚み，組織量が増加したものを網状影（reticular shadow）

I　画像診断

	という。(p.44)
Hampton's hump	肺梗塞では肋骨横隔膜角に肺門部へ向かって凸な陰影をみる。(p.68)
hilum overlay sign	縦隔陰影と肺血管とのシルエットサインの応用。前後縦隔腫瘍では縦隔腫瘤陰影内に肺血管陰影を認める。(p.65)
honeycomb pattern （ハニカムパターン, honeycombing, 蜂巣状陰影）	肺の線維化が進み 5〜10 mm 径の小さな無数の空気性嚢胞が蜂巣状に配列した状態をいう。X 線での肺野所見で網状，小結節状の陰影の合わさった所見である。肺線維症などの間質性肺炎の進行形でみられる。粗大網状影ともいう。(p.45)
Kerley 線	間質には，①末梢肺間質，②太い気管支・血管周囲間質，③肺胞壁がある。原因不明の間質性肺炎では③の変化で網状影となり，①，②の浮腫では hilar haze, peribronchial cuffing, Kerley 線が認められる。 Kerley A 線：肺門部に斜めに直線または曲線をなす線状影が出現する。2〜5 cm の長さである。肺高血圧などで間質や肺胞に滲出や小出血が起こり，小葉間隔壁の肥厚を起こしたものである。(p.43) Kerley B 線（septal line）：下肺野外側に多い水平な線状影。1〜2 cm 間隔に重なる。(p.43) Kerley C 線：肺の中心部に出現する網状の線状影をさす。B 線の重なり合いでできるともいう。(p.43)
knuckle sign	肺塞栓が肺門動脈に及ぶと肺門動脈の拡張と末梢動脈の急激な狭小化が起こり，握り拳様の陰影を呈することをいう。(p.60)
meniscus sign	三日月〜半月状の所見。肺嚢胞に fungus ball が発生したときの空洞の形や胸水でみられる下に凸で側胸部方向に上昇する弧状陰影，進行胃癌のバリウム透視で周堤と潰瘍によって作られる像などをいう。(p.50, 54)
notch sign	癌の発育が周辺部で不均等であったり，血管などによって発育が妨げられ，腫瘍の辺縁がでこぼこにみえることをいう。肺の coin lesion が悪性であることを示す sign である。(p.70)
peribronchial cuffing （bronchial cuffing, cuffing sign, 気管支壁肥厚像）	胸部 X 線写真正面像で気管支B^{3b}などの正接像の気管支壁が浮腫により増強し，不明瞭化することをいう。気管支炎や間質性肺水腫に伴うことが大部分である。(p.41, 43)
reticular shadow （網状影）	ground-glass opacity で間質の厚み，組織量が増加したものをいう。(p.56)
sail sign	乳幼児の胸部 X 線写真正面像で，正常胸腺がヨットの三角形の帆状の陰影

として，上縦隔から両側に張り出して認められるものである。（p.65）

silhouette sign	病変と臓器が離れていると両者の間に臓器辺縁が認められ，接していると辺縁が消失する所見である。心臓，横隔膜，大動脈などが基準臓器となる。（p.36）
thymic wave sign （wave sign）	正面像で前縦隔の腫瘤外縁が肋骨や肋軟骨に圧迫されてできる圧迫像。縦隔腫瘍陰影の外縁が波状にみえる。（p.65）
vanishing tumor	胸部単純写真で葉間に一致した辺縁明瞭な円形〜楕円形腫瘤陰影をいう。葉間の限局した胸水貯留を示し，胸水が改善すると消失する。（p.45）
Westermark sign	扁平上皮癌が肺門部の血管を浸潤すると，肺血管が狭窄し，閉塞肺動脈の末梢が血流減少で肺野の透過性が亢進し明るくなる。（p.68）

② 消化器・腹壁・腹膜

apple core sign	全周性の大腸癌での注腸造影所見で，リンゴの芯状の所見をいう。（p.96）
beak sign	肥厚性幽門狭窄症での幽門先端部内腔のくちばし状狭窄所見をさすが，単純性腎嚢胞での実質の染まりの所見をもさす。（p.99）
cobble stone appearance （敷石状陰影）	Crohn病初期の回腸末端粘膜の乱れをいう。（p.93）
coffee-bean sign （コーヒー豆サイン）	S状結腸軸捻転においては，捻転部がコーヒー豆状のガス像をつくるのが特徴的である。逆U字型ガス像ともいう。（p.78）
colon cut-off sign	急性膵炎の初期に上行結腸の肝彎曲部にガスが充満し，横行結腸はむしろ収縮してガス像がなくなる所見をいう。（p.79）
curl up sign （coil up sign）	食道閉鎖症では鼻腔ゾンデは盲端部で反回する。（p.99）
dog's ears sign （犬耳徴候）	腹膜外脂肪層の上方に均等な水濃度陰影（腹水，血液）が存在すると，一部の腸管像が骨盤内から消失し膀胱と直腸と液体のみになり，仰臥位X線写真上，膀胱部を顔として，その外上方に犬の耳状陰影がみられる。（p.81）
double bubble sign （二泡像）	十二指腸閉鎖では胃泡と十二指腸ガスによる2連のガス像をつくる。（p.99）
double track sign	肥厚性幽門狭窄症でのバリウム透視で，つぶれた幽門部内腔の平行する2本の線状影像である。（p.99）
football sign	乳児では，大量の腹腔内ガスがあると，楕円形に膨らんだ腹部上中央に肝の鎌状靱帯がボールの縫い目状にみえる。（p.101）

5

I 画像診断

inverted 3 sign （逆3字サイン）	大動脈縮窄症における大動脈の拡張，狭窄，拡張による逆3の字状の食道の圧迫所見であり，食道造影でみられる。
saddle bag sign	立位正面像で横隔膜下にガスがたまり，肝と脾が正中に固定され，ぶらさがった状態。左右の横隔膜下の空気が立位正面像で馬の鞍状にみえるものである。新生児胃破裂などでみられる。(p.76, 101)
shoulder sign	肥厚性幽門縮窄症のバリウム透視での腫瘤による幽門部の陰影欠損をいう。(p.99)
single bubble sign （一泡像）	肥厚性幽門縮窄症の単純撮影での胃の拡張と十二指腸以下のガス欠損像をいう。(p.99)
step ladder appearance （ladder-like appearance）	腸閉塞における腸管ガス像の階段状配列である。(p.76)
string sign	Crohn 病狭窄期の腸管狭窄所見，乳児肥厚性幽門狭窄症の狭窄所見をいう。(p.69, 99)
triple bubble sign （三泡像）	主に新生児でみられる。上部空腸閉塞症で，胃，十二指腸，近位空腸にみられるガス像をいう。(p.100)
Wangensteen-Rice sign （ワンゲンステーン・ライス像）	鎖肛の診断は視診でできるが，患児を逆さまにしてX線写真をとると直腸までいった腸管ガスと皮膚までの距離により閉鎖している距離が分かる。(p.100)
気腹像	消化管穿孔などでみられる遊離ガスをいう。(p.75, 101)

③ 心臓・脈管

goose neck sign	心内膜床欠損症の心血管造影での所見である。
rib notching （肋骨侵食像）	胸部X線写真で肋骨下縁に凹みを認めることをいう。肋間動脈が側副血行路として拡張すると起こる。大動脈縮窄症，大動脈炎症候群（高安病），肺動脈狭窄症などで起こるが，神経線維腫に伴う肋間神経腫瘍による場合もある。(p.133, 137)
scimitar sign	右肺静脈が下大静脈に注ぐものは異常血管が三日月状の陰影を呈し，これが scimitar（トルコの三日月刀）に似ているので scimitar sign という。(p.136)
snowman sign	心臓上部型の総肺静脈還流異常の時，正面像で上縦隔が左右に拡大し，雪だるま（snowman）または8の字状となるものである。
木靴型心 （オランダ木靴型心）	Fallot 四徴症で肺動脈の発育不全と右室肥大による所見である（肺野は明るい）。(p.132)

6

3 サイン	大動脈縮窄症で大動脈弓が高位で突出，縮窄部でくびれ，再び拡張し，下行大動脈外縁が 3 の字状となる。(p.133)

4 血液・造血器

foamy pattern	悪性リンパ腫ではリンパ管造影で腫大したリンパ節が泡状の所見を示す。

5 骨・関節系

ball and socket sign	関節リウマチや軟骨形成不全症（achondroplasia）で中手骨などの骨幹端が広がり，相対的に小さな対側の骨端を包み込む形になったものである。(p.199)
Codman 三角	病変が骨膜下に及ぶと，骨膜は剥離して膨隆し，その辺縁に三角形の部分を形成する。骨肉腫や Ewing 肉腫などの悪性腫瘍にみられる。(p.187, 196)
metacarpal sign	第 4，5 指の中手骨の遠位端を結ぶ線が第 3 指の中手骨に交叉する所見を示す。Turner 症候群などの染色体異常，偽性副甲状腺機能低下症などで認められる。
onion skin （onion peel appearance）	骨膜反応の 1 つであり，骨膜に平行な線状の石灰化像がみられ，玉ねぎの皮状にみえるものである。Ewing 肉腫や骨肉腫などの悪性骨腫瘍にみられる。(p.187, 188)
soap bubble appearance （石けん泡状陰影）	骨巨細胞腫で骨溶解像の中に細かい泡状の骨梁分画像（trabeculation）が石けんの泡状にみえる所見である。(p.195)
spicula	腫瘍が骨外に進展し，反応骨が骨皮質に対して垂直にみられる針状影である。(p.187, 196, 201, 202)

6 腎・泌尿器

cortical rim sign （皮質縁徴候）	腎梗塞では腎被膜動脈から腎の表面のみが栄養されるため，腎の輪郭を縁どるような厚さの薄い高濃度の陰影を静脈性尿路造影（IVP）や CT で認める。(p.225)
crab's claw sign （beak sign）	単純性腎嚢胞の IVP では，腎実質はカニ爪状陰影欠損（crab's claw sign）または鳥のくちばし状所見（beak sign）を呈する。(p.213) 腸重積症の注腸造影での同様の所見に対してもいう。(p.102)

I　画像診断

超音波

acoustic shadow （音響陰影）	超音波が石などですべて反射され，その後方は超音波が全くなくなる現象をいう。結石の場合，石の部位に強いエコー（strong echo）を認め，その後方に結石の直径に一致する帯状にエコーの欠損した部分を伴う。これをacoustic shadow という。小さな結石では acoustic shadow のないこともある。(p.19, 110)
bull's eye sign （target sign）	腫瘍中心部に潰瘍による高エコー，幅広い辺縁低エコー帯をもつ像である。胃悪性リンパ種の透視像や転移性肝癌に認められる。(p.104, 106)
clean shadow	結石の場合，超音波が石ですべて反射されるが，石の後方陰影が明瞭に認められる。(p.110)
comet echo	strong echo の後方で，彗星の尾状にエコーが弱まるものである。(p.19, 111)
dirty shadow	ガス陰影の場合，ガスの後方に粉雪状エコーを認め，その shadow がだんだんはっきりしてくるものである。(p.19, 110)
lateral shadow （側方音響陰影）	腫瘍の外側縁から後方に向かう acoustic shadow のことで，腫瘍表面が平滑であるときに生ずる現象である。(p.19)
parallel channel sign （double shot gun sign）	拡張した肝内胆管と門脈が並走するパターンである。(p.19)

シンチグラフィ

absent kidney sign	全身骨にびまん性に転移があると骨シンチグラフィで骨への RI の取り込みが増加し，両側腎への RI の排泄が全くなくなる。
extended pattern	腫瘍の場合，病変の周囲の血流が増すため，骨シンチグラフィで実際の腫瘍の部分よりも広く異常所見を認める。
flying bat pattern	肝硬変では肝右葉の萎縮と脾の腫大のため，肝シンチグラフィで肝と脾を翼とするコウモリが翼を広げたような所見となる。

1 画像診断総論

　最初に広義の放射線にはどのような種類があるかを表 I-1.1 にまとめておく。狭義の放射線（電離放射線）については，III 部の放射線治療で詳しく説明する。

　現在臨床に使用されている画像診断の手法には 1895 年に W. C. Röntgen によって発見された X 線を利用した X 線診断のほか，超音波診断や磁気を利用した MRI 診断があり，目的に応じて使い分けられている。

表 I-1.1　放射線の分類

放射線			波　長	周波数
電磁波	非電離放射線	電波	ラジオ波（長波，短波） マイクロ波	10^{4} m（10 km） 10^{-1} m（1 m） 10^{-3} m（1 mm）	小　↑ ↓　大
			赤外線（遠赤外線，中赤外線，近赤外線） 可視光線（赤，橙，黄，緑，青，紫） 紫外線（UVA, UVB, UVC） （レーザー）	800 nm 400 nm	
粒子放射線	電離放射線	非荷電粒子	X 線 γ 線	10^{-8} m（10 nm） 10^{-12} m（1 pm） 10^{-14} m	
			中性子線		
		荷電粒子	α 線 β 線 電子線 陽電子線 陽子線 重イオン線		

X 線 診 断

　真空中でフィラメントから発生した電子をターゲットの原子にぶつけると，ぶつけた電子の運動が制動されたり，原子の電子をはじき出す電離によって起こるエネルギーの変化により X 線が放出される。X 線は光線と粒子の両性質を持ち，直進性，透過作用，蛍光作用，写真作用があり，X 線診断にはこれらすべてを利用している。X 線診断では X 線フィルムを 2 枚の増感紙で挟んだカセッテ（取枠）が使用されることが多い。X 線フィルムはハロゲン化銀の感光乳剤を内面に塗布したものが多い。X 線の電離作用，生物学的作用は放射線治療に利用される。

I 画像診断

1 X線の性質

X線透過性は物質の密度・厚さ・原子番号に関係する。原子番号の低い空気はX線透過性が高く，原子番号の大きいカルシウム，リンなどはX線透過性が低い（表 I-1.2）。

管電圧が高くなる（高圧撮影）ほどX線の波長が短くなり，原子番号による吸収差が少なくなり，診断域の広いX線写真が得られる。特に胸部写真によく利用される。

表 I-1.2　X線写真のコントラスト

濃度	吸収	density
白 ↑↓ 黒	高 ↑↓ 低	bone density
		water and soft tissue density
		fat density
		air density

2 X線撮影検査の種類

a．X線テレビジョン

透視検査を蛍光増倍管（image intensifier：II, 画像の明るさを数千倍にする真空管）を用いて，明室中で被曝線量を軽減して検査できるようにした装置をいう（図 I-1.1）。現在のX線透視はほとんどこれになっている。

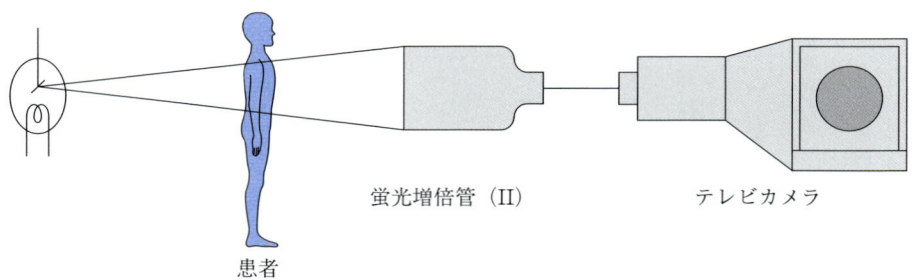

図 I-1.1　X線テレビジョンの原理

b．間接撮影（indirect roentgenography）

間接撮影（図 1.2）では蛍光板に写った像を普通のカメラで撮影する。蛍光板に写った像をカメラでとるため多人数の撮影が可能だが，光量を多くするため患者の被曝が多かった。最近では蛍光増倍管を用い，被曝を減らす工夫がなされている（II 間接撮影）。

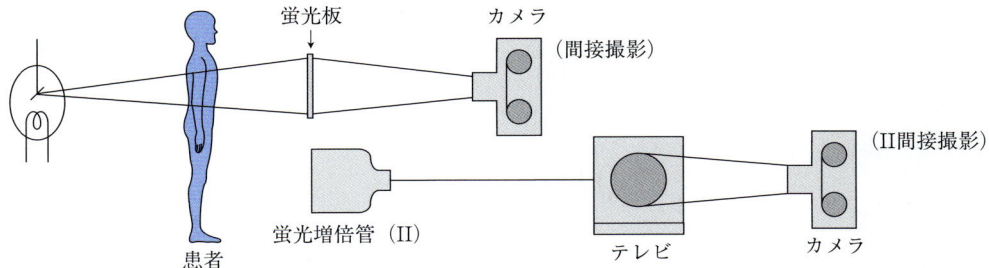

図 I-1.2　間接撮影の原理

c．断層撮影（tomography, radiographic stratigraphy）

X線管球とフィルムを同時に動かし，回転中心の層のみを撮影する方法。断層法には運動の方法により直線断層，回転断層などがある。

d．高圧撮影（high voltage radiography）

一般のX線撮影の管電圧は50〜70kV（5〜7万V）であるが，大体100〜150kV（10〜15万V）以上のものを高圧撮影と呼び，胸部撮影には120〜140kVが最もよく利用される。高圧撮影では，被写体透過によるX線減弱が小さくなり，小焦点による短時間撮影が可能となるので，被曝量も少ない（図I-1.3）。また，散乱線が増加し，コントラストが低下するため格子比の大きいグリッドが必要となる（図I-1.4）が，肋骨や鎖骨，心陰影にかくれている肺病巣を識別しやすくなる。逆に，骨や石灰化の像は見落としやすくなる。

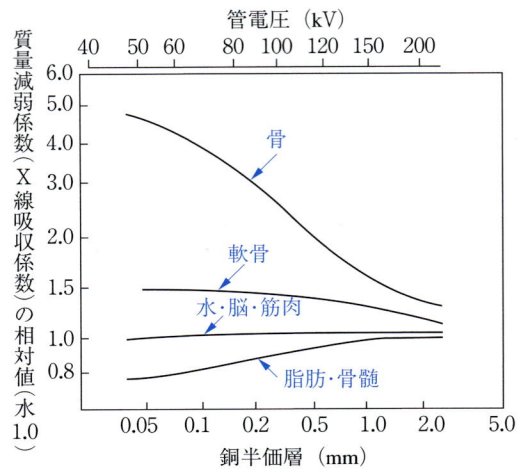

図 I-1.3　種々な組織の質量減弱係数

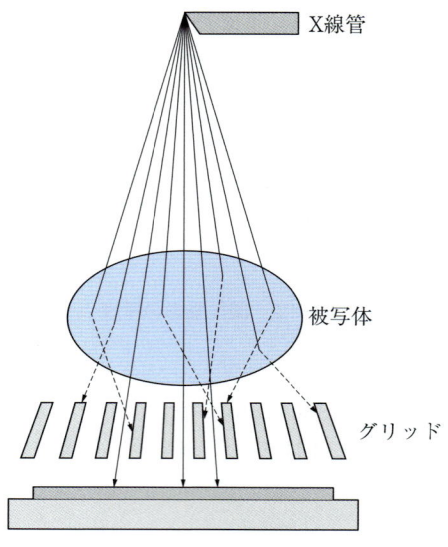

図 I-1.4　散乱 X 線とグリッド

CHART 1

【高圧撮影の利点・欠点】
・利点──被曝が少ない，心臓の後ろが見える
・欠点──コントラストの低下，石灰化が見えにくい

e．X 線 CT（computed tomography）

　コンピュータを用いて被写体のわずかな X 線吸収差を拡大して肉眼で識別可能化した装置である。フィルムの代わりに，NaI，Xe ガス，BGO（ビスマス・ゲルマニウム・オキサイド）などの X 線検出器が用いられる。X 線管球と検出器を被写体を挟んで対向移動させ，体の各部位の X 線吸収値を測定し，コンピュータ処理し画像化する。

　CT 値（Hounsfield number）は被写体の X 線吸収値を数値化したものであり，一般的には CT の発明者にちなんで Hounsfield の名をつけて呼んでいる。これは水の吸収値を 0 とし，十分に骨化した骨を＋1000，空気を－1000 とし，その間を 2000 等分したものである。脂肪は－100 となる（表 I-1.3）。

表 I-1.3　CT 値

臓　器	造影前	造影後
肝	40〜70	60〜90
脾	50〜70	60〜90
膵	40〜60	50〜70
腎	20〜50	60〜120
大動脈	35〜50	50〜90
筋肉	35〜50	50〜70
脂肪	－100	－100
骨	150〜1000	150〜1000
脳		
白質	25〜35	
灰白質	35〜60	
凝血	30〜90	
石灰化	80 以上	

①アーチファクト

　CT においてデータ収集と画像再構成の過程で発生する人体にはない偽像をいう。患者の動きや装置の不具合などにより発生するが，正常な骨組織でもみられる。

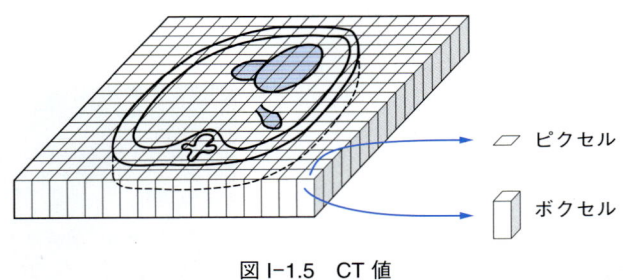

図 I-1.5　CT 値

②ウィンドウ機能

　画像表示では濃淡を変更するウィンドウ機能がある。任意に選択した CT 値を中心として，任意の範囲の CT 値を濃淡で表示するものである。この中心とした CT 値をウィンドウレベル，CT 値の範囲をウィンドウ幅という。胸部 CT では，ウィンドウレベル，ウィンドウ幅により肺野条件と縦隔条件で撮影ができる。縦隔条件は特に肺門リンパ節腫大の評価に有用である。

③ヘリカル CT（helical CT）

　X 線管を連続的に回転させ，検査台の移動と組合わせて連絡したラセン状の断面のスキャンを得る装置である。スパイラル CT とも呼ばれる。連続して撮影するためギャップのない検査が可能で三次元画像（3D CT）のための情報も得られた（図 I-1.7）。

I　画像診断

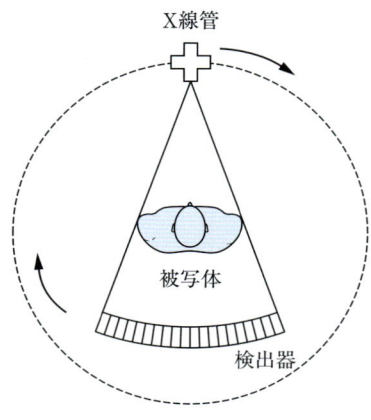

図 I-1.6　第 3 世代 CT の原理

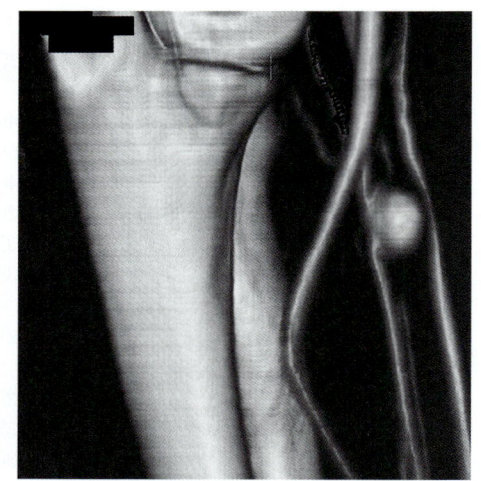

図 I-1.7　肘動脈の外傷性動脈瘤の 3D CT

④MDCT（multiditector CT）
　　ヘリカル CT の検出器に 8〜64 列に 1 mm 以下の素子を並べ，同時に 2〜3 cm 幅を検査できるようにした高分解能 CT である（図 I-1.8）。冠動脈や脳血管について，心拍動などの生理的動きによるノイズのない高精度な 3 次元画像を得ることができる（図 I-1.9）。

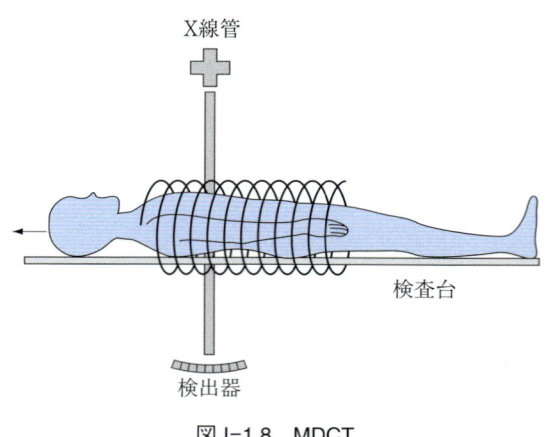

図 I-1.8　MDCT

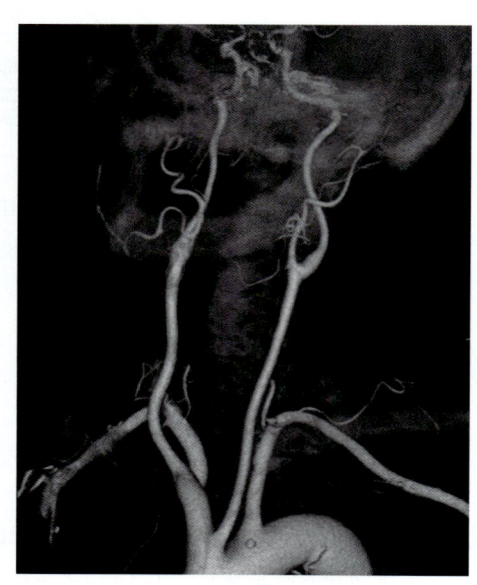

図 I-1.9　頸部血管 MDCT

⑤高分解能 CT（HRCT）
　　スライス厚が薄く，field of view（FOV）を小さくするなどして空間分解能を高くした CT で，肺野末梢の二次小葉の描出が可能となり，び慢性肺疾患，肺癌などの診断に有用である。

⑥二次小葉

　　小葉間隔壁に囲まれた約 1 cm の大きさの領域を二次小葉といい，3～5 個の細葉を含む。細葉は終末細気管支に支配される領域をいう。小葉に含まれる肺動脈は，終末細気管支と並走し，小葉間隔壁内の肺静脈と交互に配列する。

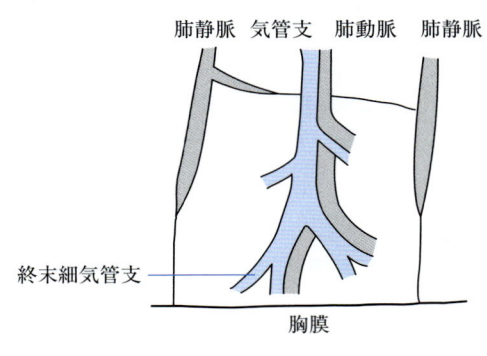

図 I-1.10　二次小葉

⑦CT による患者の被曝

　　CT 検査による患者の被曝線量は，単純撮影に比べて多いが，消化管検査や IVP（経静脈性腎盂造影）と同じレベルである。血管造影の 1/10 くらいとされているが，CT は検査件数が多いので無用な検査は避けるべきである。

Exercise 1（71B29）

コンピュータ断層撮影で得られた同一断層像（スライス）で，A の CT 値が B に比べて高いのはどれか。

	A	B
a	筋　肉	脂肪組織
b	脳梗塞	新鮮な脳内出血
c	脳白質	脳灰白質
d	肺	心
e	腎嚢胞	腎実質

（正　解）Exercise 1：a

---

f．ディジタル撮影（digital radiography）

　　被写体を通した X 線を鋭敏な検出器で受け，これをディジタル処理し，処理後アナログ画像とするもの。多様な画像処理が可能であり，フィルムの縮少，被曝の逓減に役立つ。現在，胸部撮影から血管撮影までのほとんどの X 線装置は digital radiography に置き換えられつつある。ディジタル撮影では消えてしまうような微小な石灰化の検出が必要な乳腺撮影は今でもアナログ撮影が行われている。

I　画像診断

▶造影法

①Seldinger 法（セルジンガー法）

　セルジンガー針を用いて血管を穿刺し，ガイドワイヤーを用いてカテーテルを挿入する方法（図 I-1.11）である。

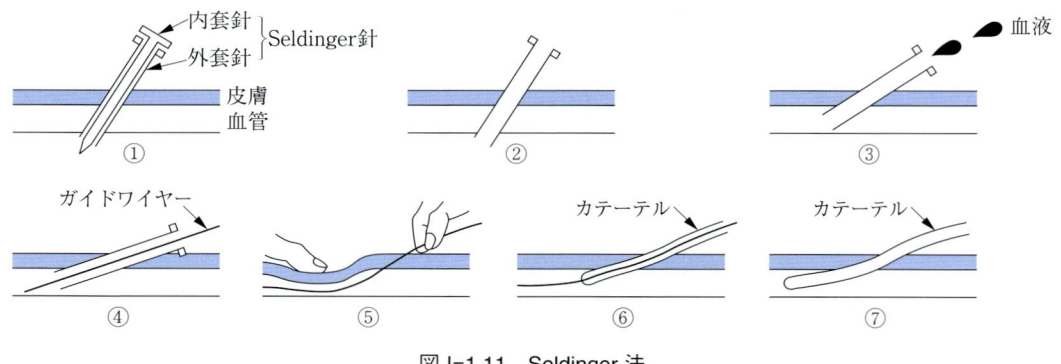

図 I-1.11　Seldinger 法

②ディジタルコンピューター処理血管造影法（digital subtraction angiography：DSA）

　ディジタル処理により血管以外の骨や軟部を撮影中に処理し，消去して血管造影像のみが描出される。撮影時間の短縮，造影剤の使用量の低下などの利点があるため現在では血管造影の中心となってきている。

③薬理学的血管撮影（pharmacoangiography）

　血管を拡張したり，収縮させる薬を注入して診断能力を上げる撮影法。イミダリンやプロスタグランジンは血管を拡張し，画像をよくする。バソプレシンなどは血管を収縮させ止血の目的などに使用される。

④経静脈性尿路造影（intravenous urogram）

　静脈への急速注入法では腎のネフログラムは皮質と髄質がはっきりと分かれるが，点滴法では像が尿細管性のため境界は不明瞭となる。腎後性の閉塞やショックでは尿路造影で濃いネフログラムを示す（delayed dense nephrogram）。

▶X 線造影剤

　造影剤には X 線吸収を増す陽性造影剤（バリウム系 or ヨード系）と，X 線吸収を少なくする陰性造影剤（空気 or 炭酸ガス）がある。

①陰性造影剤

　CT などの検査が充実した最近では，陰性造影剤を使う検査は CT と組み合わせた微小聴神経鞘腫や関節腔の診断などに限られてきている。

②陽性造影剤

　・硫酸バリウム（$BaSO_4$）：消化管用

　・水溶性ヨード造影剤

　　消化管用：ガストログラフィン®

尿路・血管用
　　イオン性高浸透圧：アミドトリゾ酸（ウログラフィン®）
　　非イオン性高浸透圧：イオパミドール（イオパミロン®），イオヘキソール（オムニパーク®），イオキサグレイト（ヘキサブリックス®）
胆道用
　　経口用：テレパーク®，ビロプチン®
　　経静脈用：ビリスコピン®
・油性ヨード造影剤
　　子宮卵管造影，瘻孔造影，逆行性尿路（腎盂）造影，肝癌の肝動脈塞栓術（TAE）に使われる：リピオドール・ウルトラフルイド

　ヨード過敏症の既往，重篤な甲状腺疾患のある患者のヨード造影剤の使用は禁忌となっている。また，高浸透圧性水溶性造影剤のガストログラフィン®を乳児の消化管造影に使用すると体液が消化管へ移動して脱水や電解質異常を起こしたり，誤嚥すると肺浮腫を起こすおそれがあり禁忌となる。

＜ヨードアレルギー＞
　ヨード系 X 線造影剤による呼吸困難，じんま疹，嘔気などの副作用の頻度はイオン性が 13％，非イオン性が 3％にみられる。
　低浸透圧造影剤による死亡例は 20 万検査に 1 例とイオン系造影剤に比べて 1/5〜1/10 の頻度とされている。検査の前のヨードテストは信頼性に乏しく，テスト量でも重大な副作用が起こることがある。ヨード造影剤の検査には酸素，副腎皮質ステロイド薬，抗ヒスタミン薬，強心薬，血管・気道確保用のセットなどが必要である。また，水溶性ヨード造影剤では注射から数日〜1 週間たったときに起きる遅発性の副作用が指摘されている。胆道系造影剤の副作用発現率は，尿路・血管用造影剤に比べ 10 倍以上高い。

CHART 2

【ヨードアレルギー蘇生の ABC】
　A：Airway（気道確保）
　B：Breath（人工呼吸）
　C：Cardiac massage（心マッサージ）
　D：Drugs（副腎皮質ステロイド薬など）

超音波検査 (ultrasonography)

　人の可聴域は約 16〜20000 Hz であるが，これより高い 20000 Hz（20 kHz）〜10 MHz の音波を超音波という。超音波は音響インピーダンス（組織の密度と組織中の音速によって決まる）の異なった組織の境界で一部がエコー（反射波）として反射され，残りは透過する。体組織からのエコーは再び超音波を

発信した振動子でとらえられる。

▶超音波パルス反射法（図Ⅰ-1.12）
　①Aモード（amplitude-mode）
　　反射波を振幅で示したものである。病変までの距離測定用に用いられることが多い。
　②Bモード（brightness-mode）
　　Aモードの情報をブラウン管上の輝点の明るさに変え，さらに信号を移動させ，近接する点の情報を足し2次元化表示したものである。
　③Mモード（motion-mode）
　　動きをもつものの時間的変化を記録するものである。心臓診断に用いられることが多い。
　④超音波カラーDoppler法
　　超音波Doppler法を利用して血流などの速度分布を求め，Bモード像などにカラーで重ねてreal timeで表示する方法で，臓器間の血流，流速を把握できる。

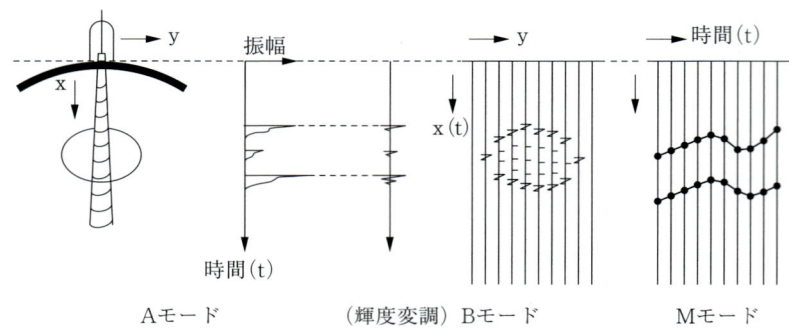

図Ⅰ-1.12　超音波パルス反射法

＜特　徴＞
　放射線を用いないので非侵襲的（被曝がない）で繰り返して行える。ただし音響インピーダンスの差が極めて大きくなる軟組織と骨や空気との境界面では，超音波がほとんど内部に入らないので骨や肺などの診断はできない。

CHART　3

【超音波】
　　Aモード（amplitude-mode）：脳など
　　Bモード（brightness-mode）：腹部はほとんどこれ
　　Mモード（motion-mode）　　：心臓
　　カラーDoppler　　　　　　　：血流の速度分布

▶典型的なエコーパターン

①音響陰影（acoustic shadow）：超音波が石などですべて反射され，その後方は超音波が全くなくなる現象をいう。結石の場合，石の部位に強いエコー（strong echo）を認め，その後方に結石の直径に一致する帯状にエコーの欠損した部分を伴う。これを acoustic shadow という。小さな結石では acoustic shadow のないこともある。

②内部エコー：嚢胞や腫瘍が大きくなり中心部に融解壊死を起こした場合は，内部エコーの消失（echo free）がみられる。また，血管腫や変性や脂肪を伴う腫瘍は高エコーとなり周囲より明るく描出される。これに比べ小さな肝細胞癌は，画像上腫瘍が周囲より暗く，内部が低エコーとなる。

③周辺エコー：腫瘍周囲にエコーレベルの低い縁どりのある場合，この縁どりを halo と呼ぶ。halo が腫瘍径に対して厚いと，bull's eye sign（p.104）となり，この所見は転移性肝癌に多くみられる。肝細胞癌も直径 3〜4 cm まで大きくなると 1〜2 mm の薄い halo をもつようになる。

④側方音響陰影（lateral shadow）：腫瘍の外側縁から後方に向かう acoustic shadow のことで，腫瘍表面が平滑であるときに生ずる現象である。

⑤嚢胞性腫瘤のエコーパターン：嚢胞には，（ a ）内部が echo free，（ b ）境界エコーが整，（ c ）後方エコーが増強（acoustic enhancement, posterior echo enhancement）という特徴がある。また，（ d ）楕円形または円形である（図 I-1.13）。

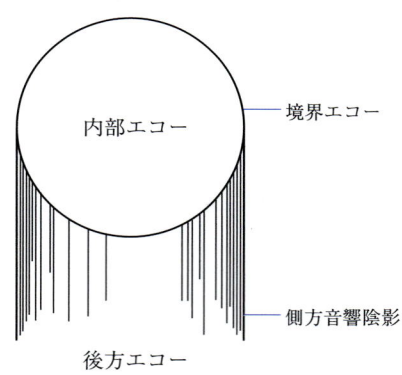

図 I-1.13　腫瘤のエコー

⑥その他
- bright liver：脂肪肝のパターン，肝エコーレベルが肝全体に一様に上昇する。
- parallel channel sign（double shot gun sign）：拡張した肝内胆管と門脈が並走するパターンである。
- dirty shadow：ガス陰影の場合，ガスの後方に粉雪状エコーを認め，その shadow がだんだんはっきりしてくるものである。
- comet echo：strong echo の後方で，彗星の尾状にエコーが弱まるものである。胆嚢の壁内結石やコレステロールポリープに出る。
- reverberation echo：空気でも水や軟部と密度が著しく異なるため，超音波はほとんど反射されるが，エコーが強く，探触子表面で再反射する層状エコーをつくる。

Ⅰ　画像診断

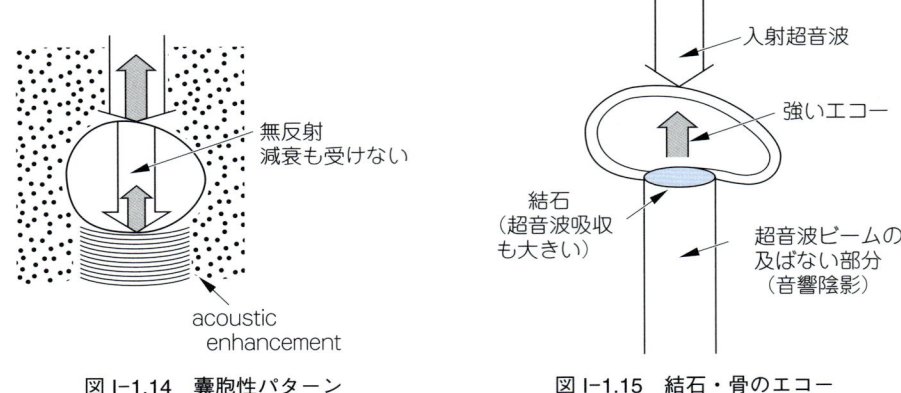

　　図 I-1.14　囊胞性パターン　　　　　　図 I-1.15　結石・骨のエコー

▶超音波造影剤
　これまで超音波用造影剤はなかったが，最近ガラクトースが水に溶ける時に微少気泡を発生させ，エコーシグナルを増強させることを利用して超音波 Doppler 検査の精度を上げる造影剤が開発された。

▶超音波内視鏡
　小型の超音波探触子を内視鏡の先端に組み込んだ装置である。内視鏡の鉗子孔を利用して，胃，食道，大腸，肝胆膵の疾患で超音波ガイド下の生検もできるようになっていることが多い。

磁気共鳴画像（MRI）

▶MR 現象
　生体や有機物に強力な静磁場下（1000 ガウス［＝0.1 テスラ］以上）でパルス状電磁波を短時間照射すると陽子（水素原子核など）に共鳴現象が起こり励起される。励起された核種はもとのエネルギー状態に戻るが，このとき MR 信号を放出する。これを MR 現象という。

▶MRI 信号強度を左右する因子
　MRI の信号強度を左右する因子は多様である。このうち MRI で大切なものは，被検者の中に内在する内的因子と装置によって決められる外的因子がある。内的因子には，①組織の原子核密度（ρ），②縦緩和時間（T1），③横緩和時間（T2），④血流速度（V）があり，外的因子には，静磁場の強さ（B_0），パルス系列，繰り返し時間（TR）やエコー時間（TE）などがある。

▶MRI 信号
　電荷をもち自転する陽子（プロトン）は棒磁石にみなし得る。プロトンは磁場に入らない限り自由な方向に向いており，全体としての磁場は 0 である。ここに一定の静磁場 B_0 をかけると，プロトン棒磁石は B_0 磁場の方向（Z 軸）にそろう。この時の組織の中にできる磁化（M）は組織中のプロトン数

（ρ）と比例している（図I-1.16）。ここでB₀と直角方向にパルス状の回転磁場（ラジオ波＝B₁）を与えると，M₀はB₁方向を軸に90°回転したと理解される。ここで90°パルスを止めると磁場はB₀のみとなるため，MはZ軸方向へ回復してゆく。このときにコイルを用意しておくとMである回転磁石によって誘導電流が起きる。この誘導電流がMRI信号である（図I-1.17）。

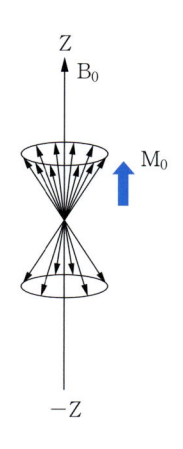

図I-1.16 静磁場
自由な方向に自転するプロトンに静磁場B₀を加えると，磁場の方向Z軸と同じ角度を保ってZ方向と−Z方向の2群に分かれ，Z群が−Z群より多いため全体としてはM₀となる

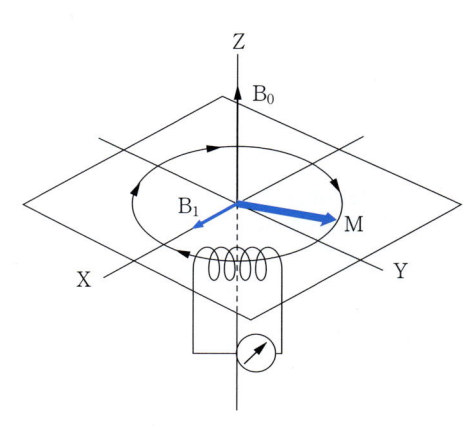

図I-1.17 MRI信号
図I-1.16の状態に回転する磁場をZ軸と90°方向に加えるとM₀は90°倒れる。ここで90°パルスを切ると，磁場はB₀のみとなるため，MはZ軸を中心とする回転に戻ってゆく。このときX−Y平面にコイルを用意しておくと，回転磁石Mによって誘導電流が発生する。これがMRI信号である

▶緩和時間

①横緩和（T2）

　回転磁場B₁を切ったあとMがZ方向に戻ってゆく。この戻るのに時間がかかることを緩和という。この緩和には横方向（Mxy）と縦方向（Mz）の2つがあり，個々のプロトン棒磁石はバラバラにZ軸方向の回転へ回復してゆく（Mxyが0となる）。この過程は指数関数的であり，信号が37％まで減衰するのに要する時間を横緩和時間（T2）と呼ぶ。ただし，このときにコイルに誘導されるMRI信号である自由誘導減衰（FID）は，理論上のT2による減衰より早く減衰して信号採取が難しいので，FID発生後に180°パルスをY軸方向に変えて（spin echo法＝SE法），エコー信号を変える（図I-1.18）。このときのパルスとエコー信号までの時間をエコー時間（TE）といい，90°パルス後，くり返してパルス印加すると2TE，3TE時間像のスピン・エコーが得られる。

②縦緩和（T1）

　90°パルス印加後のZ成分Mzは0であるが，これがM₀まで回復する。この過程が縦緩和で，これも指数関数的に回復し，その時定数を縦緩和時間（T1）という。またMRIでは，情報の精度を上げるために一連のパルス系列をくり返す必要があり，このパルス系列の間隔をくり返し時間（TR）という。一般にT1が大きいほど信号は弱いので，T1の差を出すためにはTRを短くする（図I-1.19）。

I　画像診断

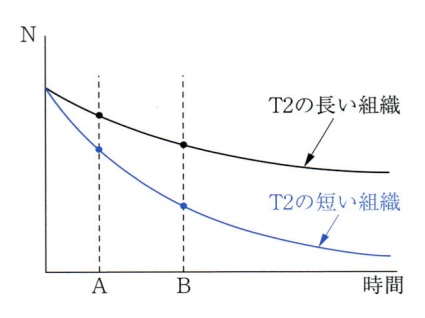

図 I-1.18　spin echo 法
spin echo 法では 90°パルス直後の信号強度が同じでも，T2 の長い組織の方が信号が強い。また，TE を長く設定した方（A）が，短く設定したとき（B）より組織のコントラストは大きくなる（T2 強調画像）

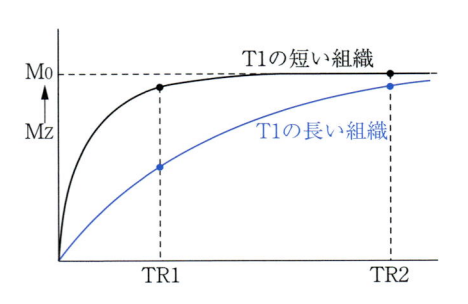

図 I-1.19　T1 と TR の関係
M_0 が同じでも T1 の長い組織の M_z は，短い組織より小さい。TR を長くとると（TR2），T1 の影響が小さくなる

▶反転回復（inversion recovery：IR）法

　各パルス連鎖の最初に−Z 方向へ 180°パルスを与え，Z 方向への回復を待った後，90°パルスをかけ FID あるいはスピン・エコーで信号を集める方法である。この回復を待つ時間を反転時間 inversion time（IT）という。一般に T1 強調画像となる（図 I-1.20）が IT を通常に選択すると，T1 の短い脂肪の信号を抑制したり，逆に T1 の長い脳脊髄液の信号を抑制した画像をつくれる。

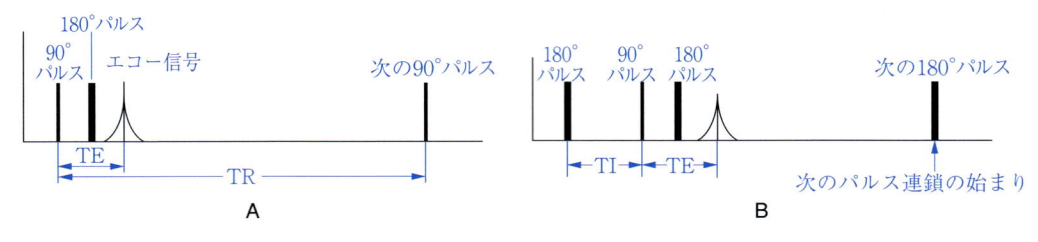

図 I-1.20
A：飽和回復を spin echo で信号採取する方法（spin echo 法）
B：先に 180°パルスを与えた反転回復（inversion recovery 法）

▶MR angiography

　一般的な SE 法では血流が速いと，90°パルスで信号を出すプロトンが 180°パルス印加時にすべて断層を去ってしまうので信号 0 となる。これに対し高速スキャン法では SE 法に比べて静止組織の TR を短くできるので，流入してくる未励起の血流の縦磁場は完全緩和しているため高信号として観察できる。この方法による血流の高信号化を利用したのが time of flight 法による MR angiography である。これに対し，血流中の動いているスピンの位相の変化を検出して血流情報にしたのが phase contrast 法による MR angiography である。ともに血流のみを把握しているが，time of flight 法は投影像としての血管像，phase contrast 法は血流の異なる動静脈の分離，異常血管の描出に有用である。

▶脳機能画像（functional MRI）
　脳細胞自体の活動をとらえているわけではなく，細胞の活動が活発になると酸素消費量が増え，血流が増加することを画像としてとらえる。酸素消費によってヘモグロビンがオキシヘモグロビンから常磁性体のデオキシヘモグロビンに変化することを利用する方法とガドリウム造影剤を利用する方法がある。

▶拡散強調画像（diffusion weighted image）
　水分子の拡散（ブラウン運動）を強い双極傾斜磁場をかけて画像にする方法。拡散が低下した部分が高信号となり，ほかの診断法で診断できない（発症2時間以内）早期脳梗塞の診断に有用である（浮腫が高信号となる）。

▶MRCP（MR cholangiopancreatomography，磁気共鳴胆管膵管撮影）
　強いT2強調画像でT2の長い自由水のみを高信号に描出する方法を胆管・膵管へ応用する方法である。造影剤を使用することなく，短時間仰臥しているだけで内視鏡的逆行性胆管膵管造影（ERCP）と同じ像が得られる。（図 I-1.21）。腎盂系に応用するとMRIPとなる。

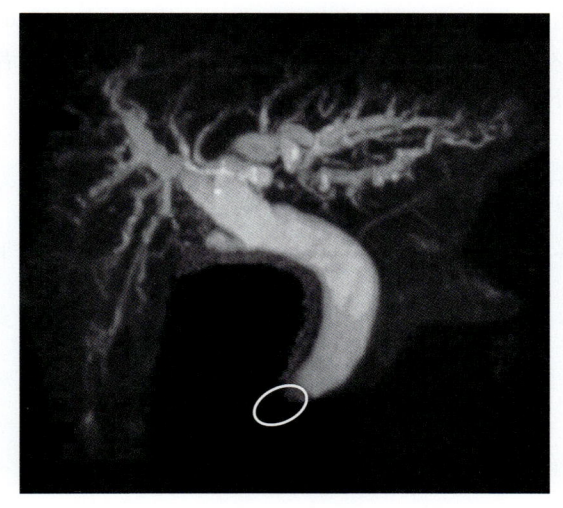

図 I-1.21　膵頭部癌（◯部分）のMRCP

▶MRIの特徴
　＜利　点＞
　　①コントラスト分解能がよい。
　　②CTと比べると骨からのアーチファクトがない。
　　　CTで診断の難しい頭蓋底や小脳部位の診断に有用である。
　　③任意の断層面が被検者を動かすことなく得られる。
　　④主要な血管が造影剤を用いずに同定できる。

Ⅰ　画像診断

　　＜欠　点＞
　　①石灰化，骨の変化の検出がほとんどできない。
　　②空間分解能においてはまだ劣る。
　　③ペースメーカー装着中の患者，心電図モニター装着中の患者などに検査できない。
　　④CTや血管造影に比べてまだ空間解像力において劣る。

▶MRIの造影剤
　MRI用造影剤にはプロトン密度を直接変えるものと，緩和時間を変えるものの2種類が考えられるが，現在は緩和時間を短縮させる常磁性体のガドリニウム（Gd）をDTPAなどのキレート剤で包み込んだ製剤（マグネビストやオムニスキャン）が使用されている。Gd-DTPAは血管外の間質に徐々に拡散していく非特異的な造影剤であり，脳では脳血管関門の破壊された部位から通過して造影効果をもたらす。また超常磁性酸化鉄のコロイド製剤は非常に強いT2短縮効果を有し，肝や脾の網内系細胞に集積し，腫瘍には取り込まれないためコントラストが増し，肝腫瘍の検出能が向上する（フェリデックス）。

　　＜注　意＞
　　家庭用の医療器具の磁石は1000〜1500ガウス（0.1〜0.15テスラ）の磁力をもっている。これに比べMRIでは0.1〜5テスラの静磁場下に検査している。現在，これらの磁場下で人体への障害の報告はないが，ペースメーカー使用患者，ある種の止血クリップ使用患者への検査は禁忌であり，検査室への磁気カードの持ち込みも禁止される。

CHART　4

【画像診断と被曝】
　　DSA……………………X　線…………デジタル処理により被曝軽減
　　超音波検査……………超音波…………被曝なし
　　MRI……………………磁　気…………被曝なし

★　DRGと画像診断　★

　今後の医療の方向を表す言葉にevidence based medicine（EBM）という用語がある。検査と診療にはきちんとした根拠が求められることを表している。画像診断においてもdiagnostic related groups（DRG）の概念に従い，不要な検査は避け，精度が高く経済効率の優れた画像診断を選択して行かなければならない。この必要な画像診断に至る手順がdecision tree（判断樹）として利用されている。DRGは多くの疾患を人員や設備，費用の点から分類し，医療の効率化を図り，医療量を適正化しようという動きから発生している。

Check Test 1

○×をつけよ。
- (1) 間接撮影はコストと被曝削減を目的に開発された。
- (2) 高圧撮影では，胸部の情報量が増加する。
- (3) DSA は造影剤の使用量の低下をもたらす。
- (4) CT は細いビームを使用するため X 線被曝はほとんどない。
- (5) 血管形成術の PTA や PTCA はセルジンガー法を利用してバルーンカテーテルを挿入する。
- (6) ヨードアレルギーの検査のためにヨードテストは必須である。
- (7) 超音波は音響インピーダンスの異なった部位で反射されるが，この差が大きいとすべてが反射されてしまう。
- (8) MRI で血管を描出することはできない。
- (9) MRI ではコントラスト分解能が良いので造影剤は不要である。
- (10) MRI 造影剤にはヨードが含まれないため副作用はない。

Answer

×(1) 間接撮影はコストと時間の削減のために開発された。II（image intensifier）間接は，テレビ系を利用することにより被曝の減少を目的として開発された。

○(2) 高圧撮影は被曝が少ない。胸部 X 線では全体量として情報量が増加する（心臓の後などの）が，石灰化等は見えにくいなどの欠点がある。

○(3) DSA は血管撮影の画像情報を処理することにより，撮影時間の短縮，造影剤使用量の低下，患者被曝の低下，撮影フィルムの削減などの利点がある。

×(4) CT による被曝は決して少なくなく，消化管検査や尿路造影と同じくらいの被曝がある。検査件数も多いので国民被曝線量への寄与は少なくない。

○(5) PTA, PTCA のとき，またステントなどの interventional radiology も基本的にはセルジンガー法でカテーテルを挿入する。

×(6) ヨードテストにてもショックの可能性もあり，またテストで反応が起きず検査で起きることもあるため現在ではヨードテストは行われなくなってきている。

○(7) 組織の密度の差が大きいと音響インピーダンスの差が大きくなるために超音波はすべてが反射されてしまう。体内でもこの差が大きくなる骨や空気があると超音波はその境界ですべて反射され，その奥の検索が不可能となる。

×(8) 一般的な SE 法では血流が 180°パルス印加時に検査する断層を去ってしまって信号をとれない。しかし高速スキャン法では血流を高信号として観察できる。これが MR angiography である。

×(9) MRI の開発初期ではそういわれたが，浮腫と腫瘍の鑑別，炎症と腫瘍の鑑別，小さな腫瘍の診断に Gd-DTPA を中心とした造影剤はルーチンに使われている。

×(10) MRI 造影剤においても吸気や血圧低下，ショックなどの副作用があり，喘息やヘモクロマトーシス，鉄過剰症の患者には慎重投与や投与禁忌の注意が必要である。

2 呼吸器の診断

正常像と撮影法

1 胸部 X 線正常像

　胸部の正常正面像はすべての基本。だから，正常を知らないと始まらない。図 I-2.1 が正常像である。異常とはこの写真とどこか違うということである。また，変異といわれる normal variation も正常の中に入る。

　良い胸部 X 線写真では，①適当な黒白度であること，②重なりのない肺野も，縦隔や心臓，横隔膜の重なった部位の肺野もみえること，③肋骨が読影の邪魔にならないこと，④フイルムのザラツキの少ない写真であることなどが充たされている。

　胸部の単純写真の読影には順序がある。また，単純写真でわかる解剖にもいくつかの原則がある。これらに気をつけると見落としがなくなる。

▶**読影の基本**
- 管球が第 5 胸椎の高さで，鎖骨頭が第 4 後方肋骨に重なるのが標準である。
- 深呼気時の横隔膜の高さは第 10〜11 後方肋骨の高さにある。

▶**読影の順序**
　鎖骨，肋骨➡横隔膜➡中央陰影（脊柱・縦隔・心臓）➡肺門➡上肺野➡中肺野➡下肺野

▶**胸部の正常解剖の原則**
- 肺は中央陰影を除くと左右対称。
- 左肺門は右肺門より 1/2 肋間高い。
- 気管分岐部は第 5〜6 胸椎レベルで角度は 70°。右主気管支は短く太く傾斜が急（25°）で，左主気管支は長く細く傾斜が少し緩やか（45°）である。
- 肺門血管陰影で上は動脈，肺静脈は最下部である。
- 肺動脈径は併走する気管支径と同程度ならば正常である。
- 正常リンパ節は X 線写真ではみえない。
- 胃泡は左，肝は右。
- 右横隔膜は左より約 1/2〜1 肋間高い。
- 肋骨横隔膜角は鋭角である。

CHART 5

【胸部単純 X 線写真上の原則】
　　肺門………左が上にある（右が下にある）
　　肺血管……動脈が上にある（静脈が下にある）

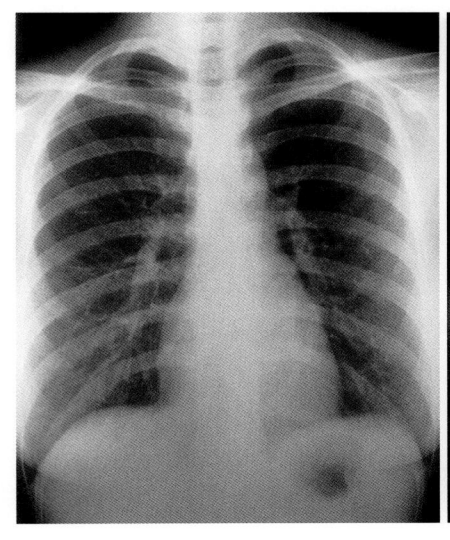

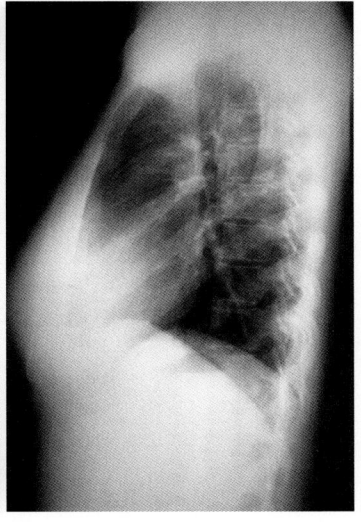

図 I-2.1　胸部 X 線正常像
A：正面像　　B：左側面像

▶肺　野
　鎖骨より上方を肺尖部，鎖骨から第 2 肋骨前端の高さまでを上肺野，第 2 肋骨前端から第 4 肋骨前端の高さまでを中肺野，第 4 肋骨前端より下方を下肺野と呼ぶ。なお，右下肺野には右中葉の一部が含まれるなど，肺野と肺葉は直接対応していない。

▶肺　葉
　肺葉は右に 3 葉（上葉，中葉，下葉），左に 2 葉（上葉，下葉）がある（表 I-2.1，図 I-2.2）。そして，右葉の上葉と中葉の境界を minor fissure（水平裂），上中葉と下葉の境界を major fissure（斜裂）という。他方，左葉では上葉と下葉しかなく，この境界も major fissure と呼んでいる。

I 画像診断

表 I-2.1 肺区域の名称

	右　側		左　側
上葉	1．肺尖区 2．後上葉区 3．前上葉区	上葉	1＋2．肺尖後区 3．前上葉区 4．上舌区 5．下舌区
中葉	4．外側中区 5．内側中区		
下葉	6．上―下葉区 　＊上枝下―下葉区 7．内側肺底区 8．前肺底区 9．外側肺底区 10．後肺底区	下葉	6．上―下葉区 　＊上枝下―下葉区 8．前肺底区 9．外側肺底区 10．後肺底区

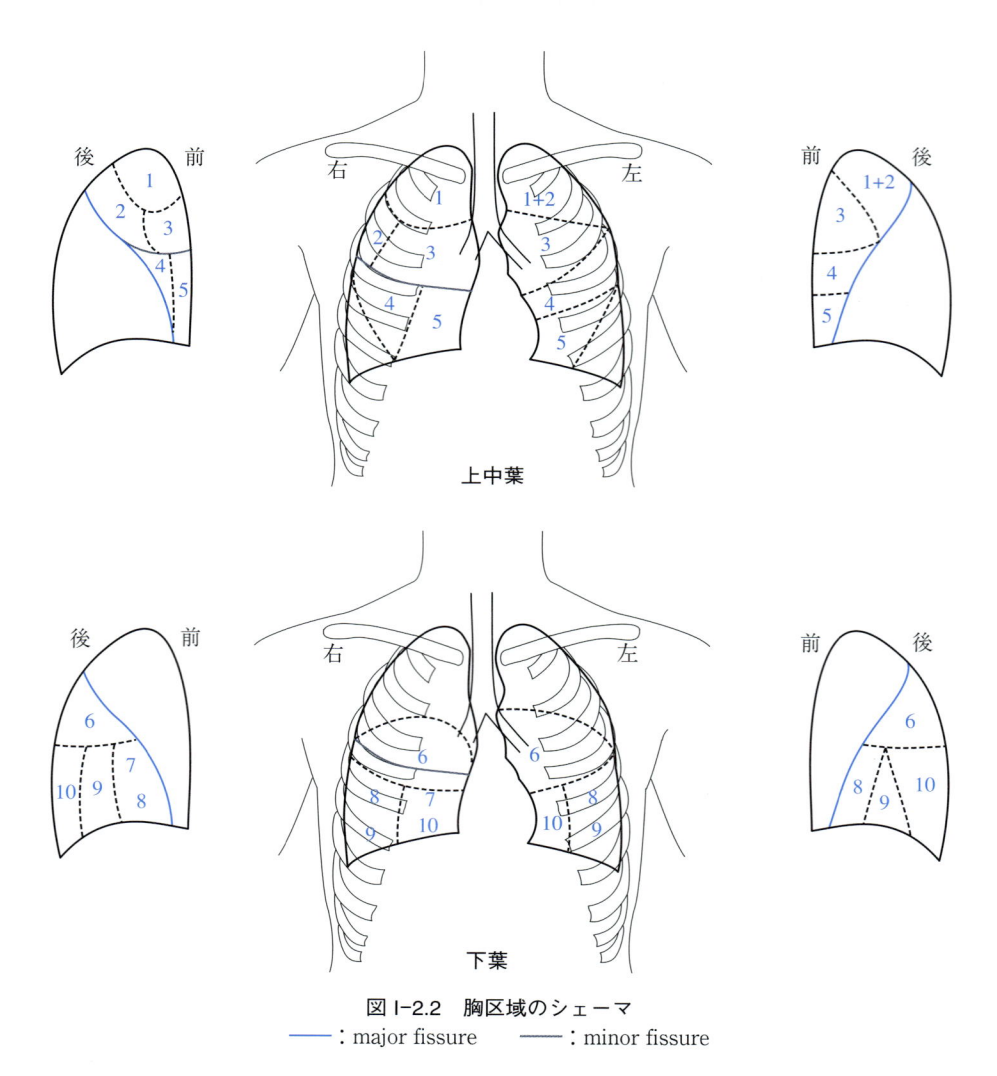

図 I-2.2 胸区域のシェーマ
―――：major fissure　―――：minor fissure

▶気管支の解剖

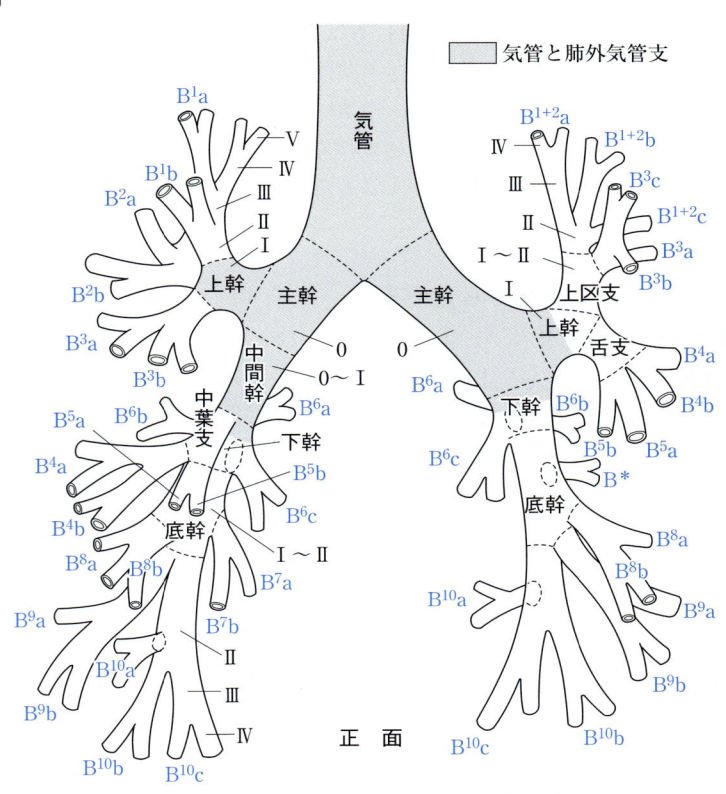

日本肺癌学会編：臨床・病理 肺癌取扱い規約．6版，金原出版，2003, p.85

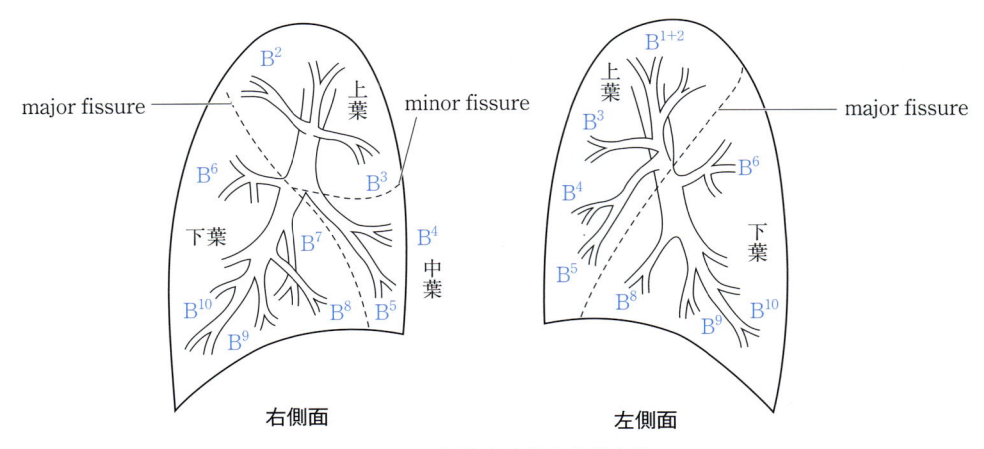

図 I-2.3 気管支分枝と分枝次数

▶気管支と肺区域の覚え方

①自分の膝と下腿で覚える（右下葉から覚える）。

膝を B^6（S^6＝上下葉区）とする。次に下へ降りて下腿の内→前→外→後をそれぞれ，B^7（S^7＝

29

I　画像診断

内側肺底区)，B^8（S^8＝前肺底区），B^9（S^9＝外側肺底区），B^{10}（S^{10}＝後肺底区）とする。
②上葉（前後），中葉（内外）での番号の付け方は下葉と逆。
　　前後……下葉は前の方が番号が若いが，上葉は後の方が番号が若い（S^2）。
　　内外……下葉は内の方が番号が若いが，中葉は外の方が番号が若い（S^4）。
③左葉は中葉が舌区として上葉の中にとり込まれている。
　　左葉は（1+2），（7+8）と一緒になっている葉区が2つある。

> **CHART 6**
> 【肺区域の覚え方】（右下葉から覚える）
> ①膝（S^6）から下へ内（S^7）前（S^8）外（S^9）後（S^{10}）
> ②上葉は後（S^2）前（S^3）　　　　　　　　　　　　　　　　　
> 　中葉は外（S^4）内（S^5）　　　下葉と前後・内外の順が逆
> ③左葉は S^{1+2}，S$^{8(7+8)}$ と2葉不足

▶肺門血管陰影
・右主気管支は短く傾斜が急で，左主気管支は長く傾斜が少し緩やか。
・上葉気管支幹が主気管支から分かれて側方に向かう高さは，右が左より1椎体ぐらい高い。
・肺門部に現れる肺動脈幹による陰影は，正常では右が低く，左が高い。
・肺動脈は気管支に添って走行する。
・右肺動脈は，上葉気管支幹より下で右気管支幹の前を側方に向かって横切る。
・左肺動脈は，左主気管支の下前方から上行し後方に乗り越え，上葉気管支の後で下外方に屈曲する。
・肺静脈の陰影は，肺動脈の陰影に比べると肺門陰影のなかで目立たない。これは肺静脈の太い部分が心陰影内にあるという解剖学的関係によるものである。

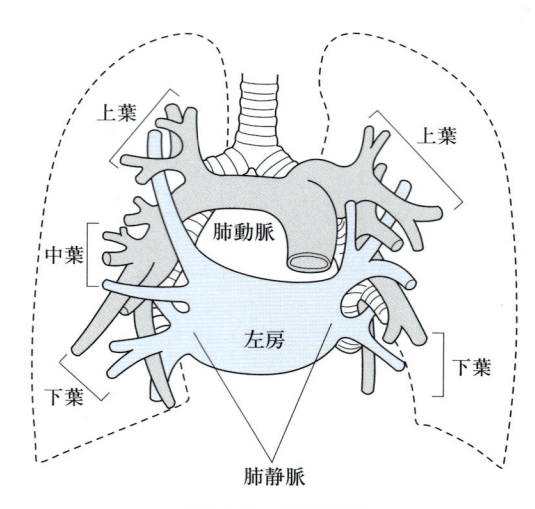

図 I-2.4　肺動静脈

＜正常胸部 X 線写真における変異（normal variation）＞
　胸部 X 線写真には異常像と間違われやすい骨奇形や様々な軟部陰影などがあるので，読影をするうえで注意がいる（図 I-2.5）。

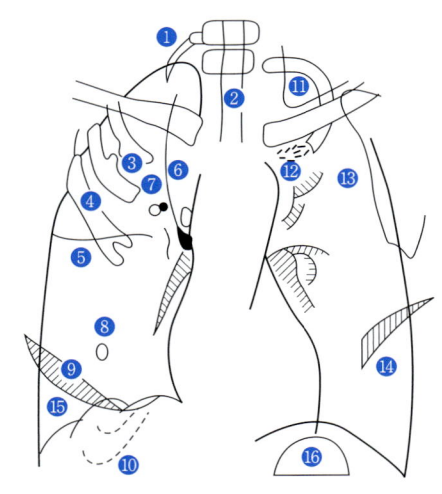

①：頸肋骨
②：気管
③：肋骨間偽関節形成，肋骨間骨癒合
④：肋骨叉状奇形（フォーク形）
⑤：上中葉間毛髪像
⑥：奇静脈（肺門部の水滴状陰影が特徴）・奇静脈葉
⑦：血管・気管支の正切像
⑧：乳頭（乳房の）
⑨：乳房
⑩：肋骨弓化骨
⑪：鎖骨部軟部組織・胸鎖乳突筋
⑫：第一肋軟骨化骨
⑬：肩甲骨内縁像
⑭：大胸筋
⑮：横隔膜のscalloping（波状形成）
⑯：胃泡

図 I-2.5　正常胸部 X 線写真にみられる各種陰影

Exercise 1（93A69）

胸部 X 線写真正面像を図 I-2.6 に示す。病変部位は右肺のどの区域か。
a　S^2, S^3　　b　S^4, S^5　　c　S^6　　d　S^7, S^8　　e　S^7, S^8, S^{10}

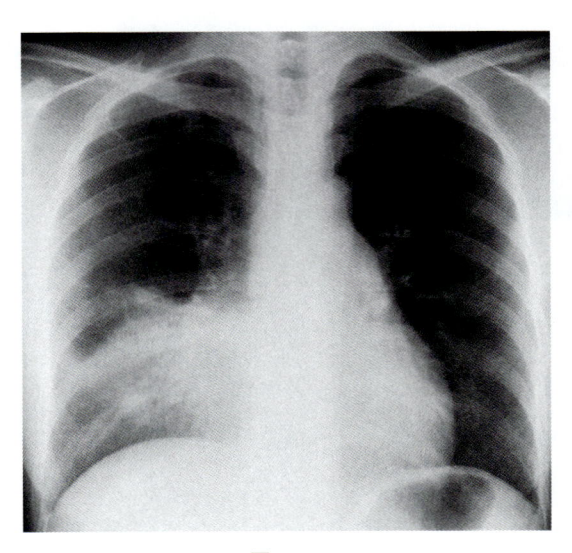

図 I-2.6

Ⅰ 画像診断

> **Exercise 2（90A85）**
> 疾患と肺野陰影の特徴的な出現部位との組合せで正しいのはどれか。
> (1) 慢性間質性肺炎―――――下肺野
> (2) 石綿肺〈アスベスト肺〉―――上肺野
> (3) ニューモシスチス・カリニ肺炎―――上肺野
> (4) マイコプラズマ肺炎―――――上肺野
> (5) びまん性汎細気管支炎―――下肺野
> 　a　(1), (2)　　b　(1), (5)　　c　(2), (3)　　d　(3), (4)　　e　(4), (5)

正　解　Exercise 1：b
　　　　Exercise 2：b

2 側臥位正面撮影 （デクビタス撮影：lateral decubitus）

正面像では横隔膜に隠れて見えない少量の胸水を側臥位にして側胸部に溜めて写し出す方法である（図Ⅰ-2.7）。また，少量の気胸のチェックにもよい。

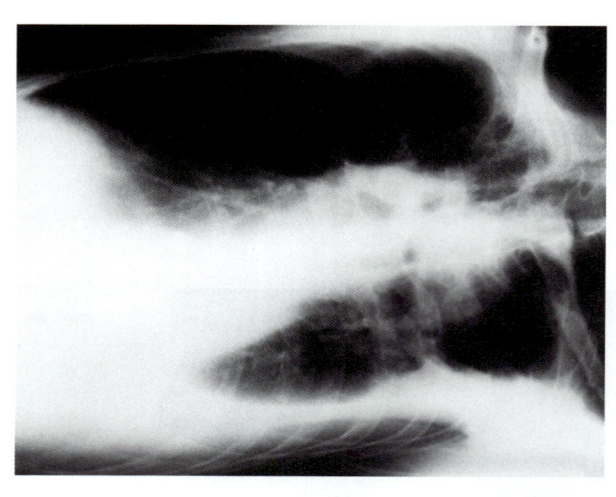

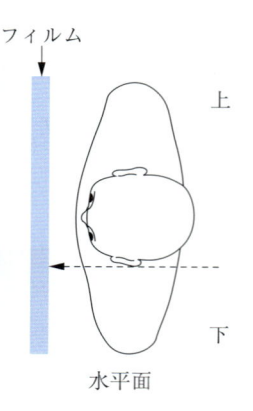

図Ⅰ-2.7　デクビタス像
左胸水が側臥位でよく描出されている

3 呼気位撮影

気管支異物，気胸，肺気腫では呼気位でも，横隔膜が上がらない。管電圧 120～150kV の高圧撮影を行う。

4 断層撮影

PA（後前）像などではっきりしない空洞，腫瘍，血管などの解析のために行う。正面像，側面像の次

に頻度の高い検査である。線状，回転，多軌道，同時多層撮影法などがある。

特殊撮影

1 気管支造影（bronchography）

造影剤を気管支内に注入して撮影する。最近はCTや気管支鏡の発達により検査頻度は減少しているが，気管支拡張症や囊胞性疾患にはまだ有用な検査となっている。また，出血や感染，心不全には禁忌である。

2 血管造影

胸部疾患には，いろいろな血管造影（angiography）が行われている。

a．上大静脈造影

上縦隔の腫瘍（胸腺腫など）や肺癌では上大静脈症候群をしばしば起こし，顔面，上肢に浮腫を起こす。これらの疾患による上大静脈閉塞の診断のために静脈造影を行う。

b．大動脈造影
- 大動脈狭窄症……肋間動脈が太い側副血行路をつくり，肋骨侵食像（rib notching）として現れる。
- 肺分画症……機能をもたない気管支と肺組織からなる。右肺底区に多い。大動脈の枝で栄養されていることが多い。

CHART 7

【胸部単純X線と大動脈造影】
　　大動脈狭窄症……rib notching
　　肺分画症…………大動脈異常血管で栄養

c．肺動脈造影
▶肺腫瘍
▶肺血管性病変
- 肺動脈瘤
- 肺動静脈瘻……肺動脈が輸入血管で肺静脈が輸出血管となり，ともに太くなる（図I-2.8）。
- 肺塞栓症（肺梗塞）……肺動脈が詰まるため末梢の血管影が細くなる（p.68参照）。

I　画像診断

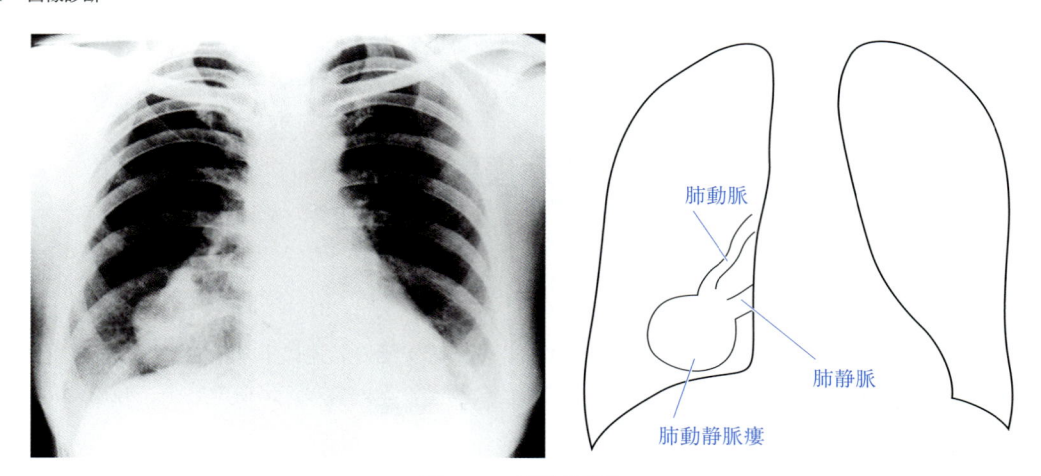

図 I-2.8　肺動静脈瘻
肺動脈・肺静脈と太い連絡血管をもつ

d．気管支動脈撮影

肺腫瘍に対する抗癌薬動注療法や気管支拡張症による喀血への動脈塞栓術が行われる。

胸部の CT, US, MRI

CT, US, MRI はそれぞれの特色を生かして胸部の診断に利用される。

a．中央陰影

縦隔腫瘍，縦隔および肺門リンパ節腫脹
　……現在では X 線断層撮影よりも CT, MRI が多用されている。造影 CT では血管性病変，大血管への腫瘍浸潤，肺門や縦隔リンパ節腫脹の診断ができる。
　……MRI では任意の断面が得られる。T1 強調で大血管内容は無信号・脂肪は高信号となり，血管，脂肪，リンパ節などの質的診断が容易である。
　……超音波は縦隔腫瘍の質的診断や生検に利用される。

b．胸膜との関連

胸水の有無，胸水に隠れた疾患の内部構造の診断
　……MRI，超音波が有用。
胸膜病変および胸膜への浸潤の診断（図 I-2.9）
　……CT, US, MR が極めて有用。
気胸の診断（図 I-2.10）
　……単純 X 線でとらえられない少量の気胸の診断も可能。

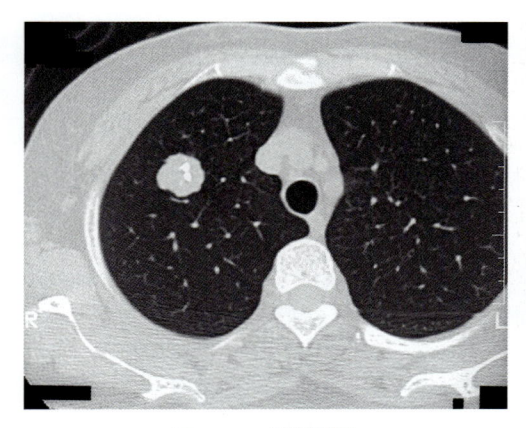

図 I-2.9　肺過誤腫
腫瘍内に石灰化を認める

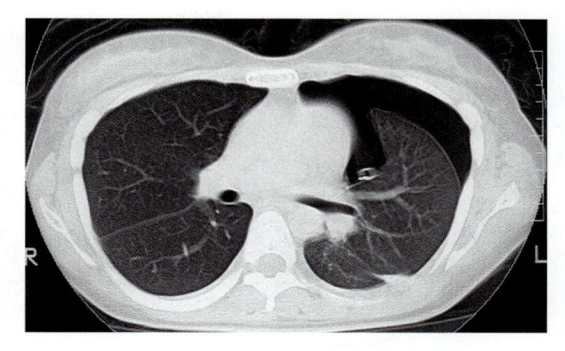

図 I-2.10　肺気腫
左肺気腫と気胸による肋膜下，葉間に胸水を認める

c．肺野病変の診断

X線写真でとらえられない早期の石灰化もCTでは容易に検出される。肺過誤腫，肺転移巣，縦隔腫瘍などで石灰化はしばしば認められる。

　……肺野結節中の石灰化は骨肉腫の肺転移などの例外を除くと良性結節所見である。MRIでは石灰化の検出が劣る。

高分解能CTの利用によって二次肺小葉を単位とした肺線維症など，肺野末梢病変の診察が可能となった。

d．連続病変の診断

MDCTによる3次元画像やMRアンギオにより，肺動静脈瘻や肺血管の病変を非侵襲的に検査できるようになった。

e．生　検

末梢性腫瘤
　……肺野の小腫瘤や気管支鏡で生検が難しい場合は，CTを利用して針生検を行う。副作用として気胸（30%），肺出血などがあるが，重篤なものはない。

胸壁浸潤腫瘤，縦隔腫瘍
　……肋間より超音波下に針生検が可能である。

▶肺門近辺の正常解剖
　＜原　則＞
　　①下行大動脈は椎体の左前にある。
　　②食道は下行大動脈の右にある。
　　③奇静脈は食道の右後ろにあり，椎体の右前にある。
　　④上大静脈は上行大動脈の右にある。

I　画像診断

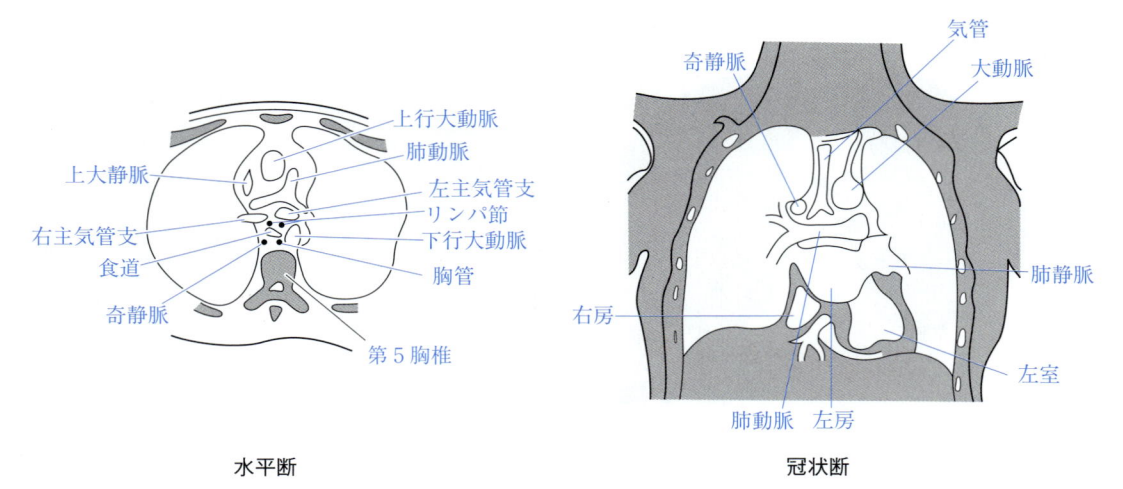

水平断　　　　　　　　　　　　　　　　冠状断

図 I-2.11　肺門近辺の正常像

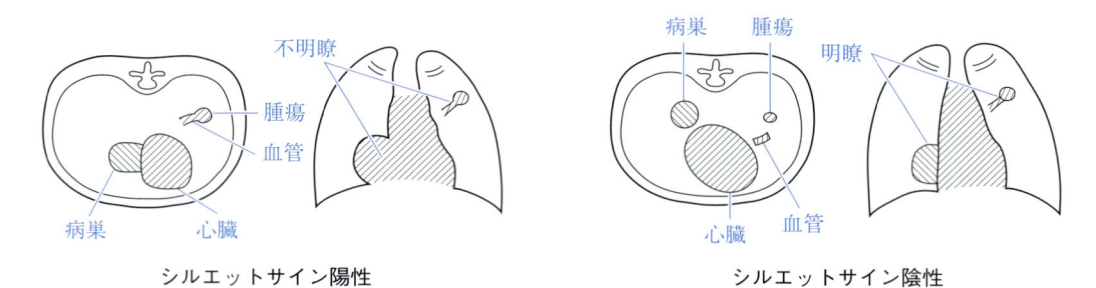

シルエットサイン

　シルエットサイン（silhouette sign）は，病変と臓器が離れていると両者の間に臓器辺縁が認められ，接していると辺縁が消失する所見である．心臓，横隔膜，大動脈などが基準臓器となる（図 I-2.12）．

　　病変と臓器が接すると（＋の関係）→辺縁不明瞭→シルエットサイン陽性
　　病変と臓器が離れていると（−の関係）→辺縁明瞭→シルエットサイン陰性

シルエットサイン陽性　　　　　　　　　　シルエットサイン陰性

図 I-2.12　シルエットサイン

表 I-2.2　シルエットサインと病変部位

陰　影	シルエットサイン	陽　性	陰　性
右上中肺野	上大静脈縁〜上行大動脈縁	右 S^3, 前縦隔	右 S^2
右中下肺野	右心縁（右第Ⅱ弓）	S^5	右下葉
左上中肺野	大動脈弓（左第Ⅰ弓）	左 S^{1+2}, 上縦隔	左 S^3
	左心縁上部	左 S^3	左 S^{1+2}
左中下肺野	左心縁下部（左第Ⅳ弓）	左舌区（S^4, S^5）	左下葉
左肺野	下行大動脈辺縁上部	左 S^6, 後縦隔	左舌区（S^4, S^5）
左中下肺野	下行大動脈辺縁下部	左 S^{10}, 後縦隔	左舌区（S^4, S^5）
中下肺野	横隔膜	S^8	右中葉, 左舌下区（S^5）

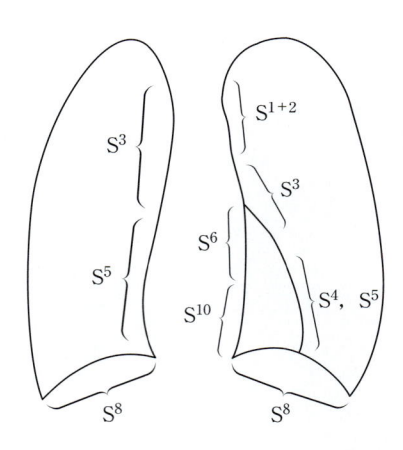

図 I-2.13　シルエットサイン陽性

> **CHART　8**
>
> **シルエットサイン陽性，影もくっつく**
> 　シルエットサイン陽性は病変と心臓などの影の境界が全くなくなっているもので，実際に病巣もくっついている

Ⅰ　画像診断

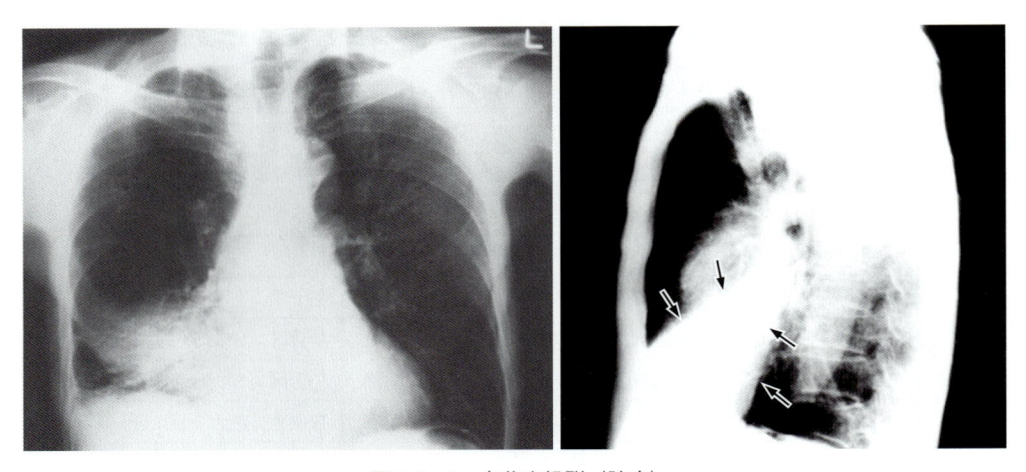

図 I-2.14　中葉症候群（肺癌）
正面像で右心縁とシルエットサイン陽性となる右肺中葉入口部肺癌による中葉症候群の無気肺（↑）

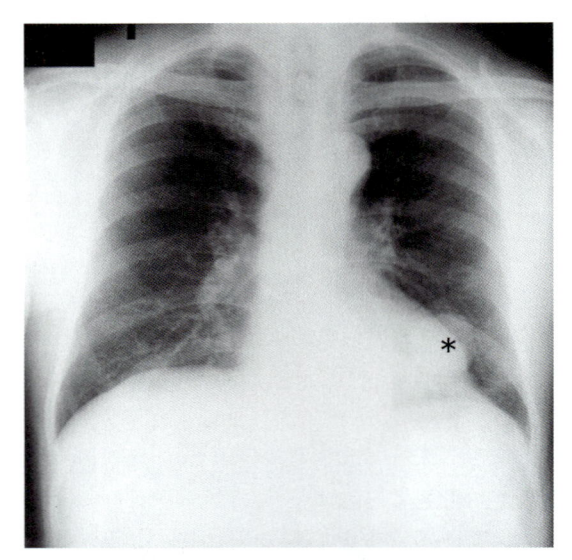

図 I-2.15　左心縁シルエットサイン陰性（国試 87A87）
＊：心臓とシルエットサイン陰性の腫瘤

2 呼吸器の診断

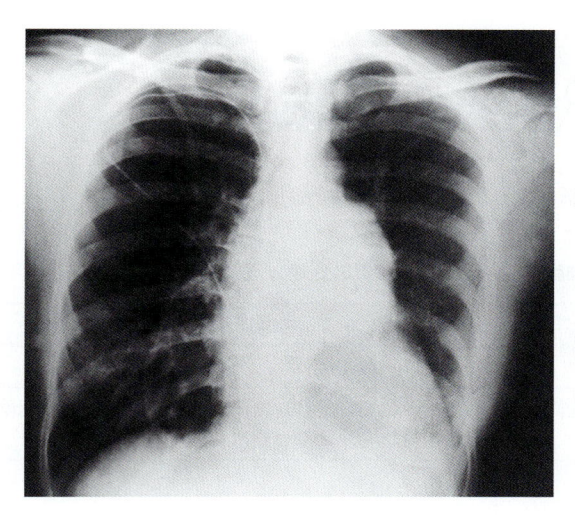

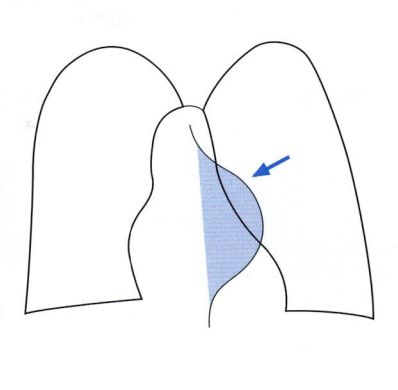

図 I-2.16　左後縦隔神経鞘腫
心臓とシルエットサイン陰性，胸膜外徴候（extrapleural sign）陽性である

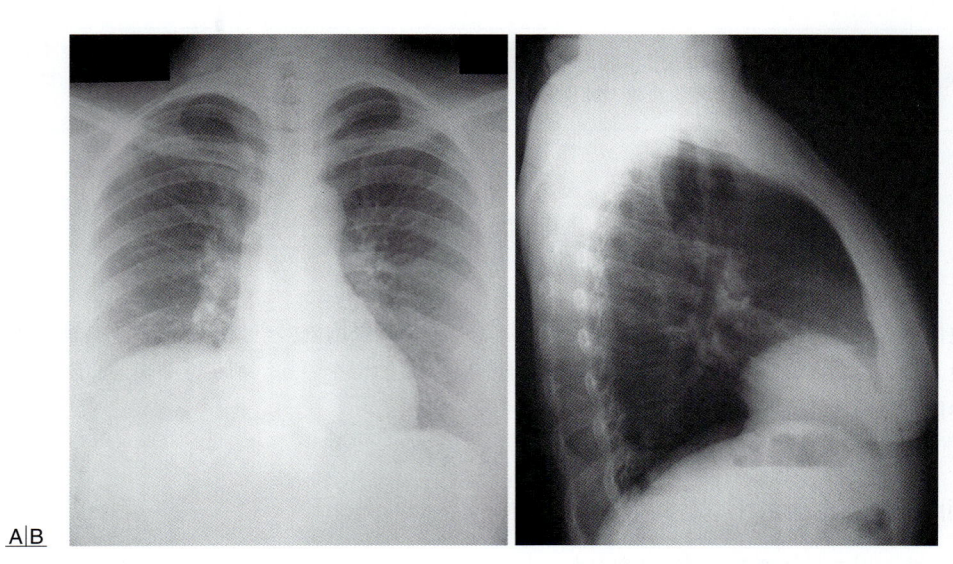

図 I-2.17　横隔膜シルエットサイン陽性の胸部 X 線写真
A：正面像　　B：側面像

肺野の異常を示す疾患

肺野の異常陰影は肺胞性陰影と間質性陰影に大きく分けられる（表 I-2.3）。

表 I-2.3 肺胞性陰影と間質性陰影の比較

	肺胞性陰影	間質性陰影
分 布	肺葉性，区域性	びまん性，散布性
形 態	相違：細葉性陰影，斑状影，融合影，浸潤影 共通：粒状影，スリガラス状陰影	相違：線状影，網状影，結節影，網状結節影，蜂巣状陰影 共通：粒状影，スリガラス状陰影
融 合	あり	なし
境 界	不明瞭	明瞭
変 化	速い	遅い
他の特徴	air bronchogram，butterfly shadow	Kerley 線，蜂巣肺，hilar haze
主な疾患	細菌性肺炎，肺胞性肺水腫，肺結核，肺出血，肺胞蛋白症，肺胞上皮癌，肺梗塞	特発性間質性肺炎，間質性肺水腫，サルコイドーシス，癌性リンパ管炎，じん肺，過敏性肺臓炎，ウイルス性肺炎，マイコプラズマ肺炎

肺胞性陰影

肺胞性陰影とは主たる病変が肺実質すなわち肺胞にあり，肺胞内の空気が滲出液，血液，細胞などで置き換えられたときに生じる境界不明瞭で融合傾向のある陰影をいう。細菌性肺炎，肺胞性肺水腫が肺胞性陰影を認める代表的な疾患である。

1 air bronchogram（気管支透亮像）

肺内に病変があり気管支周囲に浸潤があると，空気を含む気管支が浮き出して樹枝状の透亮像として写る。肺炎（連鎖球菌の場合が多い），肺水腫，肺胞上皮癌，肺梗塞（梗塞末梢の浮腫のため），肺胞蛋白症，RDS などの肺胞性病変の徴候としてみられる。

2 呼吸器の診断

側方向から撮影　縦方向から撮影

気管支は側方向からは認められない

air bronchogram（肺胞性所見）

peribronchial cuffing：間質性肺水腫（気管支周囲の浮腫）があるときに気管支の壁が厚くなる。X線上，肺門から肺野に向かう樹枝状の血管陰影（肺紋理）の増強した所見となる（間質性所見）

図 I-2.18　気管支の陰影

CHART 9

【air bronchogram を起こす3疾患】
肺炎，肺水腫，肺胞上皮癌（肺梗塞）

2 肺胞性病変のその他の徴候

a．butterfly shadow（蝶形陰影）

肺水腫に特徴的にみられ，左右肺門から対称的に蝶が羽を広げたようにみえるび慢性陰影で，周辺部が明るい。典型的な肺胞性パターンである。bat-wing shadow ともいう。（図 I-2.19）。

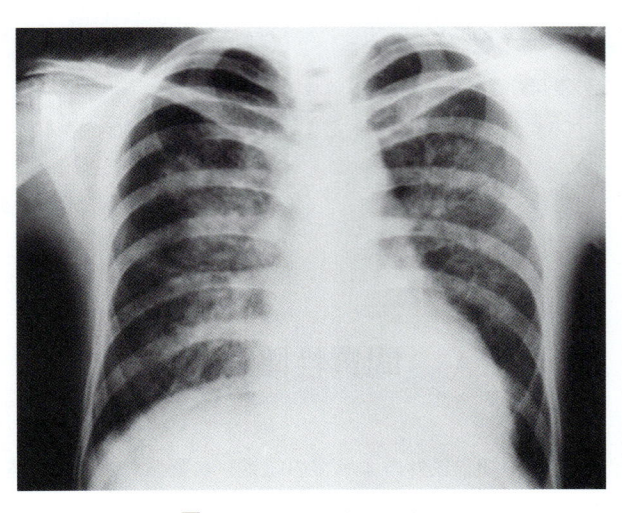

図 I-2.19　butterfly shadow
腎不全に伴う肺水腫

41

b．bulging septum

葉内の滲出液が多いため，肺の容積が増し，葉間溝（interlobar fissure）が健側に突出した形となったもの。クレブシエラ肺炎，肺化膿症，肺癌などでみられる。

c．acinar shadow（細葉性陰影）

肺胞性陰影の最も小さいもの。X線写真では5〜10 mmの淡い小結節である。この陰影が融合増大して，小葉性陰影＝浸潤影をつくる。

③ 肺胞性病変を示す疾患

- 急性肺胞性浮腫……肺炎性滲出液，心不全による浮腫
- 腫瘍……肺胞蛋白症（図I-2.20），肺胞上皮癌，悪性リンパ腫
- その他……肺出血，サルコイドーシス，好酸球性肺炎（図I-2.21）

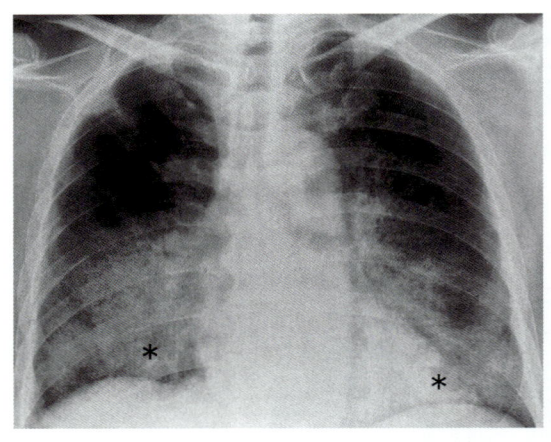

図I-2.20 肺胞蛋白症の浸潤影（国試92F3）
＊：中下肺野を中心とした浸潤影

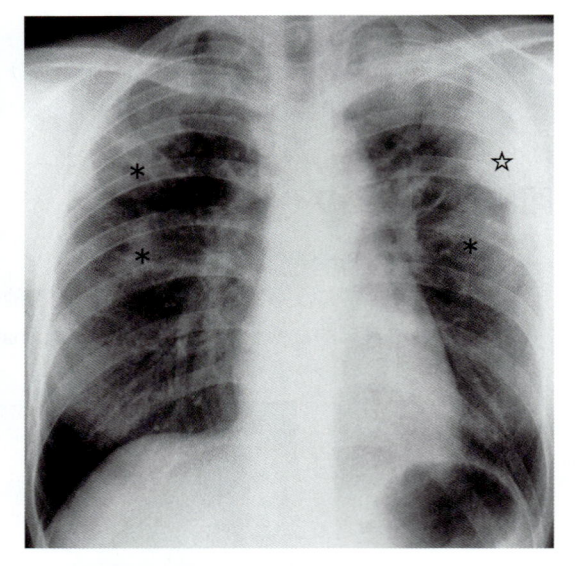

図I-2.21 好酸球性肺炎の斑状影（国試94F5）
☆：胸膜寄りの広範な斑状影　＊：非区域性の浸潤影

間質性陰影

肺内の間質（肺胞腔，肺胞上皮細胞以外のすべての組織）に異常のあることを示すX線所見である。特発性間質性肺炎，間質性肺水腫などが代表的な疾患である。間質には，①末梢肺間質（小葉間隔壁，胸膜），②太い気管支・血管周囲間質，③肺胞壁がある。原因不明の間質性肺炎では③の変化で網状影となり，①，②の浮腫ではhilar haze, peribronchial cuffing, Kerley線（図I-2.22）が認められる。

1 Kerley A 線

肺門部に斜めに直線または曲線をなす線状陰影が出現する。2〜5 cm の長さである。
肺高血圧症などで間質や肺胞に滲出や小出血が起こり，小葉間隔壁の肥厚を起こしたものである。

2 Kerley B 線 (septal line)

下肺野外側に多い水平な線状陰影。1〜2 cm 間隔に重なる。
Kerley A 線と同じ成因で，間質性肺水腫，珪肺，サルコイドーシス，癌性リンパ管炎などで起こる。

3 Kerley C 線

肺の中心部に出現する網状の線状陰影をさす。B 線の重なり合いでできるともいう。

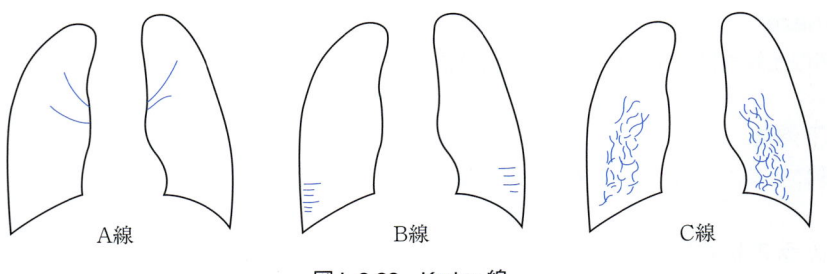

図 I-2.22　Kerley 線

4 その他の間質性陰影

a．peribronchial cuffing

胸部 X 線写真正面像で気管支 B^{3b} などの正接像の気管支壁が浮腫により増強し，不明瞭化することをいう。気管支炎や間質性肺水腫に伴うことが大部分である。bronchial cuffing, cuffing sign, 気管支壁肥厚像ともいう（図 I-2.18, I-2.23）。

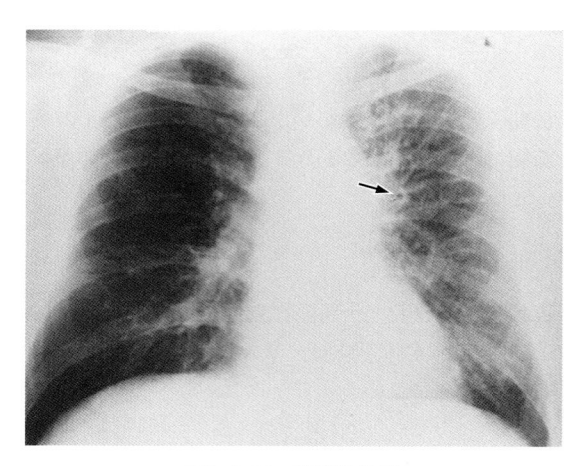

図 I-2.23　間質性肺炎
左肺に peribronchial cuffing（↑）と Kerley A, B 線を認める

b．hilar haze
肺門周囲の血管周囲の液体貯留による血管陰影の不鮮明化。

c．胸膜下浮腫
小葉隔壁に生じた浮腫が臓側胸膜下へ移り，貯留すること。

d．スリガラス状陰影
　スリガラス状陰影（ground-glass opacity）は軽度の線維化で，大部分の間質変化の初期に現れる。また，間質の厚み，組織量が増加したものを網状影（reticular pattern）という。（図 I-2.24）。

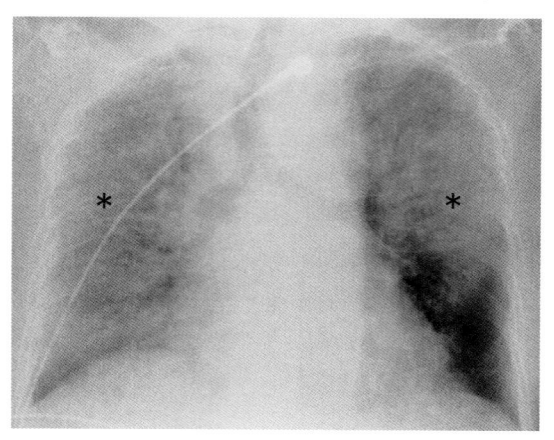

図 I-2.24　ウイルス性肺炎のスリガラス状陰影（国試 94E8）
＊：間質性のびまん性スリガラス状陰影

e．蜂巣状陰影

肺の線維化が進み 5〜10 mm 径の小さな無数の空気性嚢胞が蜂巣状に配列した状態をいう。X 線での肺野所見で網状，小結節状の陰影の合わさった所見である。肺線維症などの間質性肺炎の進行形でみられる。honeycomb pattern（ハニカムパターン），honeycombing，粗大網状影（coarse reticular pattern）ともいう。

f．vanishing tumor

心不全などによる葉間胸膜の蓄水陰影である。腫瘍状陰影を呈するが，利尿薬で早期に消える。進行性気腫性嚢胞（vanishing lung）は全く別の所見で，肺気腫で徐々に肺紋理が消えていくことをいう。

5 散布性間質性病変を示す疾患

結核，真菌症，サルコイドーシス，じん肺，癌性リンパ管炎，肺線維症，強皮症，ブレオマイシン肺炎

CHART 10

【間質性パターン】
　Kerley 線
　peribronchial cuffing
　hilar haze

肺野・縦隔の石灰化

組織の石灰化には，組織の壊死，変性に伴うもの（肉芽腫，胸膜石灰化など，胸部のほとんどの石灰化）と血液中の Ca 濃度が高値となって起こるもの（透析患者にみられる石灰化）がある。石灰化した組織は Ca を含むため，密度が大きく，X 線をよく減弱し，周囲の組織や空気と大きなコントラストを作る。

I　画像診断

1 石灰化を示す疾患

- 孤立性結節影……肉芽腫，過誤腫
- 肺野の散在性病変……結核，珪肺
- リンパ節……結核，珪肺（図 I-2.25），サルコイドーシス
- 胸膜……結核，膿胸，血胸，石綿肺（図 I-2.26, I-2.27）
- その他……肋軟骨の石灰化，大動脈弓の石灰化，心膜の石灰化，奇形腫（図 I-2.28）

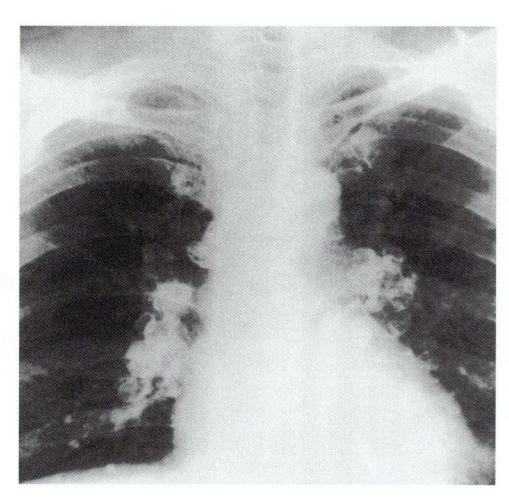

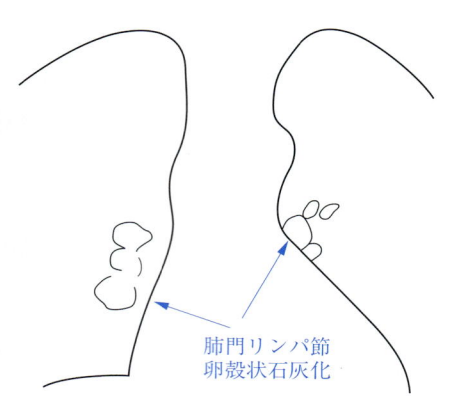

図 I-2.25　珪肺に伴う卵殻状石灰化
両側肺門リンパ節の円形～輪状の石灰化を認める

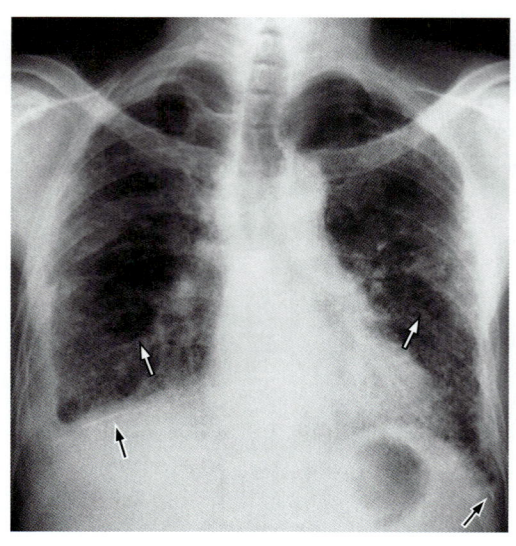

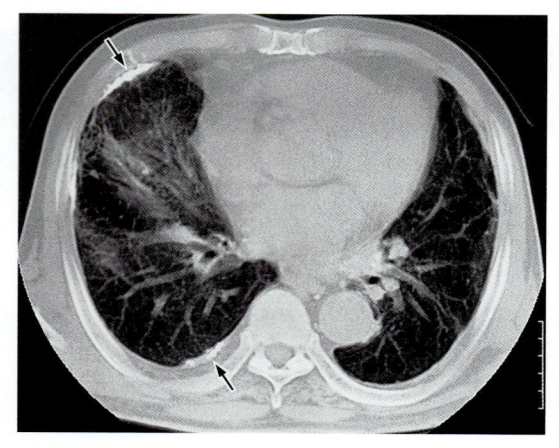

図 I-2.26　石綿肺の胸部 X 線正面像（国試 86D28）
⇧：中下肺野の強い線維化　　⬆：胸膜の石灰化

図 I-2.27　石綿肺の胸部単純 CT（国試再現 95G14）
⬆：胸膜の石灰化

46

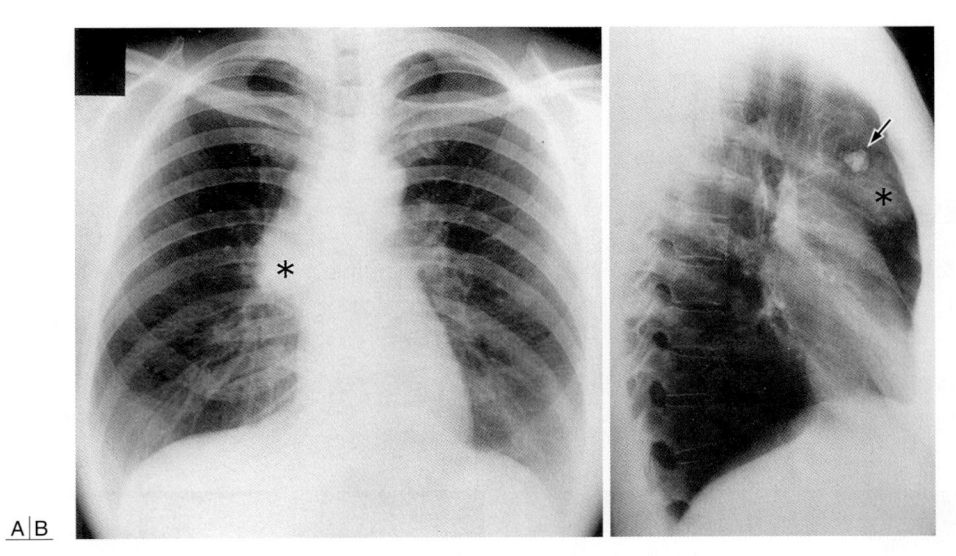

図 I-2.28 奇形腫の胸部 X 線写真（国試 86B34）
A：正面像　　B：側面像
＊：腫瘤　　↑：石灰化（歯?）
前縦隔腫瘍で内部に石灰化があり，奇形腫が考えられる。
正面像では extrapleural sign 陽性の腫瘤がみられる

I　画像診断

広汎な均等濃厚陰影を示す疾患

1 大葉性肺炎 (lober pneumoia)

侵された肺葉はやや大きくなり，葉間が凸となる (bulging septum, 図 I-2.29)。air bronchogram (図 I-2.30, I-2.31) があるのが特徴である。

かつて肺炎の大部分を占めた肺炎球菌肺炎は，この型を示したが，今は抗生物質により典型例は少なくなった。

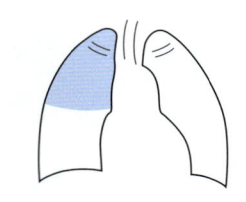

図 I-2.29　bulging septum

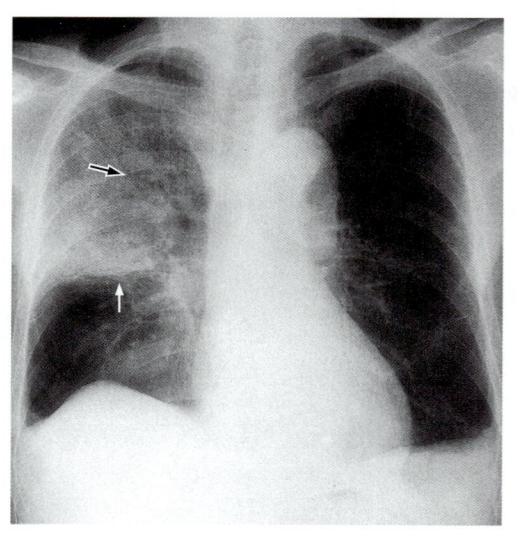

図 I-2.30　大葉性肺炎の air bronchogram の
　　　　　胸部 X 線正面像（国試 91F4）
　⇧：bulging septum
　⬆：air bronchogram を伴う浸潤影

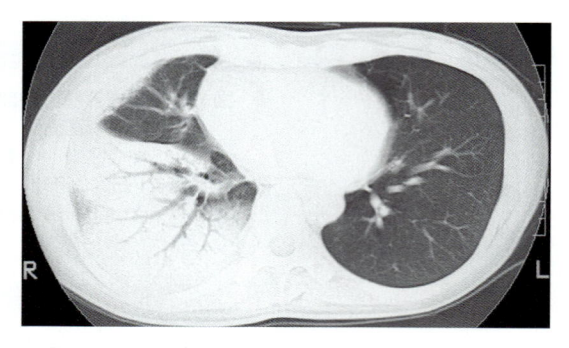

図 I-2.31　肺炎の air bronchogram の胸部単純 CT

2 無気肺

無気肺 (atelectasis) とは，肺含気量の減少により肺容量の減少した病態をいう。閉塞性無気肺と非閉塞性無気肺に分けられる。前者は異物や肺癌によって気道が閉塞されて肺に空気が入ってこないものである。後者はさらに圧迫性無気肺，粘着性無気肺，瘢痕性無気肺，特殊な無気肺（円形無気肺，板状無気肺）に分けられる。

胸部 X 線写真では，透過性の低下（均等性陰影），葉間裂（minor fissure, major fissure）の偏位，患側の横隔膜の挙上，縦隔の患側への偏位，隣接肺の代償性過膨張とそれによる肺血管陰影の散開，肺門の

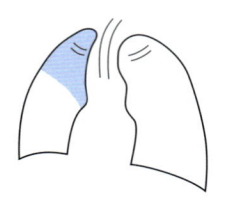

図 I-2.32　無気肺

偏位，肋間腔の狭小化，air bronchogram の欠如（閉塞性無気肺のみ）などが特徴的である（図 I-2.32）。また，各肺葉性無気肺では，図 I-2.33～36のような特徴的な胸部 X 線像がみられる。

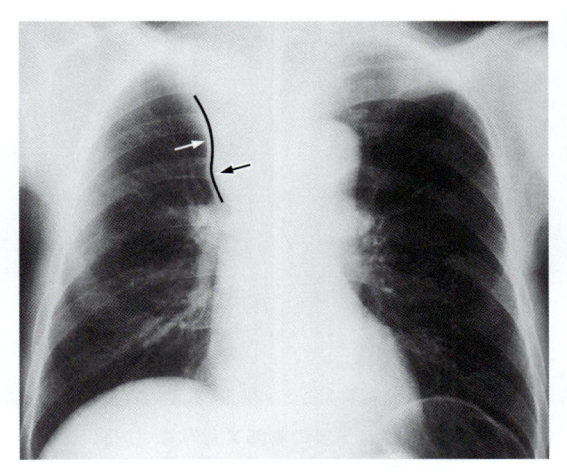

図 I-2.33　肺門リンパ節転移による右上葉無気肺
無気肺の下縁（⇧）と肺門の腫瘤（⬆）が逆 S 状（Golden's S sign, inverted S sign）を示している

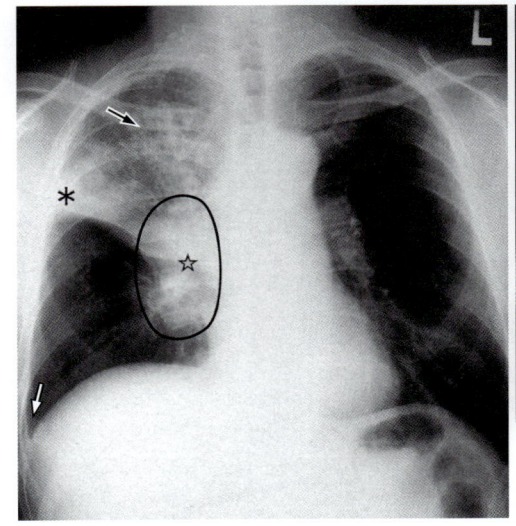

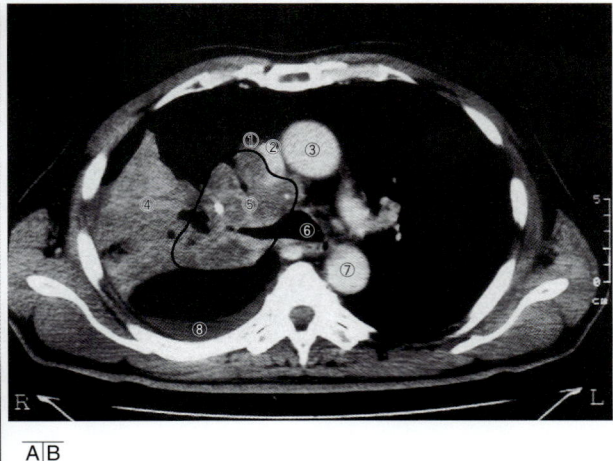

図 I-2.34　右上葉無気肺（国試 91F5）
A：胸部 X 線正面像　　B：胸部造影 CT
＊：無気肺　　☆：肺門部腫瘤影　　⬆：二次性肺炎　　⇧：少量の胸水　　①：腫瘍の上大静脈への浸潤
②：上大静脈　　③：上行大動脈　　④：無気肺　　⑤：腫瘍　　⑥：気管分岐部　　⑦：下行大動脈　　⑧：胸水

I 画像診断

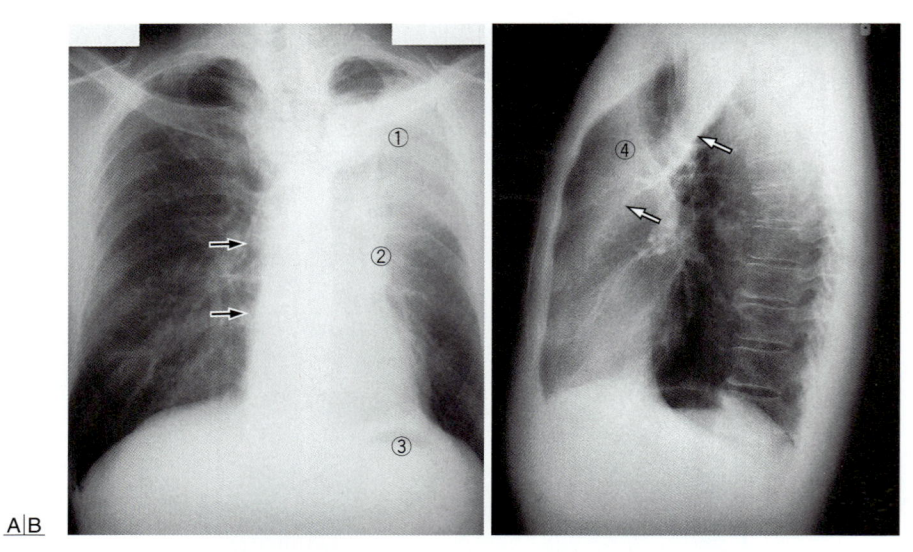

図 I-2.35　左上葉無気肺の胸部 X 線写真（国試 82D24）
A：正面像　　B：側面像
⬆：縦隔の左方偏位　　①：左上肺野の透過性低下　　②：左心陰影上部の不明瞭化
③：胃泡　　④：胸骨後部の透過性低下　　⇧：主裂の上前方への偏位

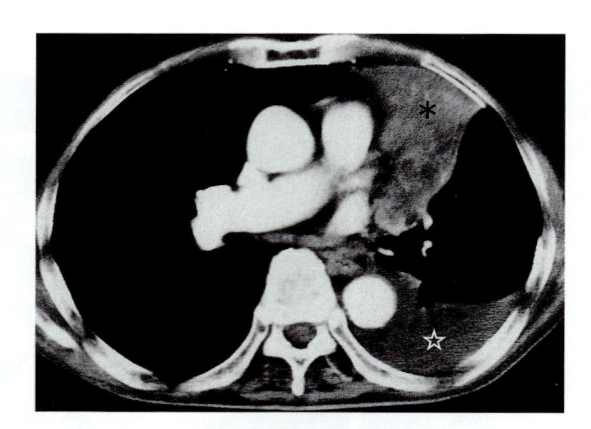

図 I-2.36　左上葉無気肺の胸部造影 CT（国試 93F2）
＊：左上葉（S3）の無気肺　　☆：胸水

3 胸　水

　胸水（pleural effusion）は，X 線立位正面像では肋骨横隔膜角の鈍化・消失がみられるが，300 ml 以上にならないとわからない（図 I-2.37A, B，I-2.38）。患側の胸郭は拡大し，横隔膜は下降し，下に凸になる。air bronchogram はない。気管や心臓は健側へ偏位する。胸水が増えると，立位正面像では下に凸で側胸部方向に上昇する弧状陰影（meniscus sign）となる（図 I-2.37C，I-2.39）。肺底区と横隔膜の間に胸水が貯留すると，肋骨横隔膜角が鈍化せず，横隔膜が挙上したような陰影にみえる（肺下胸水）。左肺下胸水では，横隔膜が挙上したような陰影と胃胞の間の距離が長くなることから判断しやすい（図 I-2.37D，I-2.40）。心不全などでは葉間胸膜に胸水が貯留する（葉間胸水，図 I-2.37E，I-2.41）。この

胸水は腫瘤状陰影を呈するが，利尿薬で早期に消失（vanish）する。

X線側臥位正面撮影（図 I-2.7, I-2.37F），CT（図 I-2.36）や超音波で容易に診断される。

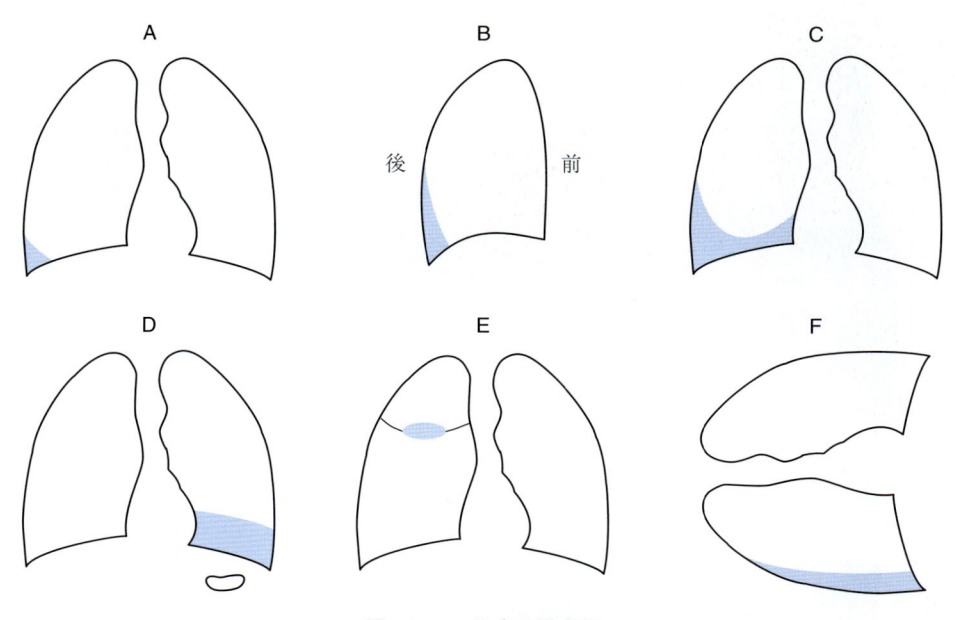

図 I-2.37　胸水の模式図
A：胸水（立位正面像）　　B：胸水（立位側面像）　　C：大量胸水
D：肺下胸水　　E：葉間胸水　　F：胸水（側臥位正面像）

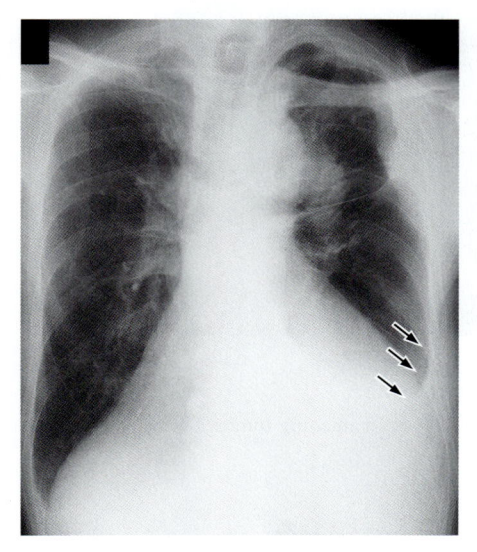

図 I-2.38　図 I-2.7（左胸水）の立位正面像

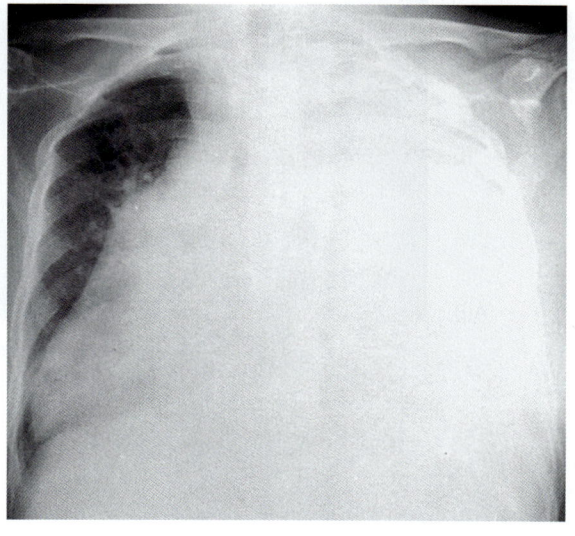

図 I-2.39　大量左胸水の立位正面像（国試 86D27）
膿胸による高度の左胸水陰影と縦隔の健側偏位がみられる

I 画像診断

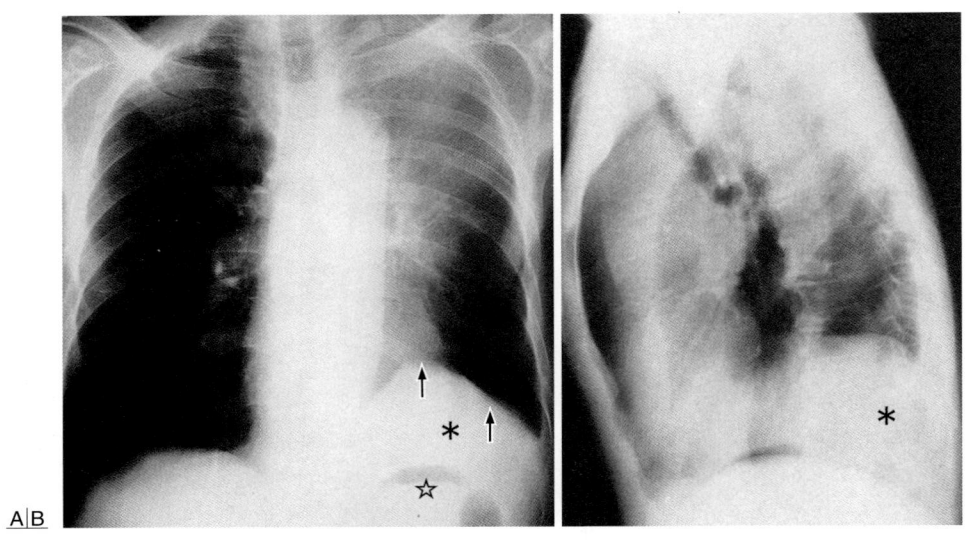

図 I-2.40　図 I-2.36の胸部X線写真（国試 93F2）
A：正面像　　B：側面像
＊：左肺下胸水　　↑：横隔膜が挙上したようにみえる陰影　　☆：胃胞

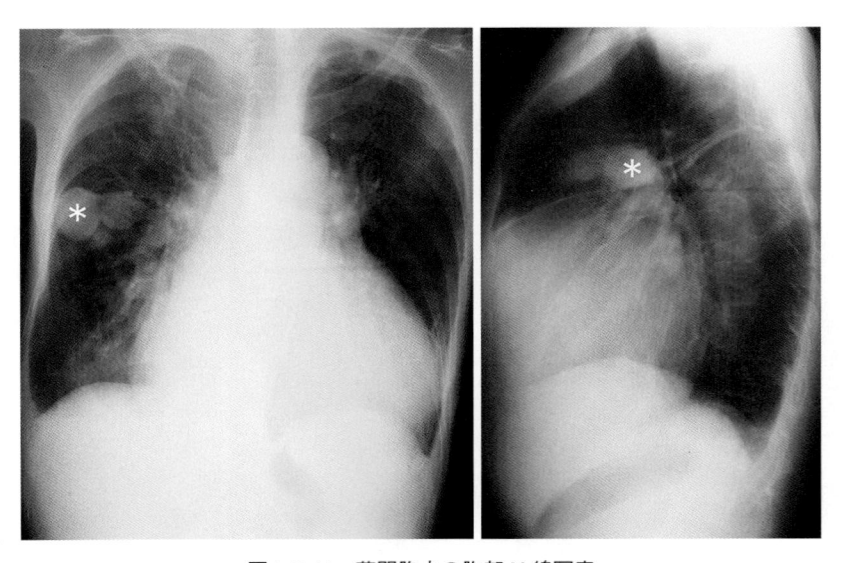

図 I-2.41　葉間胸水の胸部X線写真
A：正面像　　B：側面像
腎不全を原因とする心不全により，右葉間にできた葉間胸水（vanishing tumor，＊印）

CHART 11

【肺の広汎均等濃厚陰影トリオ】

	気　管	横隔膜	air bronchogram
肺　炎	偏位なし	やや下がる	＋
無気肺	患側へ偏位	挙上	±
胸　水	健側へ偏位	下がる	－

肺野のびまん性陰影を示す疾患

1 肺区域と関係する均等な陰影

　区域性の無気肺（図 I-2.42）を伴うことが多く，ブドウ球菌性肺炎，肺扁平上皮癌，未分化肺癌などが有名である。
- 細菌性肺炎
   ① グラム陽性菌肺炎
    　肺炎球菌（大葉性が多い），ブドウ球菌性肺炎
   ② グラム陰性菌肺炎
    　肺炎桿菌（クレブシエラ肺炎），緑膿菌肺炎（ブドウ球菌性肺炎に似ている）

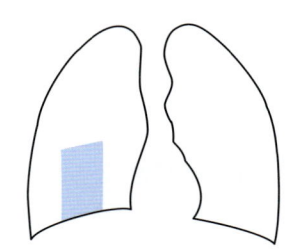

図 I-2.42　区域性の無気肺

2 円形陰影を示す疾患

　a．単発性
- 肺結核……いわゆる結核腫の所見。石灰化を伴うことが多い。
- 肺癌……円形陰影は腺癌に多く，転移性肺癌でも孤立性の円形陰影を示すことがある（図 I-2.43）。
- 良性腫瘍……腺腫・過誤腫。
- 肺膿瘍……炎症の初期では単発，円形のことが多い。

I　画像診断

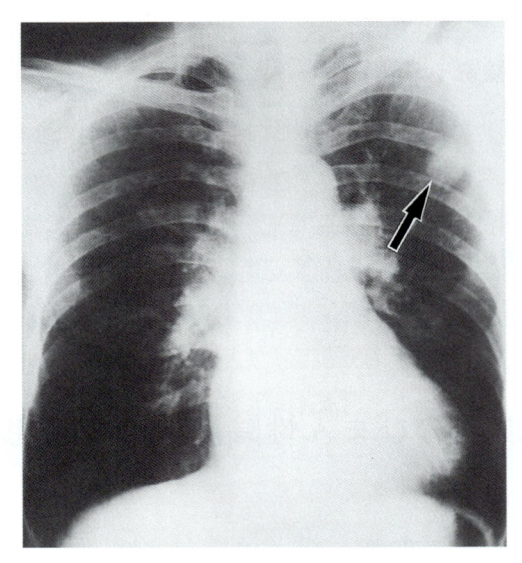

図 I-2.43　肺癌（腺癌）
左上肺の円形腫瘤陰影

b．多発性

- 血行性転移……多発性の円形陰影をみた場合はまずこれを疑う。
- 肺膿瘍……多発性のことが少なくない。
- 肺動静脈瘻……必ず輸入動脈と輸出静脈をもっている。

③ 囊胞または空洞をつくる疾患

- 肺　炎………小児のブドウ球菌性肺炎はしばしば囊胞性変化（pneumatocele）をつくる有名な疾患である。
- 肺真菌症……アスペルギルス症では空洞内に菌球（fungus ball, aspergilloma）をつくることが有名である（図 I-2.44）。菌球が大きいと，菌球の周囲に特有の三日月〜半月形の空洞像（meniscus sign）をつくる。菌球は体位によって移動する。
- 肺囊胞………当たり前といえば当たり前。上肺部の肋膜下に多い。若年者では気胸の原因となりやすい。
- 肺　癌………肺癌で空洞をつくっていたら，まず扁平上皮癌である。
- 結　核………上葉または S^6 に多い（図 I-2.45，I-2.46）。

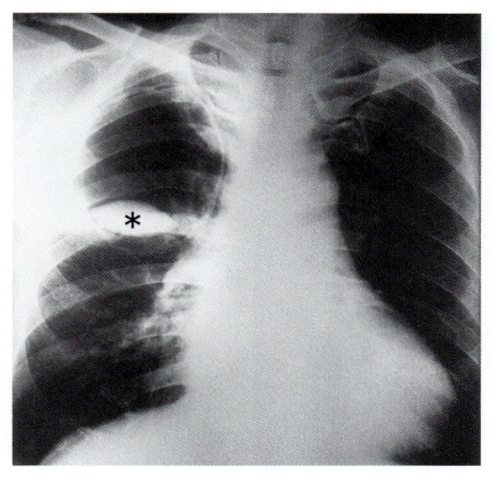

図 I-2.44　アスペルギルス症の胸部 X 線写真
＊：fungus ball

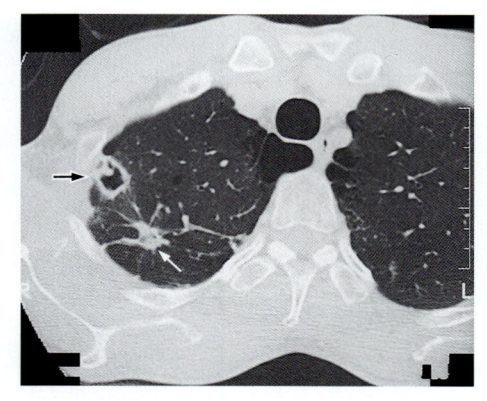

図 I-2.45　結核に伴う肺嚢胞（⇑）とアスペルギルス症の胸部 CT
↑：fungus ball

CHART 12

【嚢胞性疾患】
　　肺　　炎………ブドウ球菌
　　真　　菌………アスペルギルス（菌球）
　　肺嚢胞………ブラ・ブレブ
　　肺　　癌………扁平上皮癌
　　結　　核………上葉・S^6

4 散布性の病変を示す疾患

・粟粒結核……最近は老人や AIDS，日和見感染に合併して発見されることが多い。上葉に多い分布を示す。（図 I-2.46）。
・血行性転移……特に甲状腺癌や絨毛上皮腫の転移は小さく散布性であり，転移性病変は下肺に多い。
・脂肪塞栓……手術やリンパ管造影の後にみられる。
・Goodpasture 症候群……特発性肺出血＋糸球体腎炎を特徴とする。

Ⅰ　画像診断

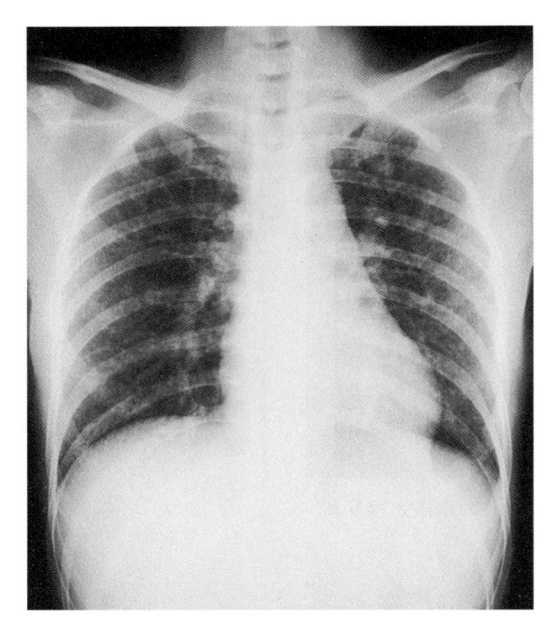

図Ⅰ-2.46　粟粒結核

5　網状影を示す疾患

　網状影は間質性陰影の一つで，線状影が重なったものである（図Ⅰ-2.47）。網状影が輪状に集まったものを蜂巣状陰影（honeycomb pattern）あるいは蜂巣肺（honeycomb lung）という（図Ⅰ-2.48）。蜂巣肺は肺底部や胸膜下に好発する。

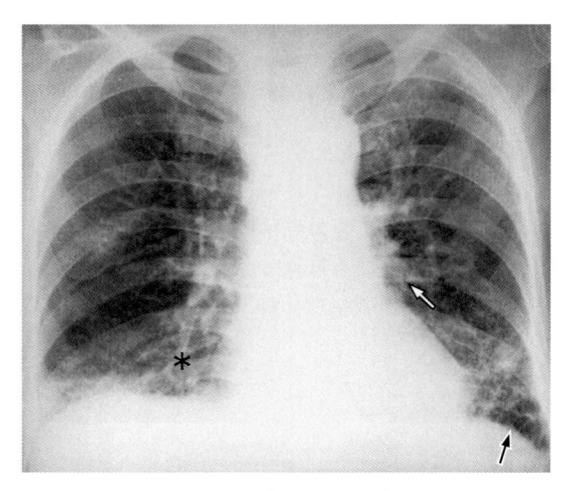

図Ⅰ-2.47　間質性肺炎の網状影（国試 81D21）
⇧：小輪状の網状影　　↑：ブラ　　＊：粒状影

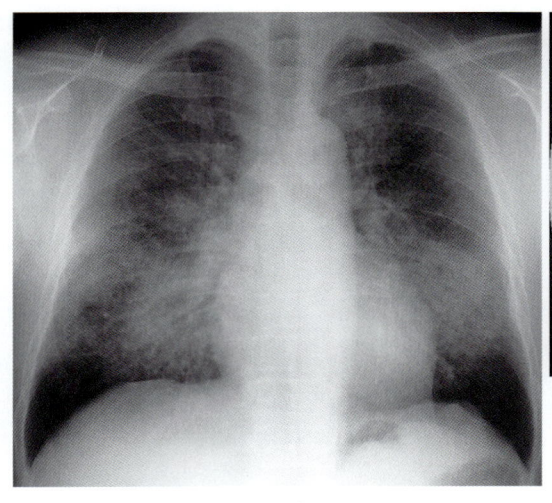

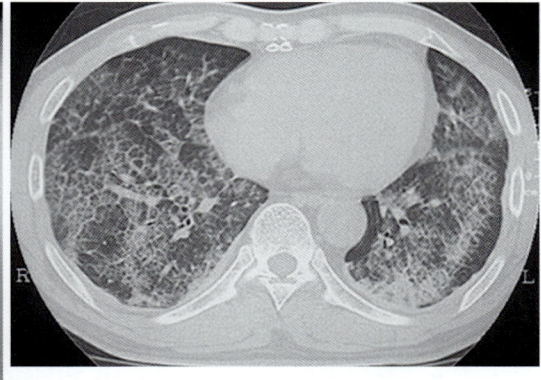

図 I-2.48　間質性肺炎の蜂巣肺
A：胸部 X 線正面像　　B：胸部単純 CT

- 膠原病……関節リウマチ，強皮症などの膠原病は線維症をつくりやすい。
- じん肺……石綿肺（アスベスト肺），珪肺に代表される肺の所見である。
- サルコイドーシス……肺野型ではみられる。
- 囊胞性線維症（cystic fibrosis）……膵を初めとする外分泌系の異常。粘稠な気管支粘液のため無気肺と小囊胞を形成する。
- Langerhans 細胞組織球症（histiocytosis X）……肺好酸球性肉芽腫（eosinophilic granuloma）は経過が良く，最終的に蜂巣肺となる。
- 気管支拡張症……下葉に主に好発する。
- 特発性間質性肺炎……特発性肺線維症，Hamman-Rich 症候群（急性びまん性間質性肺線維症）。

I 画像診断

CHART 13

【蜂巣状陰影】
時	ジ	じん肺
期	キ	気管支拡張症
と	ト	特発性肺線維症
去る	サル) サル	サルコイドーシス
孝	コウ	膠原病
子	シ	cystic fibrosis
X	エックス	histiocytosis X

肺門・横隔膜の異常を示す疾患

1 肺門の腫瘤状陰影

a．両側性の肺門リンパ節腫大（BHL）を示す疾患

・サルコイドーシス……最も有名。5％位は片側性腫大もある。眼のぶどう膜炎を合併。（図 I-2.49）。

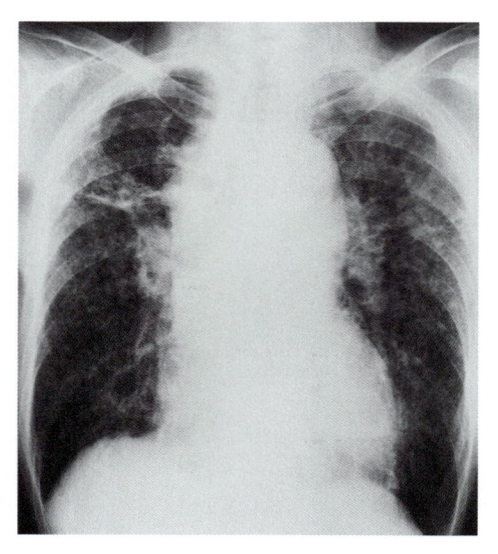

図 I-2.49　サルコイドーシス
両側性の肺門リンパ節肥大と肺線維症の所見がある

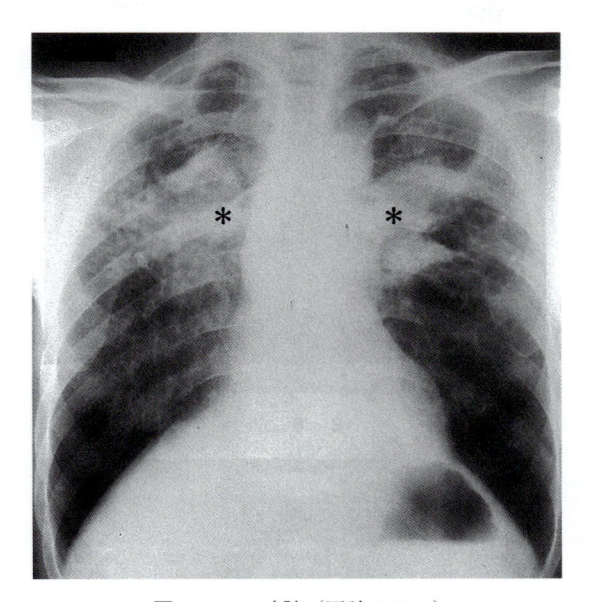

・珪肺……リンパ節は卵殻状石灰化（egg shell calcification）を呈していることが多い（図I-2.50）。間質性陰影を伴う。

図I-2.50　珪肺（国試95D14）
＊：肺門部にみられる石灰化を伴うリンパ節腫大（卵殻状石灰化）

・悪性リンパ腫……両側性は片側性より頻度が高い。左右の大きさは一般に異なる。前縦隔リンパ節腫脹を伴いやすい。

b．片側性の肺門リンパ節腫大を示す疾患
・肺　癌……片側性腫大の代表的疾患。肺小細胞癌によるリンパ節腫大が多い。末梢性肺癌は肺門に転移を起こしやすい。特に腺癌では頻度が高い。
・結　核……巣門結合をみる（肺野と肺門の病変が同時にあることが多い）。子供ではリンパ節が腫れやすい。

c．肺動脈主幹部の拡張
①肺高血圧症（両側性肺動脈拡張）
・肺性心（血管圧の減少による右心不全）によるもの
　肺気腫，肺線維症
・Eisenmenger化によるもの
　心室中隔欠損症，動脈管開存症
・肺静脈性高血圧によるもの
　左心不全，僧帽弁狭窄症

Ⅰ　画像診断

②一側性肺動脈根部拡張
・肺塞栓症（肺梗塞）
　肺動脈塞栓が肺門血管に及ぶと肺門血管の拡大と末梢の急激な狭小化が起こる。これを knuckle sign という。原因としては下肢静脈血栓や心臓内血栓が飛ぶことによって起こることが多い。（図

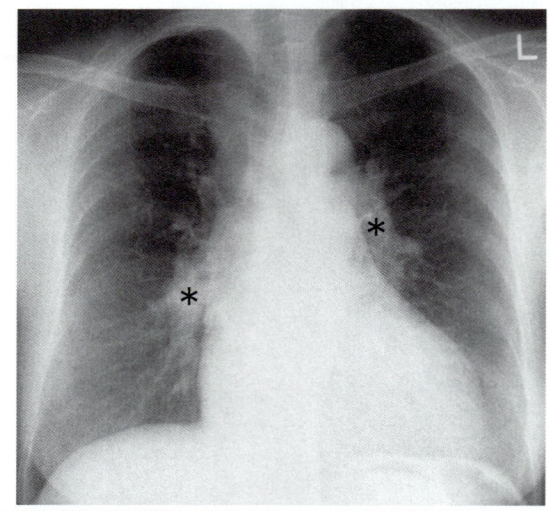

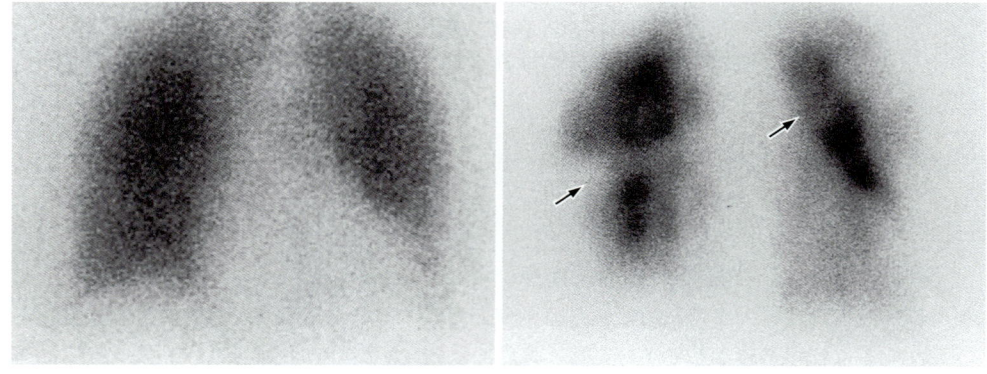

図 I-2.51　肺血栓塞栓症（国試 93E33）
A：胸部 X 線正面像では，肺動脈拡張（＊）がみられる。肺野に異常はみられない
B：^{81m}Kr 肺換気シンチグラムでは，異常はみられない
C：^{99m}Tc-MAA 肺血流シンチグラムでは，右下肺外側・左上肺に陰影欠損（↑）がみられる

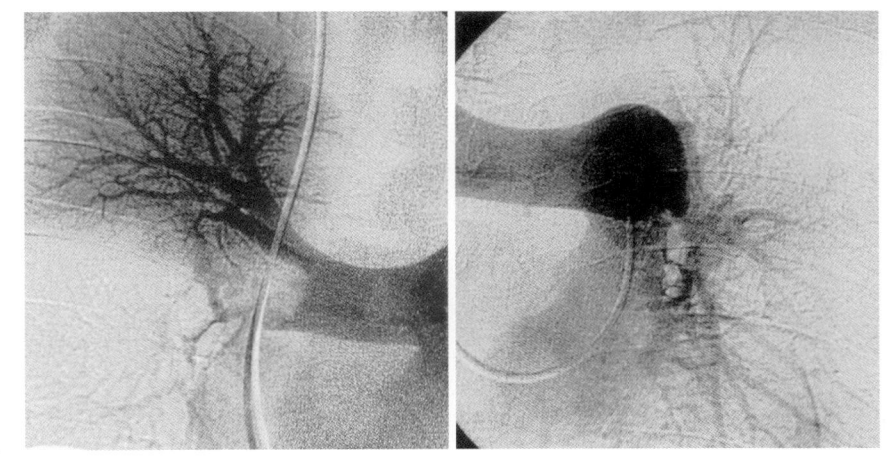

図 I-2.52　肺血栓塞栓症（国試 94F4）
A：右肺動脈ディジタルサブトラクション血管造影（DSA）写真では，本幹に造影欠損があり，右中下葉の肺動脈は造影されていない
B：左肺動脈 DSA 写真では，

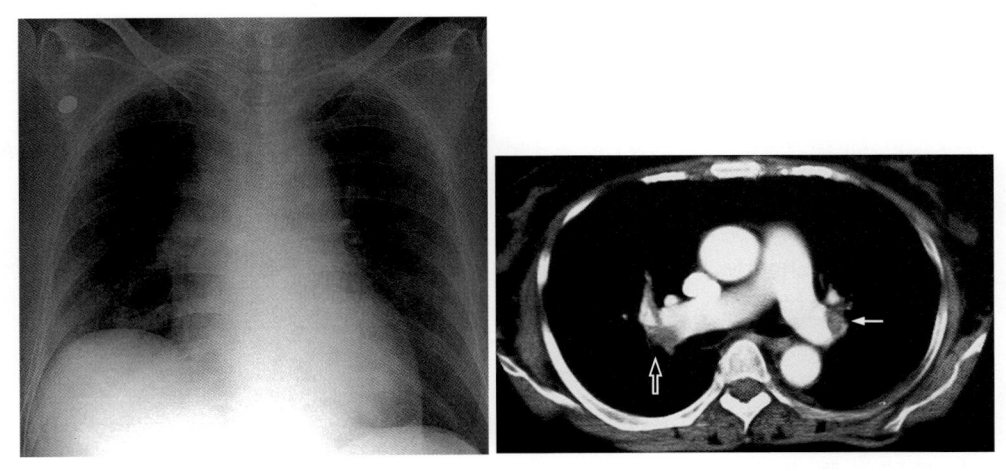

図 I-2.53　肺梗塞
A：胸部 X 線正面像では，左右肺動脈の肥大と右横隔膜挙上がみられる
B：胸部造影 CT では，右肺動脈下行部のほぼ完全閉塞（↑）と左肺動脈下行部の一部閉塞（⇧）がみられる

> CHART 14
>
> 【肺門リンパ節腫大】
> 　a．両側性
> 　　　サルコイドーシス……眼のぶどう膜炎を合併する
> 　　　珪肺……卵殻状石灰化
> 　b．片側性
> 　　　肺癌……当然大人
> 　　　結核……子どもでリンパ節が腫れやすい

② 肺門部暗陰影

a．両側性肺門部暗陰影
・肺水腫……butterfly shadow（図 I-2.19）をつくる。
　　　　　　心不全，ほとんど peribronchial cuffing（p. 41, 43 参照）を伴う。

b．片側性肺門部暗陰影
・炎症……片側性の浸潤影を S^6 に認めるときは，現代でも最初に肺癌とともに結核も考えよう。

> CHART 15
>
> 【肺門の変化】
> 　　hilum overlay　　：縦隔腫瘍
> 　　butterfly shadow　：肺水腫，心不全
> 　　卵殻状石灰化　　：珪肺
> 　　knuckle sign　　：肺塞栓症

③ 横隔膜の異常 （図 I-2.54）

・挙上……無気肺，肺梗塞，横隔神経麻痺
・低下……胸水，肺気腫，気胸
・変形……横隔膜ヘルニア（新生児ヘルニアはほとんど Bochdalek 型，図 I-2.55）

2 呼吸器の診断

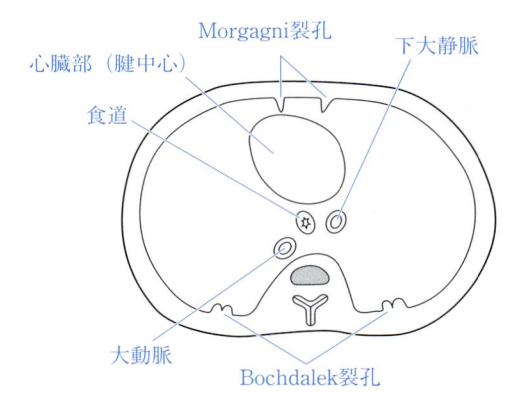

図 I-2.54　横隔膜の図

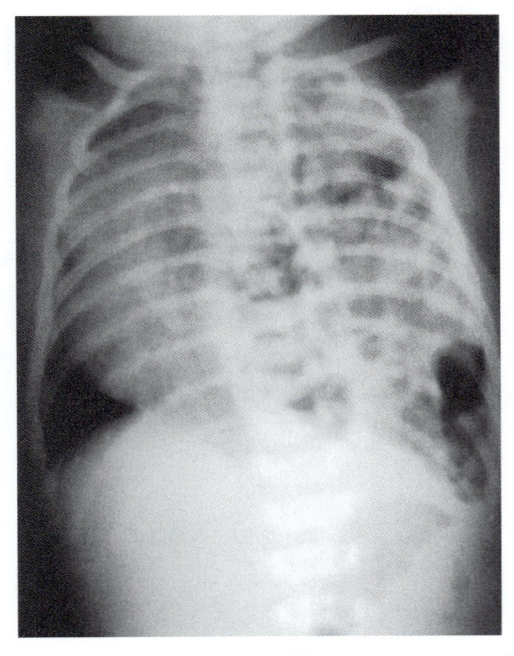

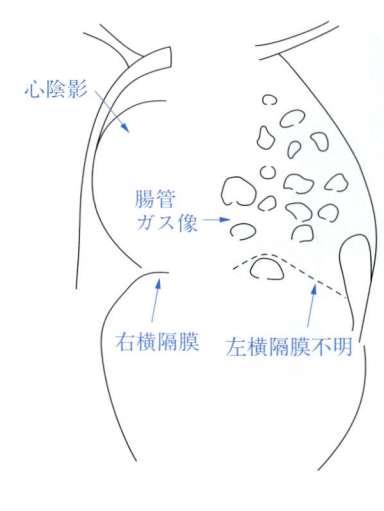

図 I-2.55　Bochdalek 裂孔ヘルニア

| CHART 16 |

横隔膜ヘルニア Back アンド Mae（前）
　Back：Bochdalek（ボホダレク）ヘルニアは後
　Mae ：Morgagni（モルガニー）ヘルニアは前
　　腸管が入ると鏡面像を作る

63

縦隔の疾患，胸膜の変化

1 縦隔の解剖と疾患の好発部位（表 I-2.4，図 I-2.56，I-2.57）

表 I-2.4　縦隔に含まれる主な臓器

縦　隔	含まれる主な臓器
上縦隔	気管，食道，大動脈弓，上大静脈，腕頭静脈，甲状腺，胸腺，横隔神経，反回神経
前縦隔	リンパ節
中縦隔	心臓，大血管起始部，横隔神経，心臓神経
後縦隔	食道，胸管，下行大動脈，迷走神経

図 I-2.56　縦隔区分
①：上縦隔　　②：前縦隔
③：中縦隔　　④：後縦隔

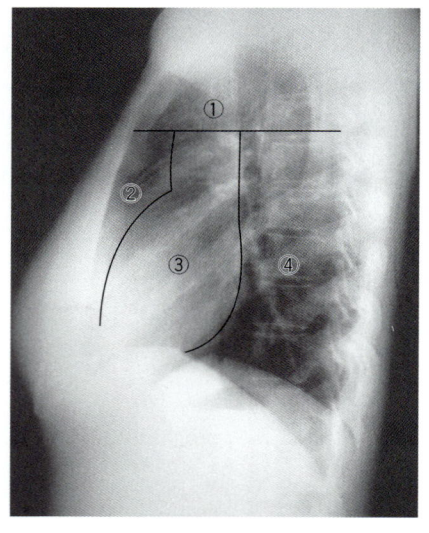

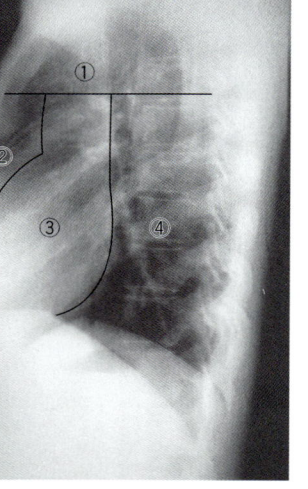

図 I-2.57　各縦隔の好発腫瘍

a．上縦隔疾患

甲状腺腫，胸腺腫，奇形腫，悪性リンパ腫，大動脈瘤

b．前縦隔疾患

胸腺腫（図 I-2.58），奇形腫，類皮嚢胞，悪性リンパ腫，Morgagni 裂孔ヘルニア

c．中縦隔疾患

悪性リンパ腫，サルコイドーシス，肺結核，心膜嚢腫，気管支嚢胞

d．後縦隔疾患

神経原性腫瘍（神経鞘腫，神経線維腫，神経芽腫），消化管囊腫，Bochdalek 裂孔ヘルニア，食道裂孔ヘルニア

・食道裂孔ヘルニアの場合，しばしば心陰影に重なる水平線をつくる。

hilum overlay sign：前縦隔腫瘍の場合，中央陰影が太まり心陰影の拡大のようにみえても，肺血管，気管が外側に圧排されることなく陰影中に透けてみえ，心肥大が否定し得る。

dumbbell sign：神経原性腫瘍はしばしば亜鈴状である。

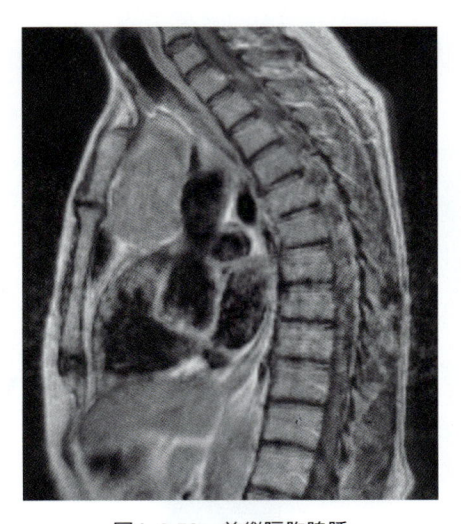

図 I-2.58　前縦隔胸腺腫

CHART 17

【縦隔腫瘍】
　上：甲状腺腫，胸腺腫，大動脈瘤
　前：胸腺腫，奇形腫，リンパ腫
　中：リンパ腫，サルコイドーシス，結核
　後：神経原性腫瘍，Bochdalek ヘルニア

---

2 縦隔の変化

a．sail sign（図 I-2.59）

乳幼児の胸部 X 線写真正面像で，正常胸腺がヨットの三角形の帆状の陰影として，上縦隔から両側に張り出して認められるものである（胸腺肥大所見）。さらに肥大すると肋骨による圧迫を受け，周辺がでこぼこになる（thymic wave sign，図 I-2.60）。胸腺腫や悪性リンパ腫などの縦隔腫瘍では辺縁が円形の陰影となる。

Ⅰ　画像診断

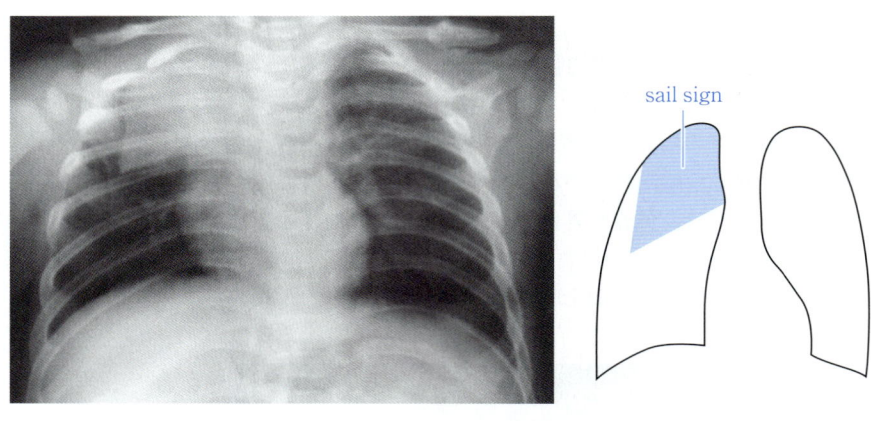

図 I-2.59　sail sign

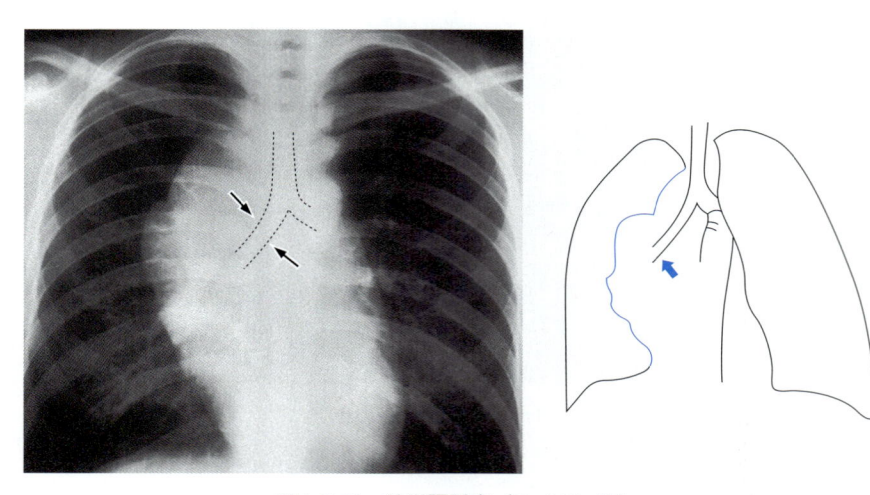

図 I-2.60　前縦隔腫瘍（Hodgkin 病）
心右縁とシルエットサイン陽性となり，腫瘍前縁は肋骨の圧迫で thymic wave sign を形成している。hilum overlay sign（↑）陽性である

b．carinal node imprint（気管分岐部リンパ節圧痕）

気管分岐部のリンパ節腫大による食道など周囲臓器の圧迫所見。悪性リンパ腫や結核で起こる。

c．extrapleural sign：胸膜外徴候

extrapulmonary sign ともいわれる。胸部に接する腫瘍の場合の鑑別診断に用いる（図 I-2.61）。肺内腫瘍は胸膜からの立ち上がりが急である。胸膜外腫瘍は壁側胸膜と臓側胸膜の2枚の膜をかぶっているため，なだらかに周辺に広く尾を引き，辺縁が明瞭である。胸膜中皮腫（メゾテリオーマ，図 I-2.62），多発性骨髄腫でみられる。

胸膜外腫瘍　　　肺内腫瘍

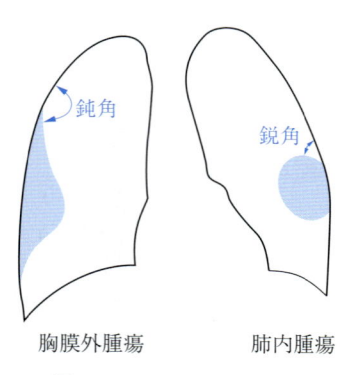

図 I-2.61　extrapleural sign

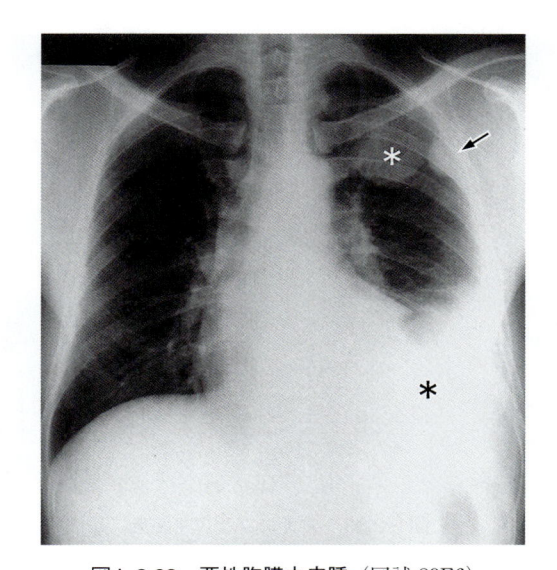

図 I-2.62　悪性胸膜中皮腫（国試 89E6）
＊：胸膜病変による辺縁明瞭な円形陰影　　＊：胸水
↑：胸膜病変（胸水，肥厚）による肺内の extrapleural sign

その他，肺疾患について大切なこと

a．Kartagener 症候群
気管支拡張症＋右胸心＋慢性副鼻腔炎を三徴とする症候群である。

b．中葉症候群（middle lobe syndrome）
右中葉気管支の閉塞＋中葉無気肺＋中葉の慢性炎症を特徴とする症候群。肺癌，気管支異物，肺炎による分泌液などによることが多い。右心縁とシルエットサイン陽性陰影をつくる（図 I-2.14）。

c．マイコプラズマ肺炎
primary atypical pneumonia（PAP）は非細菌性肺炎で，典型的な大葉性肺炎像を示さないものの総称で，マイコプラズマ肺炎は PAP の 40～50％を占める。その他，クラミジア，レジオネラ，ウイルス肺炎が含まれる。マイコプラズマ肺炎は全肺炎の 10～30％を占め若い人に多い。①胸水が少ない，②臨床所見より X 線所見が遅れる，③陰影が移動したり，両側性にみられるなどの特徴が細菌性肺炎と異なる（図 I-2.63）。

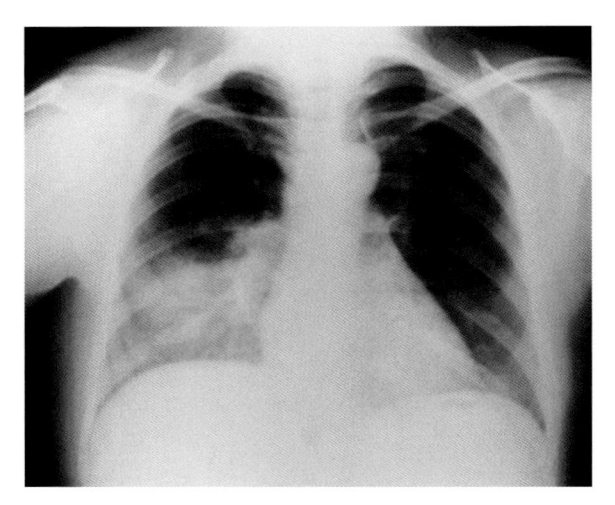

図 I-2.63 マイコプラズマ肺炎
心陰影とシルエット陰性となる右下葉のマイコプラズマ肺炎

d．肺塞栓症（pulmonary embolism）

Westermark sign：扁平上皮癌が肺門部の血管を浸潤すると，肺血管が狭窄し，閉塞肺動脈の末梢が血流減少で肺野の透過性が亢進し明るくなる。

Hampton's hump：肺梗塞に移行すると肋骨横隔膜角に肺門部へ向かって凸な陰影をみる。

Knuckle sign：p.60 参照

e．肺水腫

butterfly shadow（図 I-2.19），Kerley A, B, C 線（図 I-2.22），peribronchial cuffing（図 I-2.23）がみられる。

f．肺結核（pulmonary tuberculosis）

S_1, S_2, S_6 に好発する。結核は散布性から浸潤性までの多彩な像をつくる。（図 I-2.64）。最近でも高齢者や免疫不全患者を中心に増加傾向である。

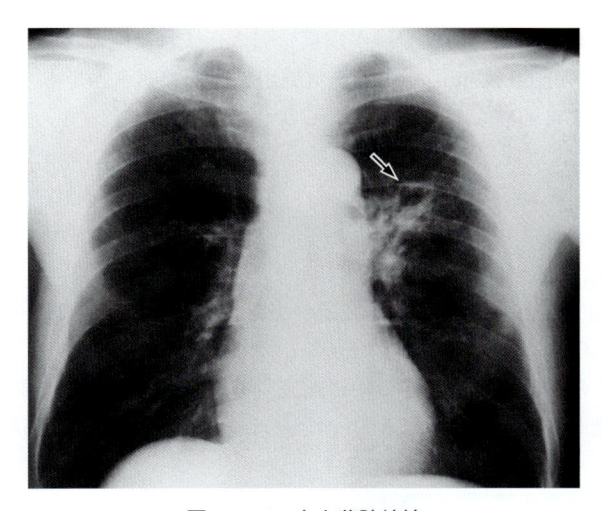

図 I-2.64　左上葉肺結核
空洞（↑）を形成している

g. 日和見感染（opportunistic infection）

弱毒菌や非細菌性微生物が，副腎皮質ステロイド薬投与などにより免疫能の低下した易感染性宿主へ感染して起こる肺炎である。

空洞内に球菌（fungus ball）を認めるアスペルギルス症や白血病，エイズなどの末期に，原虫が寄生して起こすニューモシスチス・カリニ肺炎（原虫感染によって起きる。診断には TBLB などによる生検が必要）は有名である（図 I-2.65）。

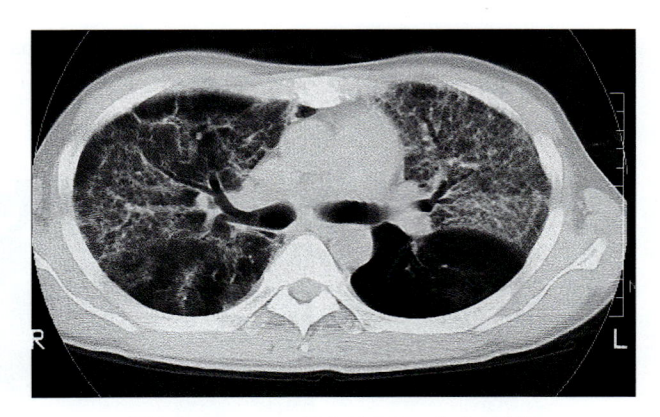

図 I-2.65　ニューモシスチス・カリニ肺炎
肺の破壊力強く，スリガラス状陰影と気胸を合併している

h. 肺　癌

- 扁平上皮癌……30〜40％は肺門型であり，空洞をつくることが多い（22％）。癌が肺門部の血管を浸潤すると，肺血管が狭窄して Westermark sign を来す。
- 腺癌……肺野腫瘤型が多い。胸膜陥入像（80％）がみられる（図 I-2.66）。
- 小細胞性未分化癌……肺門リンパ節腫大型が多い。

spicula：腫瘍周辺のけばだち．結合織が病巣に引き込まれた像である．
Golden's S sign（inverted S sign）：肺葉無気肺が肺門部で膨らみをもち，逆S状を示す状態をいう．無気肺の根部に肺癌などの腫瘤のあることを示す．
notch sign：癌の発育が周辺部で不均等であったり，血管などによって発育が妨げられ，腫瘍の辺縁がでこぼこにみえること（図I-2.66）．肺のcoin lesionが悪性であることを示すsign．
notchの切れ込みが深い（クローバ様）と腺癌の可能性が高く，浅いと馬鈴薯様になるがこの場合は扁平上皮癌，低分化腺癌に多い．
Pancoast 腫瘍：肺尖部に生じ，胸壁進展型の癌で，しばしば患側の手のしびれ，Horner 症候群を伴う（図I-2.67，I-2.68）．
癌性リンパ管症：癌の肺内リンパ管の中に進展するもので，肺実質に変化はない．気管支，血管周囲，間質の肥厚像としてみられる（cuffing sign）．進行肺癌や癌肺転移でみられる．

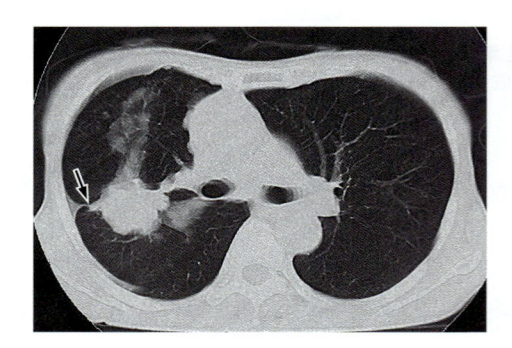

図I-2.66 肺腺癌
腫瘍のnotch（↑）と胸膜陥入像を認める

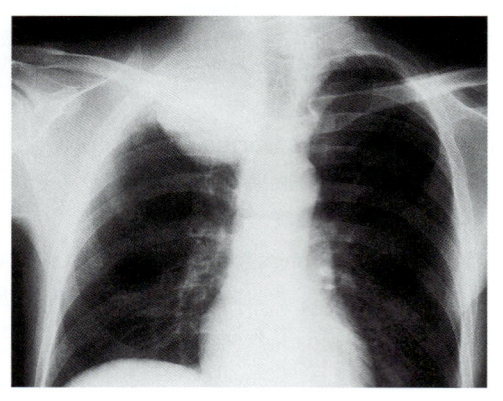

図I-2.67 Pancoast 腫瘍
右肺尖の腫瘍，患側の第1，第2肋骨の破壊をもち，右上腕の神経症状をもつ

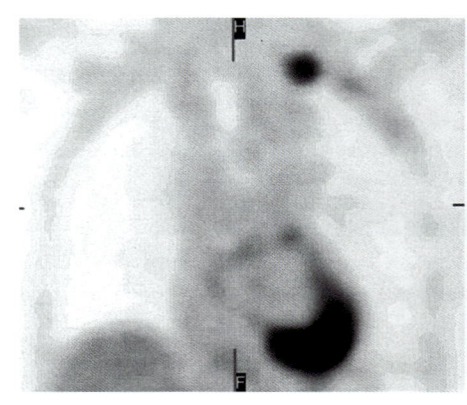

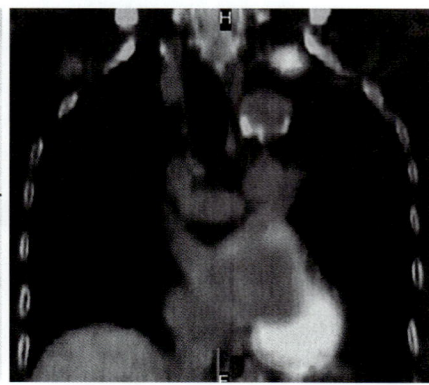

図I-2.68 左肺尖部腺癌
A：FDG-PET　　B：PET-CT
下方の弧状の集積は心筋

i．Hamman-Rich 症候群

進行性の呼吸困難，チアノーゼ，右心不全を主徴候として，急性の経過で死亡していく間質性肺炎である。

j．気　胸（pneumothorax）

自然気胸はブレブの破裂によることが最も多い（図 I-2.69）。外傷性気胸もある。

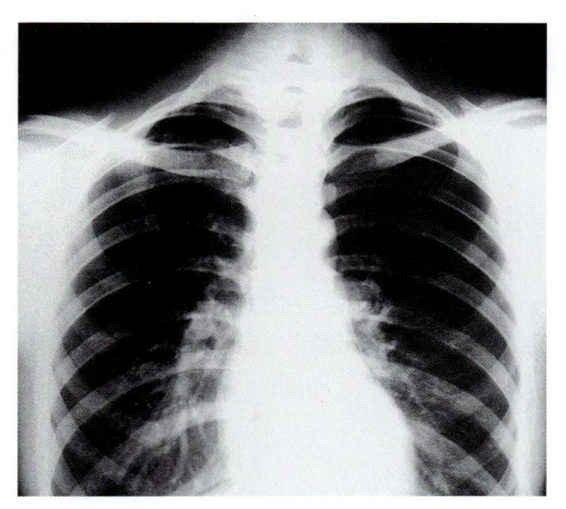

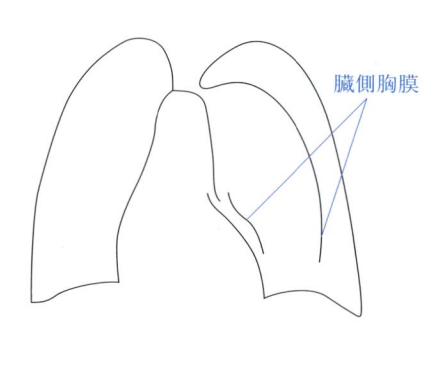

図 I-2.69　自然気胸
自然気胸で左肺外側に肺陰影が消失している

k．胸腺腫（thymoma）

1/3 に重症筋無力症を合併する。悪性のものは辺縁が不整形で石灰化を伴うものが多い。

l．過敏性肺臓炎

肺実質に届く微細な特異抗原に対する肺の反応で，農夫肺（farmer's lung）が代表である。日本では夏型過敏性肺炎が多い。農夫肺のほかにトリ羽根過敏症，砂糖キビ肺などが知られており，胸部 X 線で異常がないこともあるが，大葉性，区域性肺炎像をみせることもある（図 I-2.70）。

I 画像診断

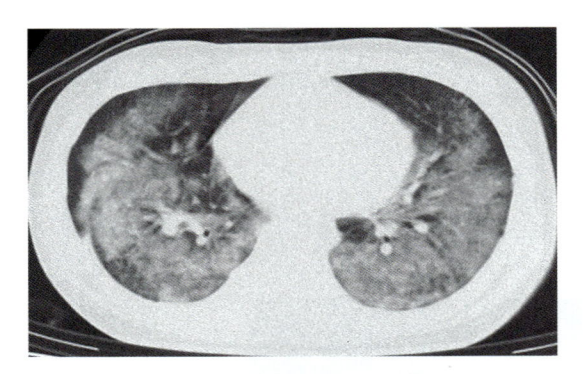

図 I-2.70 過敏性肺臓炎（両肺性）

m．肺吸虫症（paragonimiasis）
肺吸虫によって起こる。好酸球増加と炎症所見。

n．成人呼吸窮迫症候群（adult respiratory distress syndrome：ARDS）
ショック，外傷，重症血液疾患などに伴い発症する進行性の低酸素血症を主徴とする急性呼吸不全である。

o．気管支喘息
気管支喘息（bronchial asthma）の場合，非発作時は胸部 X 線で正常のことが多い。喘息患者の胸部 X 線写真読影上大切なことは，無気肺，肺炎，気胸，縦隔気腫，皮下気腫などの合併症の診断である。

p．BOOP（bronchiolitis obliterans organizing pneumonia）
器質化肺炎と閉塞性細気管支炎を伴う病変。原因不明のことが多い。多発する斑状影のことが多いが，50 歳代好発のため，単発，充実性のときは癌との鑑別が必要である（図 I-2.71）。

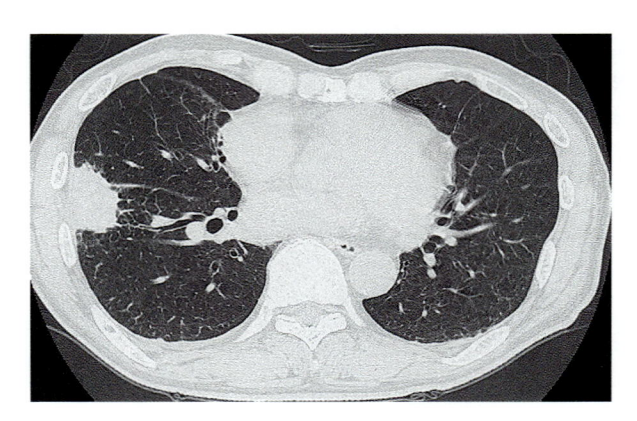

図 I-2.71　BOOP

Check Test 2

○×をつけよ.

- (1) 胸部 X 線写真にて右肺門は左肺門より 1 肋間高い.
- (2) 肺尖撮影は鎖骨に重なった病巣, デクビタス撮影は少量の胸水の診断に用いられる.
- (3) 肺区域において舌状部は S^{1+2} である.
- (4) 肺区域において S^3 は肺門より前方に位置する.
- (5) 肺区域において中葉は S^4 と S^5 からなる.
- (6) 肺区域において S^6 は下葉の頭側を占める.
- (7) 左肺は S^6 が欠如している.
- (8) 肺区域において左 S^8 は下葉の前方部を占める.
- (9) 右 B^3 は後方に向かう.
- (10) 中間気管支幹は左側のみにある.
- (11) 肺動脈 (幹) は上行大動脈の前または左側にある.
- (12) 中葉の無気肺は心臓とのシルエットサインが陰性となる.
- (13) 肺梗塞や肺胞上皮癌で air bronchogram はみられない.
- (14) Kerley 線, hilar haze, vanishing tumor はともに間質性の所見である.
- (15) 蜂巣肺は肺線維症でみられる.
- (16) 気管支腺腫は一肺葉全体が無気肺になり縮小する原因となる.
- (17) 無気肺では気管は患側に偏位し, 胸水では気管は健側に偏位する.
- (18) 小児の肺の囊胞性疾患ではブドウ球菌感染を疑い, 大人の囊胞性疾患は結核, 肺癌を疑う.
- (19) 肺癌, 肺結核では両側性の肺門リンパ節腫大を起こす.
- (20) knuckle sign は心不全に特徴的な肺門所見である.
- (21) Bochdalek ヘルニアは左側に多く, 大腸がヘルニア内容となり, Morgagni ヘルニアでは右側で大網が内容となりやすい.
- (22) 前縦隔腫瘍は胸腺腫が多く, 後縦隔腫瘍では神経性腫瘍がよく発生する.
- (23) extrapleural sign は肺内病変を示す sign である.
- (24) Kartagener 症候群は気管支拡張症と右胸心, 慢性副鼻腔炎を合併するものである.
- (25) 胸膜陥入像は扁平上皮癌に特徴的な所見である.
- (26) 胸腺腫はしばしば重症筋無力症を合併する.
- (27) sail sign は縦隔腫瘍の sign である.
- (28) 肺腫瘍は気管支生検で診断がつかないとき CT 下経皮肺生検が行われる.
- (29) ニューモシスチス・カリニ肺炎の診断は喀痰培養で行われる.

Ⅰ 画像診断

Answer

×(1) ＜チャート 5＞参照。左の方が高い。
○(2) 肺尖撮影は肺尖の結核によく用いられた。デクビタス撮影は平面像で分からない胸水の診断に有用な撮影法である。
×(3) S^{1+2} は肺尖後区である。
○(4) S^3 は右葉，左葉とも肺門より前方に位置する。
○(5) 中葉は右葉のみにあり，S^4 と S^5 からなる。
○(6) ＜チャート 6＞参照。S^6 は下葉の頭側を占める。
×(7) ＜チャート 6＞参照。S^6 は大切な葉区で両肺にある。左肺で大切なのは S^1 と S^2 が一緒になっている（S^{1+2}）ことと S^7 がなくなっていることである。
○(8) ＜チャート 6＞参照。S^8 は右葉，左葉とも下葉の前方部を占める。
×(9) 右 B^{3a} は右側方，右 B^{3b} は前方に向かう。
×(10) 中間気管支幹は右側のみにあり，B^1, B^2, B^3 を出してから B^4, B^5, B^6 を出すまでの気管支をいう。
×(11) 肺動脈（幹）は上行大動脈のやや左前より出，大動脈の左側を回り込んで後方へ向かう。
×(12) ＜チャート 8＞参照。中葉は心に接しているため，ここの無気肺はシルエットサインが陽性となる（S_5 のものは特に）。
×(13) ＜チャート 9＞参照。air bronchogram は肺炎や通常の肺浮腫のほかにも，局所性に肺の浮腫を起こす肺梗塞や肺胞上皮癌でも認められる。
○(14) ＜チャート 10＞参照。
○(15) 蜂巣肺は肺線維症でみられ，網状影が輪状に集まったものである。
○(16) 気管支腺腫では腺腫が大きくなると気管支が閉塞され，それより末梢の肺が無気肺となる。
○(17) ＜チャート 11＞参照。横隔膜も無気肺では挙上し，胸水では下降する。
○(18) ＜チャート 12＞参照。結核は普通上葉ないしは S^6 にあり，肺癌は扁平上皮癌が囊胞をつくりやすい癌である。
×(19) ＜チャート 14＞参照。両側性の肺門リンパ節腫大を示すもので著明なものはサルコイドーシス（眼のぶどう膜炎を合併する）とじん肺（石灰化していることが多い）である。肺癌，肺結核は片側性のリンパ節腫大を起こす。
×(20) ＜チャート 15＞参照。knuckle sign は肺梗塞に特徴的な所見であり，心不全では butterfly shadow が有名である。
○(21) ＜チャート 16＞参照。各ヘルニア孔の位置から判断がつくはずである。
○(22) ＜チャート 17＞参照。ともに好発部位である。
×(23) extrapleural sign は胸部と病変がなす角度が滑らかなカーブを描いて移行するもので，肺外病変を示す sign である。
○(24) この 3 つが三徴である。
×(25) 肺野末梢にできる癌のため，病変の進展とともに胸膜を巻き込むことが多い。主に腺癌に多いが扁平上皮癌に出ることもある。
○(26) 重症筋無力症の 15％には胸腺腫が認められる。
×(27) sail sign は小児の胸腺腫大の sign である。縦隔腫瘍の sign としては hilum overlay sign がある。
○(28) CT 下経皮肺生検での気胸の発生は約 30％にみられる。
×(29) ニューモシスチス・カリニ肺炎の診断は TBLB などによる生検が必要である。

3 消化器の診断

腹部単純撮影における正常像

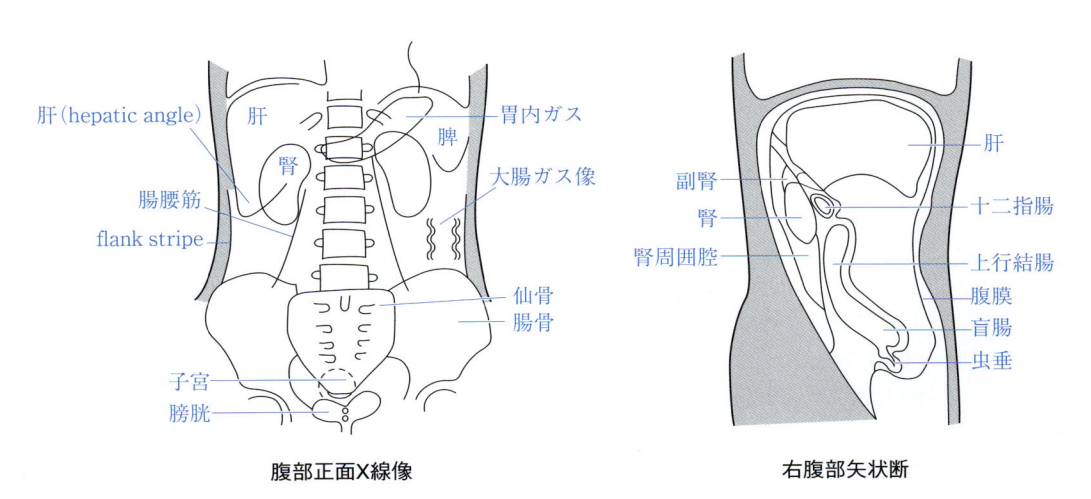

▶腹部臓器

図 I-3.1　腹部単純 X 線正常像

- 骨……脊柱・骨盤骨・肋骨
- 肝……右上腹部の均質陰影。右葉の下縁は確認できる。
- 腎……両側とも分かり，右がやや下に認められる。
- 脾……下縁が認められることが多い。
- 腸腰筋……第一腰椎より斜めに下へ向かう帯状の陰影。
- 腸管……胃内ガス，大腸内ガス

腹部撮影におけるガスの異常像

1 気腹像

消化管穿孔などでみられる遊離ガスのことをいう。急性腹症の主要因となる。胃や十二指腸潰瘍の穿孔によることが最も多い。

Ⅰ　画像診断

▶X線写真像

立位……横隔膜下に鎌状・半月状の空気を認める（図Ⅰ-3.2）。
　　　　saddle bag sign：左右の横隔膜下の空気が立位正面像で馬の鞍状にみえるものである。
側臥位……側腹壁内側に沿ったガス像を認める。

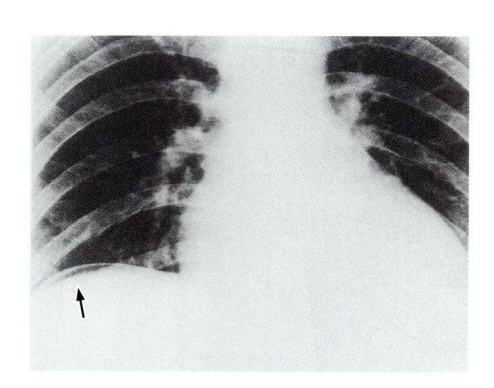

図Ⅰ-3.2　横隔膜下気腹像（消化管穿孔）
右横隔膜下に気腹（↑）を認める

CHART　18

●気腹＝穿孔
　バリウムを飲ませるのは禁忌

2　消化管内の異常ガス像

小腸内ガスの貯留は新生児期を除くとみられない。みられたら異常と考えてよい。

3　イレウス

イレウスは腸管の閉塞あるいは運動麻痺により腸管が拡張し，腹痛や嘔吐をもたらす病態をいう。拡張した腸管内に多量のガスと分泌液を貯留する。

a．単純性イレウス（機械性イレウスのうち血行障害を伴わないもの）

腸腫瘍や癒着によるイレウスが代表である。

▶単純X線写真像

鏡面形成像（ニボー，fluid level）をつくる。
内径は拡大し，腸壁は薄くなる。
腸管ガス像の段階状配列（step ladder appearance, ladder-like appearance）を認める。ガス像は逆U字型をつくる（図Ⅰ-3.3）。いくつかの腸分節が並ぶときは右下へいくほど閉塞部位に近くなる（腸は左上より右下へつながるから）。

3 消化器の診断

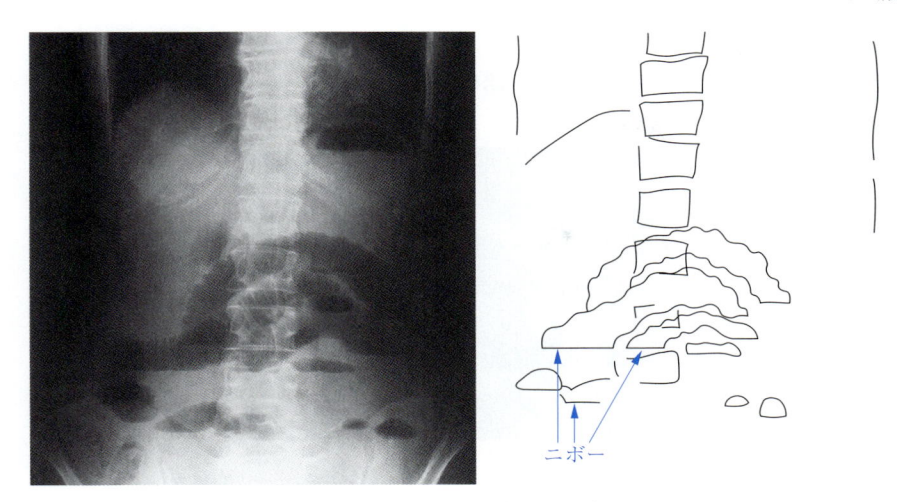

図 I-3.3 イレウス（回腸閉塞）
左上腹部に逆 U 字型，右下にかけて小さなニボー（水平線）を認める

▶部位による差
粘膜襞の差→これで部位がかなり分かってくる（空腸，回腸，大腸で，みな異なっている）。

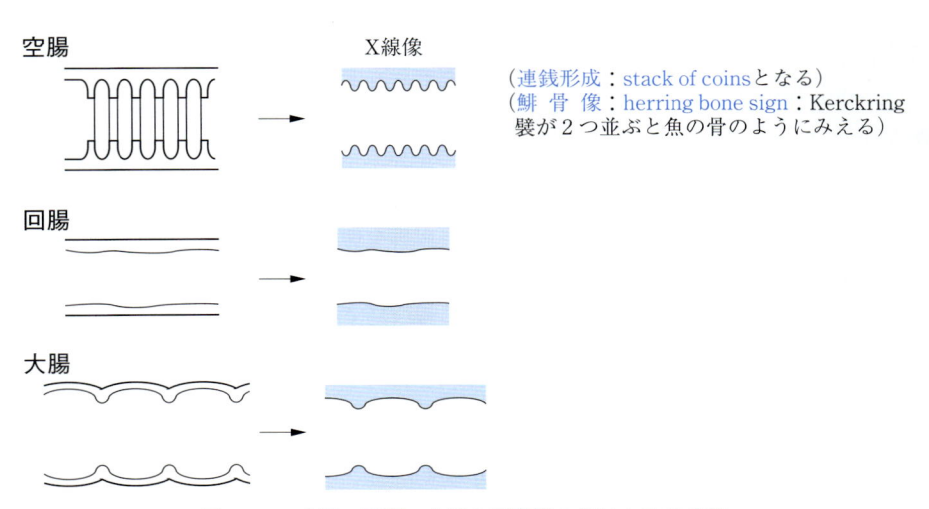

空腸　　　　X線像
（連銭形成：stack of coinsとなる）
（鯡骨像：herring bone sign：Kerckring 襞が2つ並ぶと魚の骨のようにみえる）

回腸

大腸

図 I-3.4 空腸・回腸・大腸の粘膜襞の差による X 線像

小腸閉塞では大腸内ガス像はなくなる。

77

I　画像診断

▶CT像
CT像で閉塞の原因である腫瘍や癒着を認めることがある。

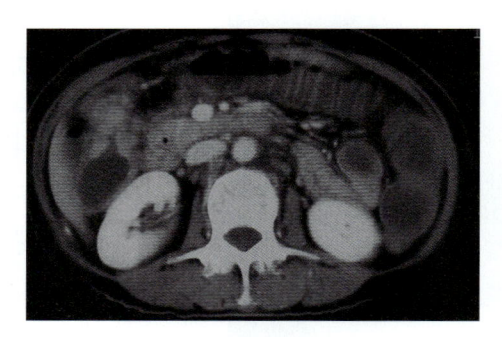

図 I-3.5　機械性イレウス
CT像にて上行結腸の腫瘍と小腸ループの拡大，herring bone 所見，上行結腸の拡張を認める

> **CHART 19**
>
> 【イレウスと部位】
> - 段階状配列……………まず回腸，それも一番右下の niveau に近い部位に閉塞がある
> - 連銭形成………………まず空腸を疑う
>   （herring bone）
> - double bubble sign ……十二指腸

b．絞扼性イレウス（機械性イレウスのうち血行障害を伴うもの）

軸捻転（volvulus of the intestine）
腸全体が腸間膜とともにねじれた状態をさす。X線所見では単純閉塞にみられる所見が認められることが多いが，無ガス像イレウスとなることもある。これに血行障害の所見を伴う。

▶血行障害の所見
1）閉塞腸管内にガスと液体（腐敗ガスと静脈漏出）が貯留する。
2）粘膜襞の欠如（浮腫のため）。
3）腹膜炎と腸壁内ガス像を認める。

＜S状結腸軸捻転（最も頻度が高い）＞
・コーヒー豆サイン（coffee-bean sign）
捻転部がコーヒー豆状のガス像をつくるのが特徴的。逆U字型ガス像ともいう。

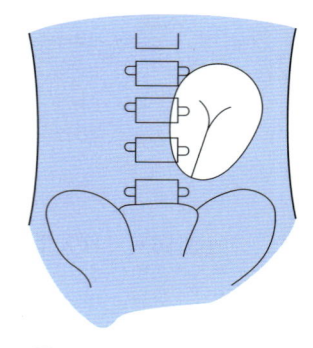

図 I-3.6　coffee-bean sign

c．麻痺性イレウス

器質的閉塞を伴わない腸管内へのガス・液体の貯留を総称する。

▶局所性イレウス

腹腔内の炎症によって起こる麻痺性イレウスである。虫垂炎，急性膵炎，急性胆嚢炎によることが多い。

・sentinel loop
　上記疾患による限局性の腸管麻痺像による局所性のイレウスをいう。
・colon cut-off sign
　急性膵炎の初期に上行結腸の肝彎曲部にガスが充満し，横行結腸はむしろ収縮してガス像がなくなる所見をいう。

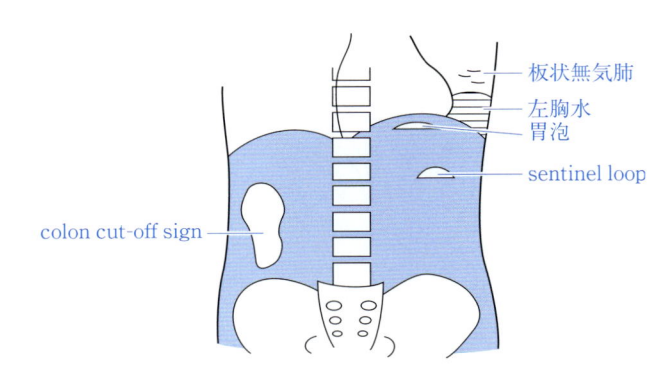

図 I-3.7　局所性イレウス
急性膵炎により生じた三徴（sentinel loop, colon cut-off sign, 左胸水）は特に有名（左下肺野の板状無気肺が同時にみられることが多い）

CHART 20

【急性膵炎の X 線トライアス】
（麻痺性イレウス）
sentinel loop，colon cut-off sign，（左）胸水

▶急性上腸間膜動脈塞栓症

激痛を伴う麻痺性イレウスである。
　腸管壁の血行障害による浮腫，壁内ガス，門脈内ガス像を伴う急性腹症である。血栓溶解術が奏効する。

Ⅰ　画像診断

腹部異常石灰化像

腹部異常石灰化像は部位や周囲臓器との位置関係から CT でほとんど確定診断がつく。

1　血管壁の石灰化

大動脈，腎動脈瘤，脾動脈瘤にしばしば壁の石灰化を起こす。
位置と形から診断できる（動脈瘤は丸いし，血管のあるところにしかできない）。

　　　大動脈壁の石灰化　　　腎動脈瘤　　　脾動脈瘤

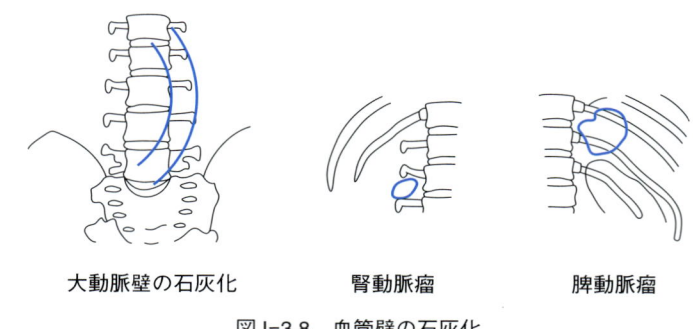

図 Ⅰ-3.8　血管壁の石灰化

2　脾・肝・膵の石灰化

肝嚢胞や膵嚢胞は臓器内に大きな輪状の石灰化をつくる。日本では結核性の石灰化や静脈結石の頻度が高い。

3　その他の腹部石灰化

・腸石
Meckel 憩室や腸の狭窄部に果物の種が核となりできる。

CHART 21

【腹部石灰化】
　部位と形でほぼ分かる
　　●血管内の輪状　　＝　動脈瘤
　　●実質臓器内の輪状　＝　嚢胞がほとんど
　　●骨盤内の輪状　　＝　静脈結石

単純写真で分かるその他の所見

1 腹腔内の液体貯留（腹水，出血など）

X線写真では1000 ml以上，CT，超音波では30 ml以上で診断できる。

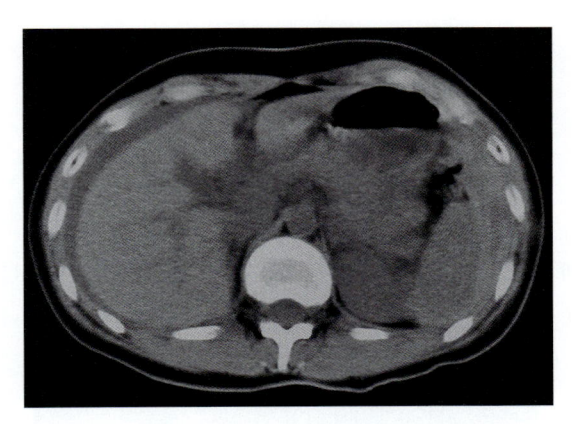

図I-3.9　外傷性脾破裂と出血（肝外側部の低吸収域）

a．臥 位
全体に陰影が増す（水があるから当たり前）。腸管が腹部中央へ集まる（小腸浮遊）……水に浮くのだ。flank stripeの外への膨隆。

b．立 位
腸管の骨盤内からの消失……膀胱と直腸と水（血液）のみになり，臥位X線写真上，膀胱部を顔としてその外上方に犬の耳状陰影がみられる（dog's ears sign）。

2 異常ガス像

a．腸管壊死（腸間膜動脈閉塞症，絞扼性イレウス）
腸管壁内ガス，門脈内ガス

b．胆道内ガス（pneumobilia）

胆石手術後やガス産生菌（大腸菌など）の感染，胆嚢と腸管の間の瘻孔形成ではY字形の胆道内ガス像を認める。

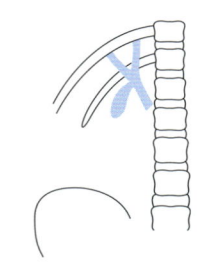

図 I-3.10　胆道内ガス像

c．大腸憩室

憩室炎では腸管の変形を起こす。高齢者では憩室炎は穿孔して，腸管外にガス像を認める限局性腹膜炎になりやすい。

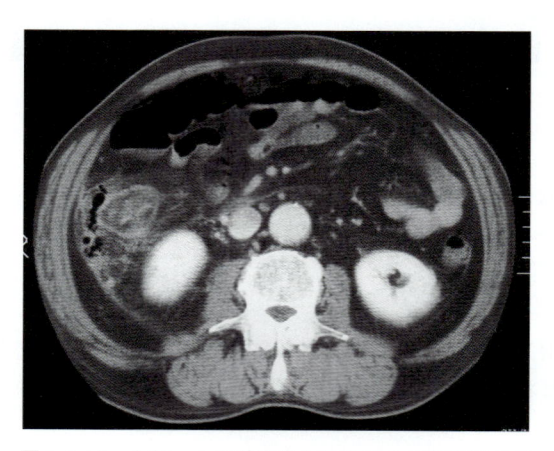

図 I-3.11　上行・大腸憩室炎と穿孔による腸管外ガス

3 臓器腫大

部位から腫大臓器の診断がつくことがほとんどである。

食道と造影

▶解　剖

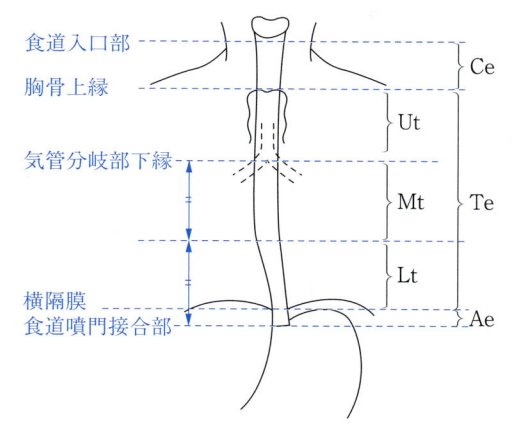

図 I-3.12　食道の各部の名称
Ce：頸部食道　　Ut：胸部上部食道　　Mt：胸部中部食道　　Lt：胸部下部食道　　Ae：腹部食道
日本食道疾患研究会編：臨床・病理 食道癌取扱い規約. 9版, 金原出版, 1999, p.3, 改変

・生理的狭窄部
　食道には上中下3か所の生理的狭窄部がある（食道入口部，左の気管支，横隔膜狭窄部）。

1 憩室と閉塞

a．Zenker 憩室
頸部食道後壁にでき，圧出型である。

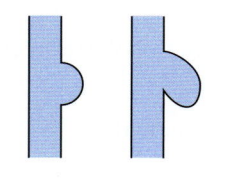

図 I-3.13　圧出性食道憩室

CHART 22

前科は自分でつくった 後傷（うしろきず）
　Zenker 憩室は圧出型で食道後壁にできる

2 食道腫瘍 (esophageal tumor)

Mt に最も多く，多くは扁平上皮癌で全周性である（図 I-3.14）。
Ae のものは腺癌が多くなる（胃粘膜との連続性から当然といえば当然）。良性のものは平滑筋腫が最も多い。
癌が粘膜層にとどまり，リンパ節転移を認めない食道癌を早期食道癌と呼び，癌が粘膜下層までとどまるものを表在癌という。
進行食道癌は X 線像から，腫瘤型，鋸歯型，らせん型，漏斗型に分けられる。

3 食道の機能異常，炎症と潰瘍

a．アカラシア
下部食道の弛緩不全による食物の通過障害と障害部位の上の異常拡張。

b．Plummer-Vinson 症候群（図 I-3.15）
鉄欠乏性貧血に合併する食道炎。
食道入口部直下に web をみる。

c．食道モニリア
癌末期や抗生物質の乱用で起こる食道炎（カンジダの増生によって起こるものである）。
X 線所見では食道壁に棘状の多発ニッシェが食道全長にわたって認められる。

d．Mallory-Weiss 症候群
食道・胃接合部での非消化性の潰瘍で，吐血の原因となる。
X 線では分かりにくいため内視鏡で診断されることが多い。

e．強皮症（scleroderma）
初期には非常に拡張し，末期には炎症や潰瘍のため狭窄を起こしてくる。

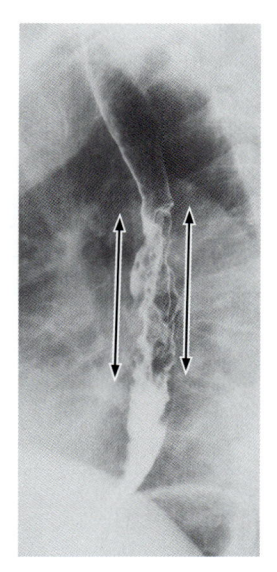

図 I-3.14　食道癌
全周性の Mt-Lt の食道癌であり
下部食道は正常である

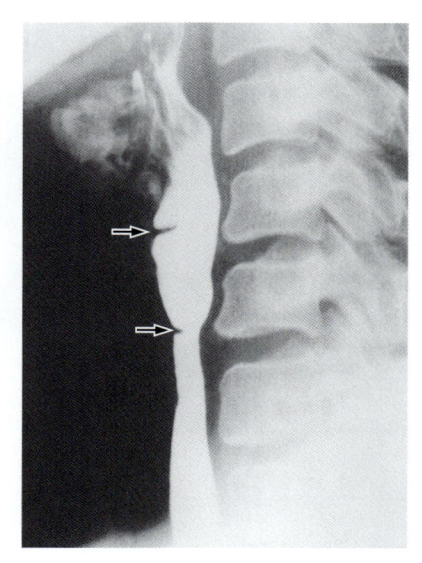

図 I-3.15　Plummer-Vinson 症候群
食道の web を認める

f．Barrett 食道
食道の粘膜が扁平上皮ではなく円柱上皮となっているもので，食道の潰瘍や狭窄の原因となる。

4 食道静脈瘤（esophageal varix，図 I-3.16）

a．上行性（のものがほとんど）
肝硬変を原因とする門脈圧亢進症に多いが，肝部下大静脈閉塞や肝静脈の膜様閉塞によって起こる Budd-Chiari 症候群などに合併することもある。

b．下行性（ごく稀）
上大静脈症候群のときにみられやすい。

Ⅰ 画像診断

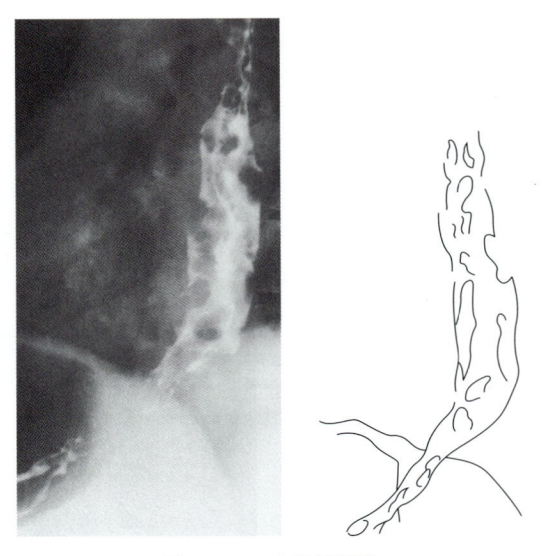

図Ⅰ-3.16　食道静脈瘤
肝硬変に合併する上行性の食道静脈瘤による壁のやわらかい陰影欠損像

胃と造影

▶解　剖

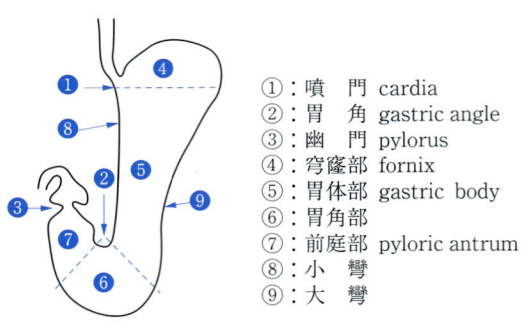

①：噴　門　cardia
②：胃　角　gastric angle
③：幽　門　pylorus
④：穹窿部　fornix
⑤：胃体部　gastric body
⑥：胃角部
⑦：前庭部　pyloric antrum
⑧：小　彎
⑨：大　彎

図Ⅰ-3.17　胃の各部の名称

1 胃　炎 (gastritis)

a．悪性貧血 (pernicious anemia)

萎縮性胃炎（胃底腺を中心とする）を伴うことが多い。

b．Ménétrier 病

巨大皺襞性胃炎……低蛋白血症を伴う肥厚性胃炎がよくみられる。

| CHART 23

【胃炎と疾患】
　　萎縮性胃炎…………悪性貧血
　　巨大皺襞性胃炎……低蛋白血症

2 胃潰瘍 (慢性, chronic gastric ulcer)

消化性潰瘍。胃角部小彎に発生する（急性胃潰瘍は体部に好発する）。

▶X線所見
　①直接所見
　　潰瘍ニッシェ……正面ニッシェと側面ニッシェがある（図I-3.18）。

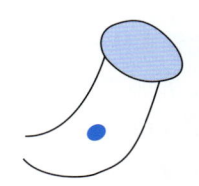

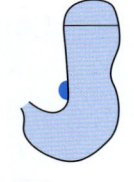

　　　　　　　　　正面ニッシェ　　側面ニッシェ
　　　　　　　　　図I-3.18　潰瘍ニッシェ

＜特殊型＞
・吻合部潰瘍……胃切除後，吻合部空腸側に生じる潰瘍のこと。
・Zollinger-Ellison症候群……ガストリン分泌膵腫瘍に伴う多発性消化性潰瘍のこと。

3 胃潰瘍と胃癌における潰瘍の鑑別

ａ．正面ニッシェ（図I-3.19）
　①良性
　　・辺縁は整
　　・円形・楕円形
　②悪性
　　・辺縁不整，鋸歯状
　　・深さが一様でない

　　　　　　　　良性潰瘍　悪性潰瘍
　　　　　　　　図I-3.19　正面ニッシェ

ｂ．潰瘍底
　①良性……平滑，なだらか
　②悪性……広く，凹凸不整

ｃ．粘膜集中
　①良性……潰瘍周辺に達する
　②悪性……粘膜襞の中断，太まり，細まりあり

Ⅰ　画像診断

4　胃ポリープ (gastric polyp)

胃の隆起性病変で上皮性であり，良性のものをいう。上皮の過形成による再生性ポリープと腫瘍性の腺腫性ポリープがあり，後者の癌化率は30%ある。腺腫性ポリープは2cmを超えたり表面が凹凸になると癌化の頻度が高くなる。

> **CHART 24**
> 【消化管ポリープ（胃，大腸）と癌 ABC】
> A．腺腫性ポリープは癌化する
> B．1cmを超えると癌疑い
> C．表面陥凹は癌疑い

5　胃　癌 (gastric cancer)

進行癌とは，粘膜下層を越えて浸潤したもので，肉眼型により下記のように分類されている。早期癌には早期胃癌分類がある。

a．進行胃癌分類

Ⅰ型：茸状癌（腫瘤型）……辺縁不整の隆起型。
Ⅱ型：限局性潰瘍形成癌（腫瘤＋潰瘍型）……全周性の周堤をもつ潰瘍性病変。
　　　Carman's meniscus 徴候（図Ⅰ-3.20）をはっきりと認める。陰影欠損中のバリウム添加像を呈する。Schattenplus im Schattenminus と同じに，腫瘍の中央は壊死により潰瘍化している所見をさす。
Ⅲ型：浸潤性癌（潰瘍＋浸潤型）……周堤が一部くずれた Schattenplus im Schattenminus をつくる（最も頻度が高い）。
Ⅳ型：線維性癌（浸潤型）……スキルス（硬性癌）

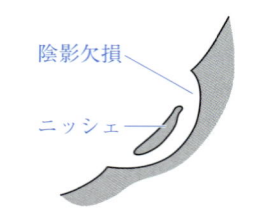

図Ⅰ-3.20　Carman's meniscus sign
（陰影欠損，ニッシェ）

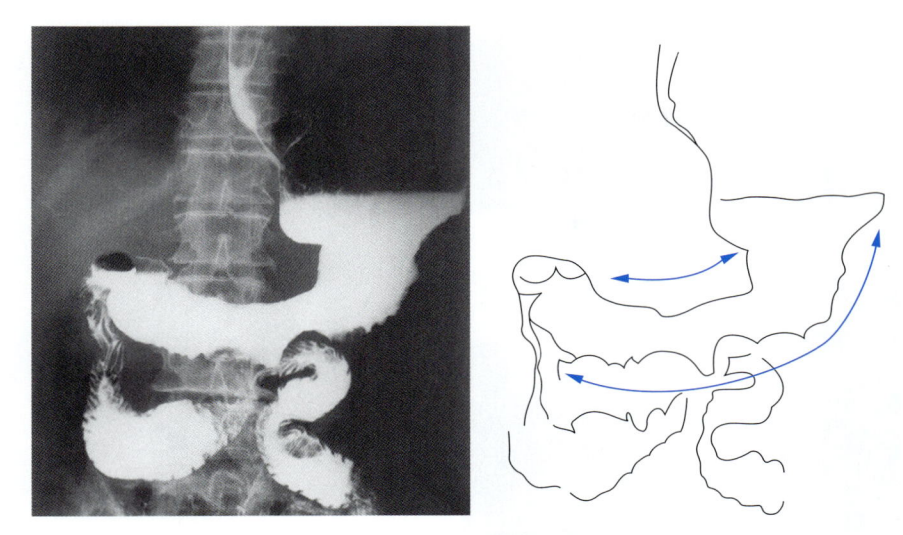

図 I-3.21　進行胃癌Ⅳ型
胃体部から胃前庭部にわたる全周性の狭窄を認める硬性癌（スキルス）

b．早期胃癌分類

・癌が粘膜・粘膜下層にとどまるものをさす。
・転移の有無は関係なく，原発巣の変化のみから表現する。
・Ⅱc（Ⅱc＋Ⅲ）が最も多い。

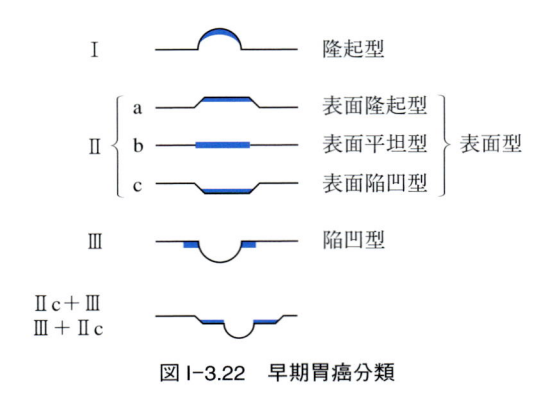

```
Ⅰ                    隆起型
    ┌ a              表面隆起型 ┐
Ⅱ ┤ b              表面平坦型 ├ 表面型
    └ c              表面陥凹型 ┘
Ⅲ                    陥凹型
Ⅱc＋Ⅲ
Ⅲ＋Ⅱc
```

図 I-3.22　早期胃癌分類

Ⅰ　画像診断

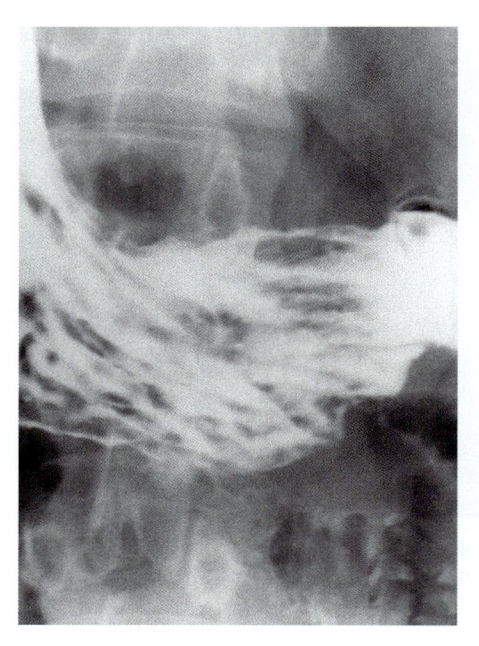

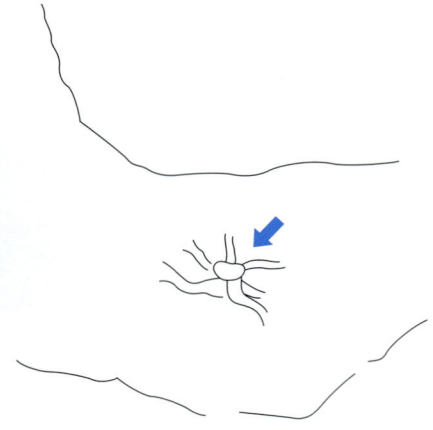

図Ⅰ-3.23　早期胃癌Ⅱc
Ⅱc陥凹とそれに集束する虫食い状や棍棒状の粘膜の集まりがある

CHART 25
進行はⅢ型，早期はⅡc 　進行胃癌ではⅢ型が最も多く， 　早期癌ではⅡc（Ⅱc＋Ⅲ）が最も多い

c．胃癌の転移
・Virchow…………鎖骨上窩リンパ節へのリンパ行性転移のことをいう。
・Schnitzler………Douglas窩への腹膜播種である。
・Krukenberg……卵巣腫瘍の形でみられる転移で，両側性のことも少なくない。

CHART 26
【人名のついた胃癌転移】 　Virchow　　：鎖骨上窩 　Schnitzler　：Douglas窩 　Krukenberg：卵　巣

6 粘膜下腫瘍 (submucosal tumor of the stomach)

a. 平滑筋腫および平滑筋肉腫
5 cm を超えたり，深い潰瘍があると肉腫とみなしてよい（図 I-3.24）。

b. 悪性リンパ腫
表層型，巨大皺襞型，腫瘍型と多彩な病型をとる（図 I-3.26，I-3.27）。
- bridging fold……粘膜襞が腫瘍の上まで伸びていく所見。
- 腫瘍中心部に陥凹（潰瘍）をつくることが多い（bull's eye または target sign）。

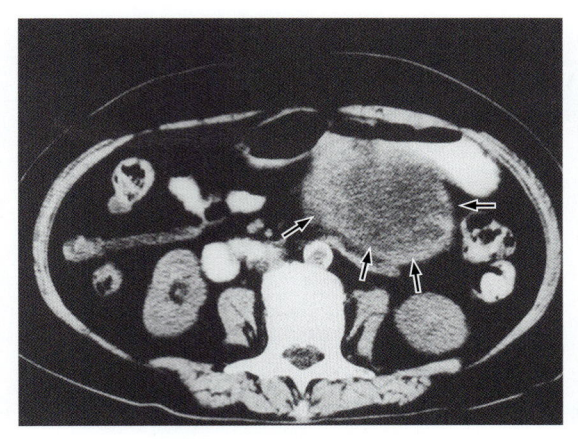

図 I-3.24 胃平滑筋肉腫
壁外性発育したもの

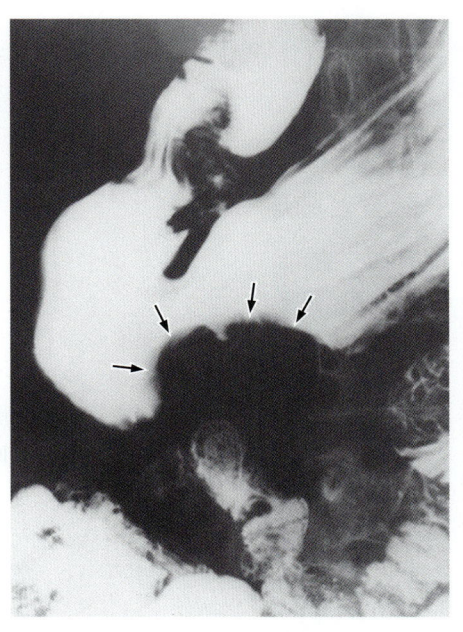

図 I-3.25 胃神経線維腫
中心部に潰瘍の陥凹をつくる

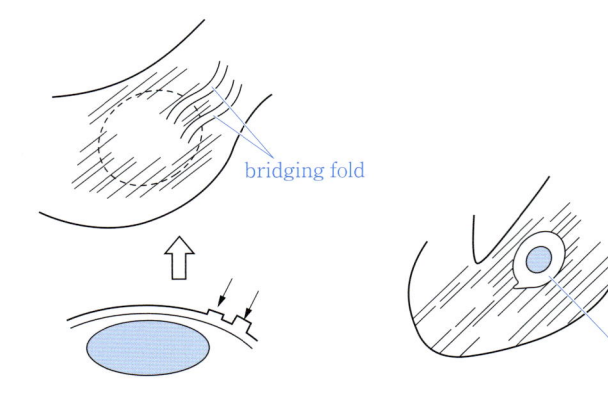

図 I-3.26 bridging fold と bull's eye

Ⅰ　画像診断

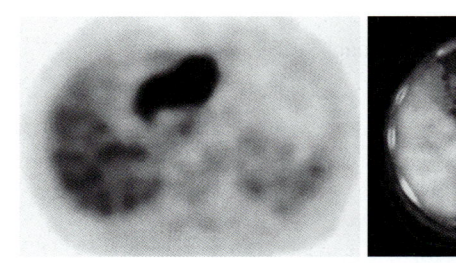

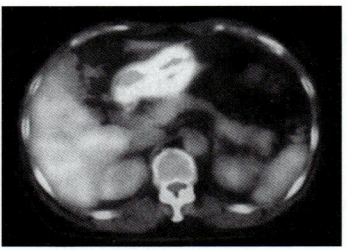

図Ⅰ-3.27　胃悪性リンパ腫
A：FDG-PET　　B：PET-CT
胃のみに^{18}Fの集積がある

小　腸

1 憩室と腫瘍

a．憩　室

十二指腸憩室
　消化管憩室の中で最も頻度が高く，十二指腸下行部内側 Vater 乳頭近傍に多い。

Meckel 憩室
　胎生期の臍腸管の名残であり，胃粘膜の迷入をしばしば認め，イレウスや出血の原因となることがある。回盲弁より 50〜60 cm 口側の回腸の腸間膜と反対側にあることが多い。

b．腫　瘍

　消化管肉腫の 60％は小腸にでき，そのほとんどは悪性リンパ腫（空腸）と平滑筋肉腫である（図Ⅰ-3.28）。
　良性腫瘍は平滑筋腫，脂肪腫が多く，機械性イレウス，腸重積の原因となる。

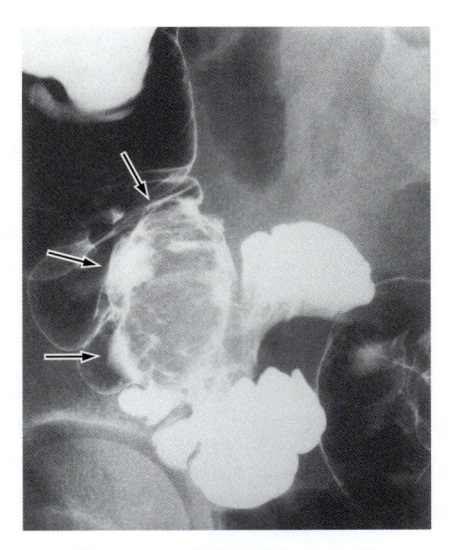

図 I-3.28　回盲部悪性リンパ腫

② 回腸末端部潰瘍性病変

a．Crohn 病（限局性腸炎）

原因不明の小腸，特に回腸下部あるいは大腸などに多い，肉芽腫性炎症性病変である。15～30 歳代の男性に多い。

腸間膜付着側の縦走潰瘍と cobble stone appearance を基本 X 線像としている。

- cobble stone appearance（敷石状陰影）……Crohn 病初期の粘膜の乱れをいう。
- string sign……Crohn 病狭窄期の腸管狭窄所見をいう（図 I-3.29）。
- skip lesion……狭窄部位が離れて 2 つ以上みられることがある。

b．腸結核（tuberculosis of the intestine）

結核はしばしば回腸末端を侵すため回盲部癌との鑑別が大切である。現在でもしばしばみられる。

- Stierlin's sign……小腸結核では病変部の前で通過が遅く，食事の刺激で狭窄部をバリウムが一気に進む。このため病変部では充盈が悪くなる（図 I-3.29）。

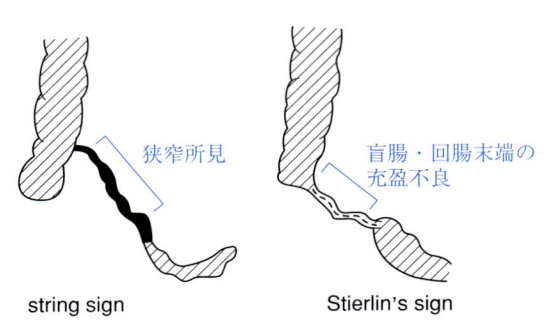

図 I-3.29　回腸末端部潰瘍性病変

I 画像診断

大腸と造影

1 憩室

日本では右側結腸に多い。穿孔して膿瘍を形成し癌に間違われやすいのは左側に多い。

CHART 27

【憩　室】
　十二指腸……最も多い，下行脚内側
　食　道………Zenker，後壁
　小　腸………Meckel，腸間膜の対側
　大　腸………右側に多い，多発，老人性

2 炎症

a．潰瘍性大腸炎・Crohn 病・腸結核（表 I-3.1）

潰瘍性大腸炎，Crohn 病（図 I-3.30），腸結核（図 I-3.31）が有名であり，ともに回盲部好発の疾患である。

表 I-3.1　潰瘍性大腸炎・Crohn 病・腸結核の特徴

	潰瘍性大腸炎	Crohn 病	腸結核
部　位	直腸より上へのびる	回腸末端に好発	回盲部に好発
回　腸	正常	限局性回腸炎に特徴的変化	結核に特徴的変化
進展性	連続性	skip lesion	skip lesion
潰　瘍	小さいものが多発	縦走する線状型	腸狭窄を伴う潰瘍
X　線	pseudopolyp，鉛管状	敷石状 cobble stone，string sign	Stierlin's sign
狭　窄	狭窄は一様	とびとび	とびとび
合併症	出血	瘻孔	瘻孔，肺結核

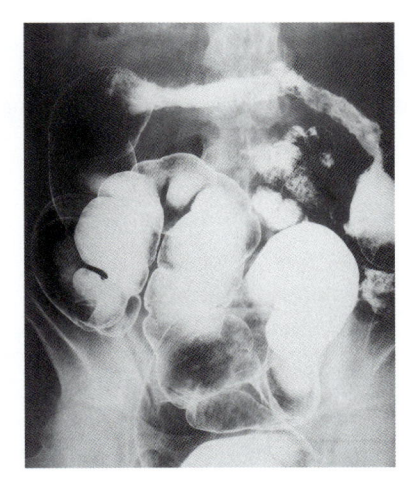

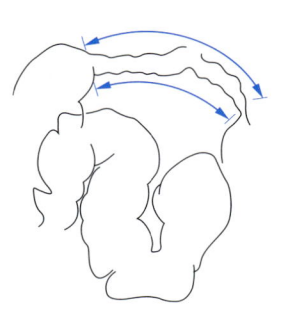

図 I-3.30　大腸 Crohn 病

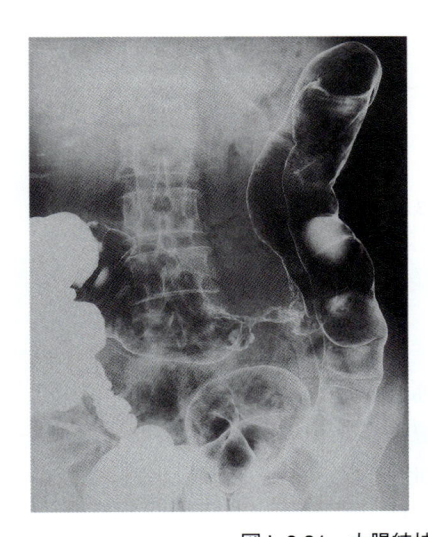

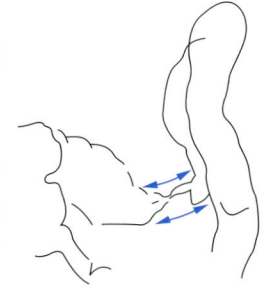

図 I-3.31　大腸結核
大腸結核による壁不整や apple core 状の狭窄は Crohn 病や癌との鑑別が必要である

b．虚血性大腸炎（ischemic colitis）

高齢者の左側結腸に好発する。

thumb printing 像（母指圧痕像）は壁の浮腫と出血によってできる像である。

I 画像診断

3 大腸癌 (carcinoma of the large bowel)

直腸癌（60％）やS状結腸癌（20％）が大半を占めている（図I-3.32）。食事の変化のため最近増加しているとされている。

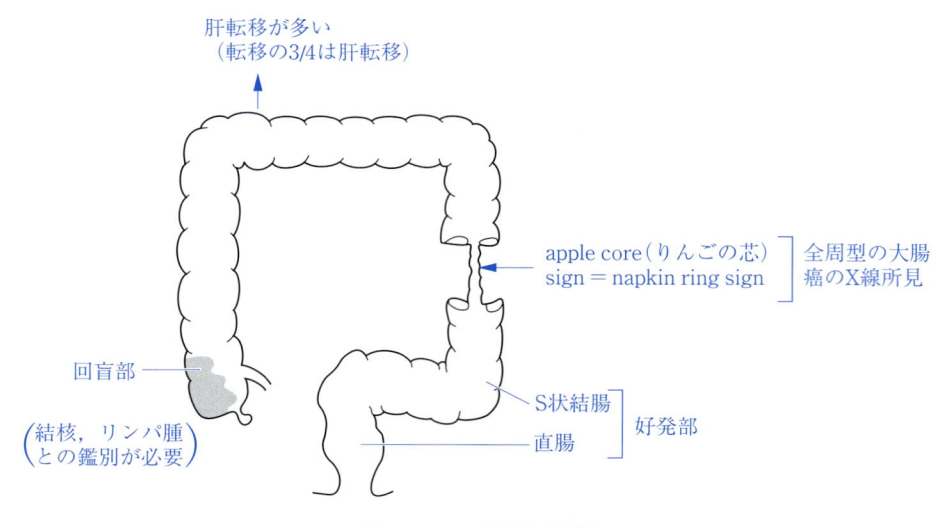

図I-3.32 大腸癌の特徴

CHART 28

【大腸とサイン】
- apple core（リンゴの芯）…癌
- pseudopolyp……………………潰瘍性大腸炎
- coiled spring（バネ）………腸重積
- string, cobble stone ………Crohn病
- Stierlin ……………………………結　核

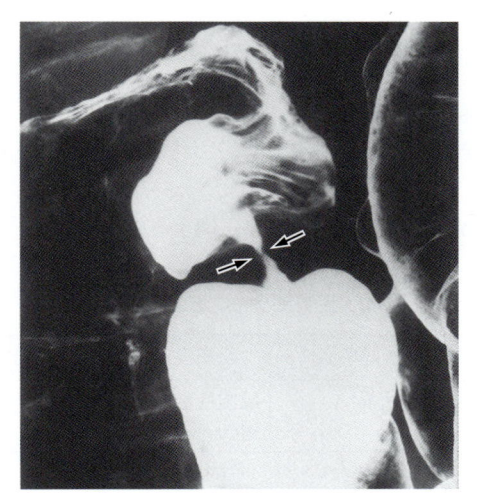

図 I-3.33 横行結腸癌
著明な全周性の apple core sign (↑) を示している

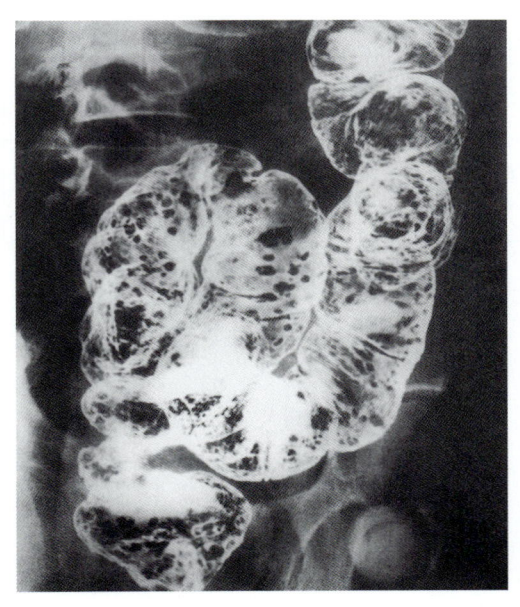

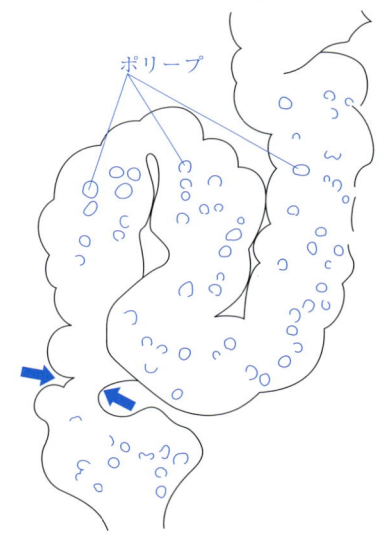

図 I-3.34 大腸ポリポーシス＋S 状結腸癌
腸管全体にポリープ像を認め，直腸には癌による apple core sign (↑) がみられる

I 画像診断

4 大腸ポリープ（表 I-3.2）

a．大腸ポリープ（polyps of the colon）
80％は腺腫性である。大きくなると癌化していると考えてよい（2 cm 以上は 50％が癌化）。

b．大腸ポリポーシス（polyposis of the colon，図 I-3.34）

表 I-3.2　大腸ポリープを示す疾患と特徴

	年齢	好発部位	組織型遺伝	癌化	X 線所見，合併症
家族性ポリポーシス	20〜30	大腸 胃	腺腫性ポリープ 遺伝（＋）	￦	びまん性，小型，無茎性，ポリープ数多い。
Gardner 症候群	20〜30	大腸	腺腫性ポリープ 遺伝（＋）	￦	家族性ポリポーシス ＋ 骨腫（下顎骨・頭蓋骨） 軟部組織腫瘍（線維腫）
Peutz-Jeghers 症候群	10〜20	小腸（60％） 大腸（60％） 胃　（50％） 全消化管	過誤腫 遺伝（＋）	稀	有茎性のポリープ。 数少ない。 色素沈着（口唇・指）
Turcot 症候群	20〜40	大腸	腺腫性ポリープ 遺伝（＋）？	前癌性？	家族性ポリポーシス ＋ 中枢神経系腫瘍

小児の腹部 X 線像

1 正常小児の腹部 X 線像

乳児では成人より腹部が胸部に対して大きい。また小腸のヒダが成人ほど明瞭でなく単純 X 線像で小腸と大腸の区別が難しいことが多い。4〜5 歳までは小腸内にガスが正常児でもみられる。

2 食道閉鎖と気管食道瘻 (esophageal diverticulum and tracheoesophageal fistula)

Gross 分類の C 型が 90％ を占め，約半数に心，腎，腸管，骨格などの合併奇形がある。

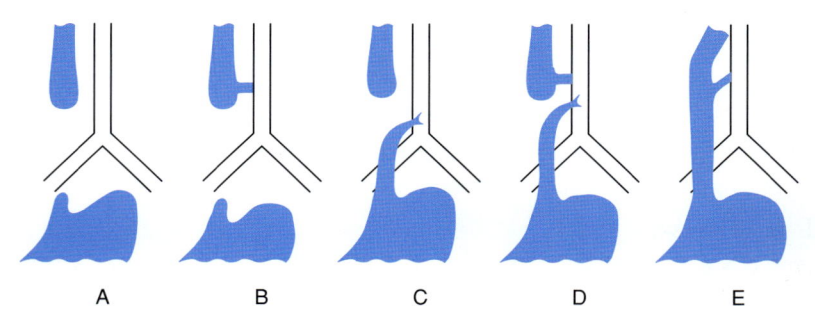

図 I-3.35　食道閉鎖と気管食道瘻の分類（Gross）

X 線像：食道上部が盲端に経すると拡張した空気像がみえ，気管と下部食道に交通があると腸管ガスが増加する。鼻腔ゾンデは盲端部で反回する（curl up sign＝coil up sign）。

3 消化管閉鎖

a. 肥厚性幽門狭窄症 (hypertrophic pyloric stenosis)

単純撮影で胃の拡張と十二指腸以下のガス欠損像（single bubble sign）が特徴的である。バリウム透視では腫瘍による幽門部の陰影欠損（shoulder sign），幽門部の狭窄像（string sign），幽門先端部内腔のくちばし状狭窄（beak sign），つぶれた幽門部内腔の平行する 2 本の線状陰影像（double track sign）などがある。

b. 十二指腸閉鎖

・double bubble sign

十二指腸閉鎖（duodenal obstruction）では胃泡と十二指腸ガスよりなる 2 連のガス像をつくる（図 I-3.36）。

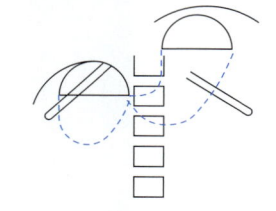

図 I-3.36　double bubble sign

I 画像診断

c．上部空腸閉鎖
triple bubble sign（図I-3.37）となる。

立位　　臥位　　　　　　　　　　立位　　臥位
single bubble sign　　　　　　　　double bubble sign

立位　　臥位
triple bubble sign

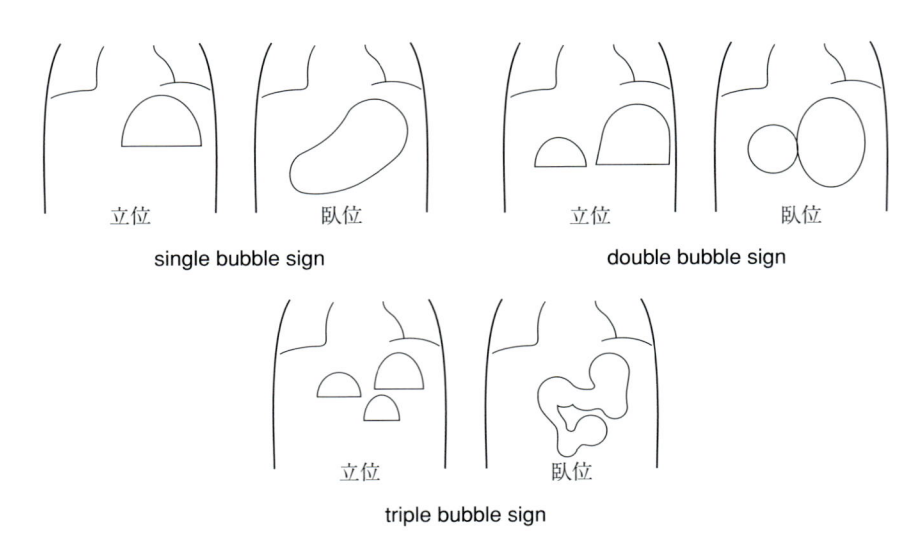

図I-3.37　消化管閉鎖における単純撮影像

d．鎖　肛（anal atresia）
診断は視診でできるが，患児を逆さまにしてX線写真をとると，直腸までいった腸管ガスと皮膚までの距離により閉鎖している距離が分かる（ワンゲンステーン・ライス像，Wangensteen Rice像，図I-3.38）。

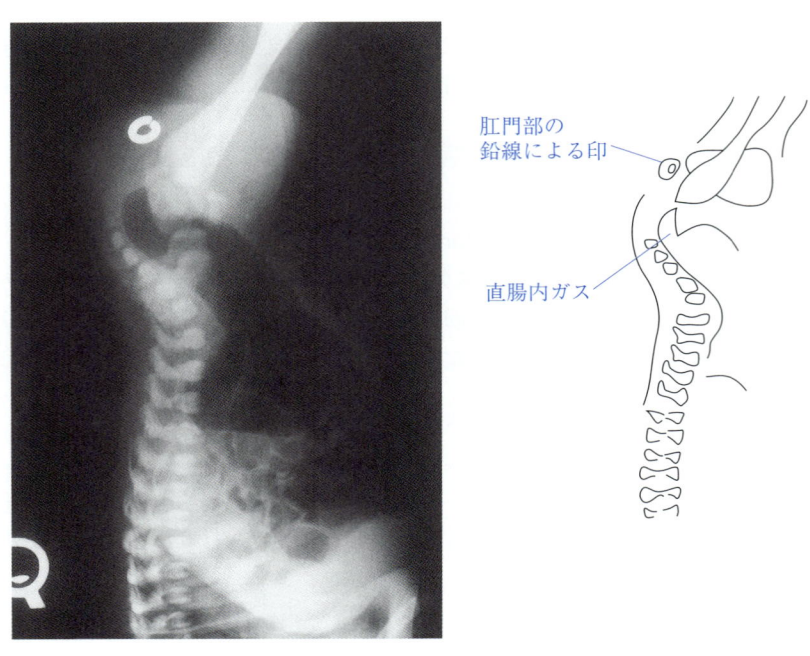

肛門部の鉛線による印
直腸内ガス

図I-3.38　ワンゲンステーン・ライス像

3 消化器の診断

4 気腹 (pneumoperitoneum)

消化管穿孔の原因としては特発性胃破裂，消化管潰瘍，医原性穿孔などがある。

乳児では大量の腹腔内ガスであると楕円形にふくらんで腹部上中央に肝の鎌状靱帯がボールの縫い目状にみえたり (football sign)，立位正面像で横隔膜下にガスがたまり，肝と脾が正中に固定され，ぶらさがった状態にみえる (saddle bag sign)。

5 腸回旋の異常

胎生期に腸管はほぼ270度の回転をして正常の位置に落ち着くが，この回旋がなかったり，逆の回転をみせる奇形がある。

a．総腸間膜症 (non-rotation)

全く回転しないため小腸は右腹腔内に，大腸は左腹腔内にある（図Ⅰ-3.39）。

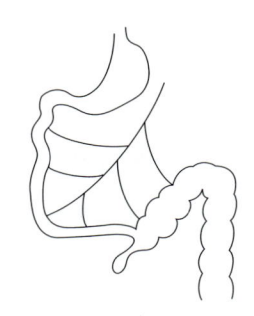

図Ⅰ-3.39　総腸間膜症

6 Hirschsprung 病 (先天性巨大結腸症)

筋層に神経節細胞を欠くために発生する巨大結腸症である（病変部より口側での大腸は拡張する）。直腸，S状結腸までがほとんどであり，それ以上まで病変があることは少ない。注腸検査では水中毒を防ぐため，造影剤を生食と等張とし，病変部が分かり次第検査を終える。

単純X線では上部消化管の拡張と直腸ガスの欠如，注腸造影では神経節欠損部の狭窄と辺縁不整，それより口側部との間の caliber change をみる（図Ⅰ-3.40）。

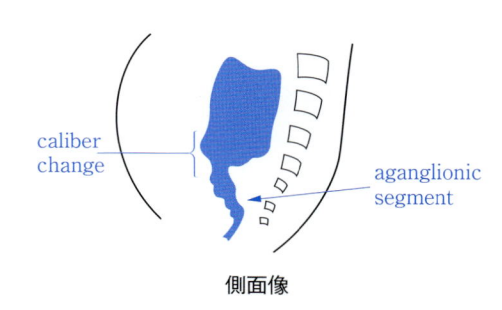

図Ⅰ-3.40　Hirschsprung 病の注腸所見

7 腸重積 (intussusception)

乳児の回盲部に多発する。24時間を超えると注腸整復はしない（手術とする）。3歳以上の小児や成人では，腫瘍やMeckel憩室が発端となっていることが多い。腹膜刺激症状のある腸重積患者への高圧浣腸は禁忌となっている。

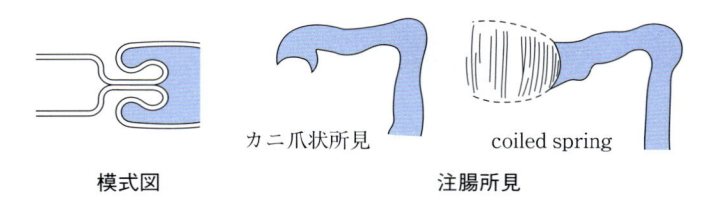

模式図　　カニ爪状所見　　coiled spring
　　　　　　　　　注腸所見

図Ⅰ-3.41　腸重積

I 画像診断

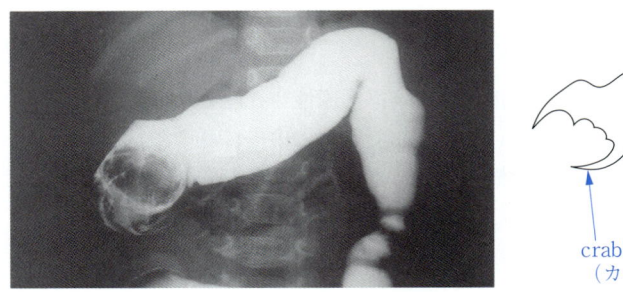

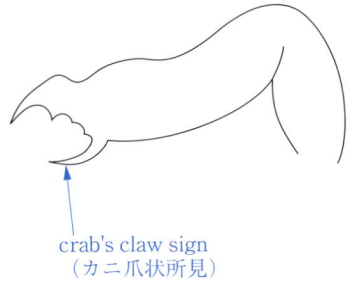

図 I-3.42 腸重積
注腸にてカニ爪状所見を認める。回盲部を起点とする腸重積である

crab's claw sign
（カニ爪状所見）

8 胎便性イレウス

膵臓の囊胞性線維症（cystic fibrosis）の新生児に起こるイレウス（meconium ileus：石灰化などを伴う）は有名であるが日本では稀である。胎像とガスのまざったものが泡状にみえることがある（soap bubble appearance）。注腸では大腸の狭小化（microcolon）がある。

肝・胆の診断

▶解剖

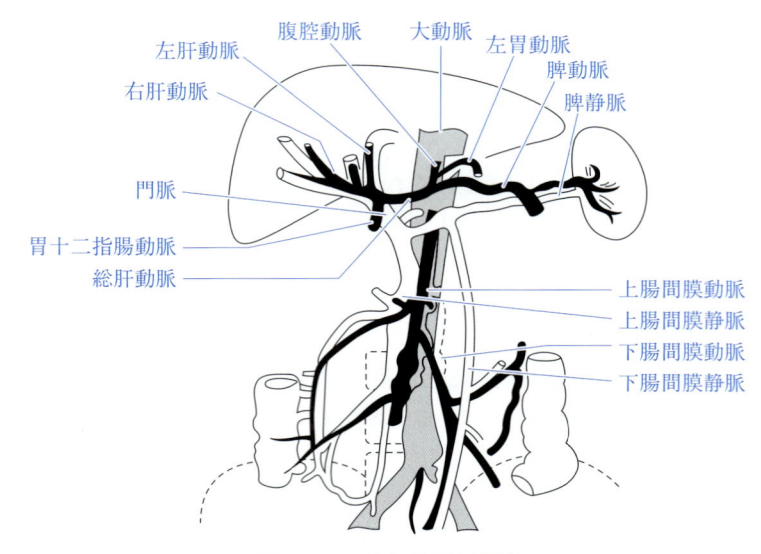

図 I-3.43 腹部動脈と門脈

<肝区域分類>

Couinaud 分類（図 I-3.44）が一般的である。

肝を門脈分枝の血管支配からパリ街区の名称をなぞらえ，らせん状に中心から，尾伏葉を 1 区とし，反時計回りに 8 区域に分ける。肝は下大静脈と胆嚢を結ぶ線（Cantlie 線）で左右に境界される。左葉は肝円索により内側区域と外側区域に分けられ，静脈索裂により尾伏葉（S_1）と左葉外側区に分けられる。門脈左枝は水平に走行する横部と腹壁方向に伸びる臍静脈部となり，肝円索方向へ伸びる。臍静脈部から外側上枝（S_2）が分岐し，さらに外側下枝（S_3）と内側枝（S_4）が分岐する。門脈右枝は 2 分岐後，前区域（S_8, S_5）と後区域（S_7, S_6）に分かれる。

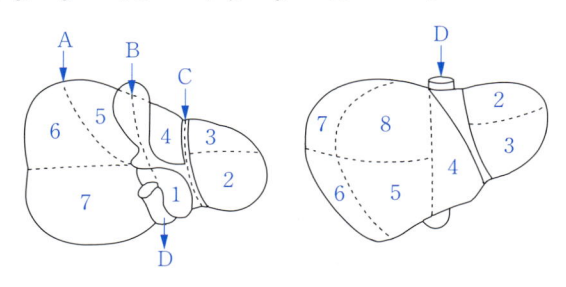

図 I-3.44　Couinaud の肝区域

肝左葉
　S_1：尾状葉
外側区
　S_2：後外側亜区域
　S_3：前外側亜区域
内側区
　S_4：内側区

肝右葉
前区
　S_8：上前亜区域
　S_5：下前亜区域
後区
　S_7：上後亜区域
　S_6：下後亜区域

A：右肝静脈面　　B：Cantlie 線　　C：肝円索　　D：下大静脈

I 画像診断

1 肝の腫瘍

表 I-3.3　各種肝腫瘍の特徴

	肝細胞癌	転移性肝癌	肝血管腫	肝嚢胞
血管造影	・tumor stain（腫瘍濃染） ・hypervascularity ・動静脈シャント ・門脈内腫瘍血栓	・hypovascularity ・肝硬変の所見がない。	・tumor stain, pooling が持続してみられる（後期静脈相でも持続）。	・avascular area ・動脈の圧排・伸展像だけである。 ・多発性だと60％に腎嚢胞を伴う。
CT	・周辺との輪郭不鮮明（はっきりしないことが多い）。 ・造影 CT により造影しても急速に低濃度となる。	・多発性結節性のことが多い。 ・造影 CT で周辺のみ濃染し、中心は壊死により low density area となる。	・周辺との輪郭やや不鮮明。 ・造影 CT で腫瘍の周辺部より濃染し、ゆっくり中へ染まっていく。	・円形・類円形の周辺整で均一な低濃度部。 ・造影 CT でも低濃度部として変化ない。
超音波	・球形で境界は明瞭。 ・大きくなるに従い内部エコーは増強（壊死）。 ・周辺の幅の狭い透亮帯（echo lucent halo）がある。	・多結節型 ・多発のことが多い。 ・周辺の幅の広い透亮帯（echo lucent halo）をもち標的型（bull's eye）となる ・大きいと中央部に大きな壊死で echo free space となる。	・表面は細かい凹凸のある球形。 ・辺縁は鮮鋭な高エコーレベルであることが多い（marginal strong echo）。 ・周辺に halo はない。	・境界鮮明な円形で内部エコーを伴わない。 ・後方エコーの増強がある（acoustic enhancement）。
MRI	・T2強調画像で高信号、T1強調で等～低信号となる。 ・被膜、隔壁、腫瘍塞栓も描出できる。	・T2強調で高信号、T1強調で低信号となる。T2強調で周囲浮腫の高信号の厚い halo をつくる。	・T1強調で低信号、T2強調で高信号の程度が極めて著明で均一である。	・形で診断がつく。 ・T1強調で低信号、T2強調で高信号となる。出血ではT1でも高信号となる。

a．肝細胞癌（hepatocellular carcinoma，図 I-3.45）

2/3 は肝硬変を合併するため脾腫や食道静脈瘤が同時にあることが多い。このため肝硬変の血管撮影や超音波検査では小病変を見逃してはいけない。60歳代の男性に多い。超選択的肝動脈塞栓術（TAE）や動注，純エタノール局注，ラジオ波焼灼療法が著効を示す。C型慢性肝炎陽性で血小板14万以下のハイリスク群では3か月ごとの定期的超音波検査が必要である。

b．転移性肝癌（metastatic liver cancer，図 I-3.46）

原発巣は胃癌が最も多い。胃＞大腸＞胆嚢の順に原発巣がある。
・bull's eye（図 I-3.26）……転移性肝癌のとき、超音波検査上，内部は壊死するため中心部に内部エコー，周囲に腫瘍の低エコー域（ハロー）がある像をいう（転移性大腸癌や悪性リンパ腫のバリウム検査所見でもこの表現を使う。粘膜下腫瘍に中心潰瘍があるので正面像としてみると bull's eye 像となる。また，転移性肝癌のCT像でも腫瘍と内部壊死で同一の所見をみる）。

3 消化器の診断

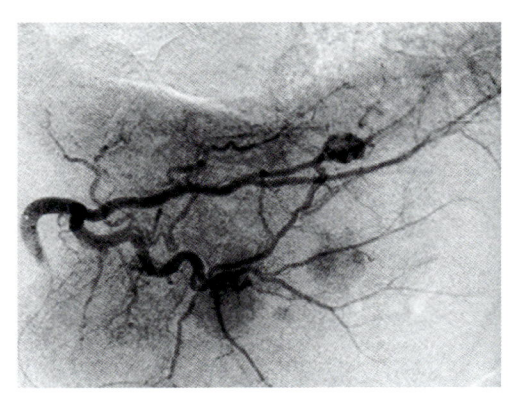

左肝動脈選択的造影：原発性肝癌と血管腫の併存例

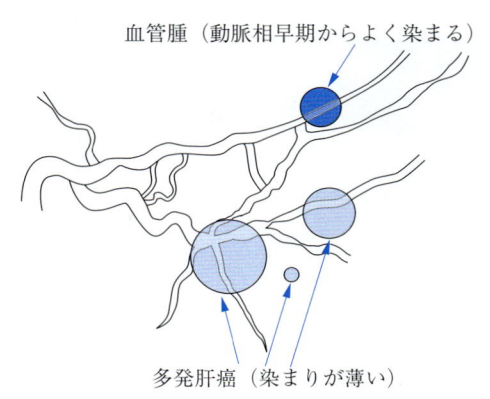

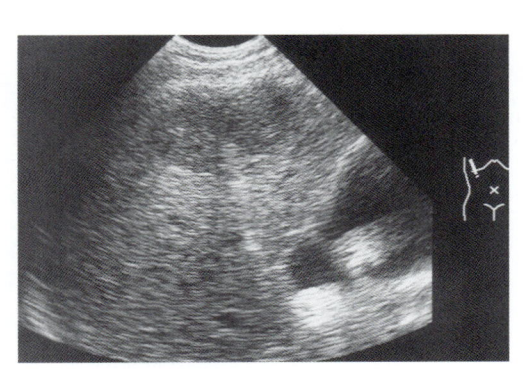

血管腫（動脈相早期からよく染まる）

多発肝癌（染まりが薄い）

エコー：内部エコーの高い腫瘍を認める

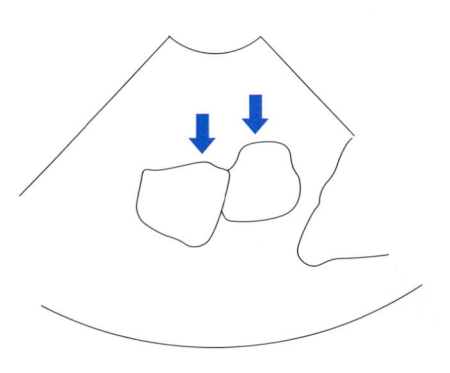

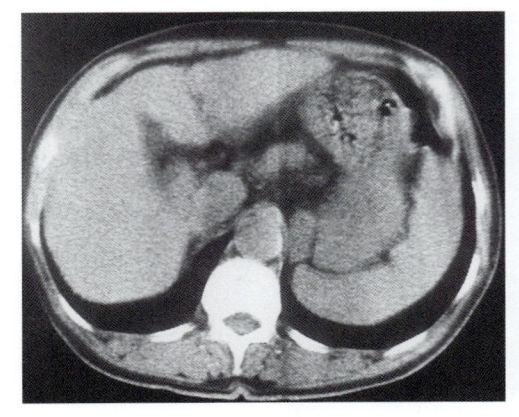

CT：原発性肝癌は isodense となり，はっきり認められないことも少なくない。この症例でも CT では，はっきりしない

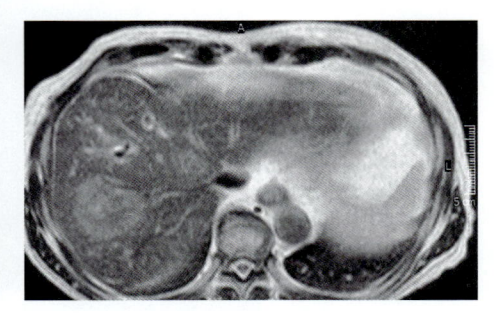

MRI：T2 強調画像で高信号になっている

図 I-3.45　原発性肝癌

Ⅰ　画像診断

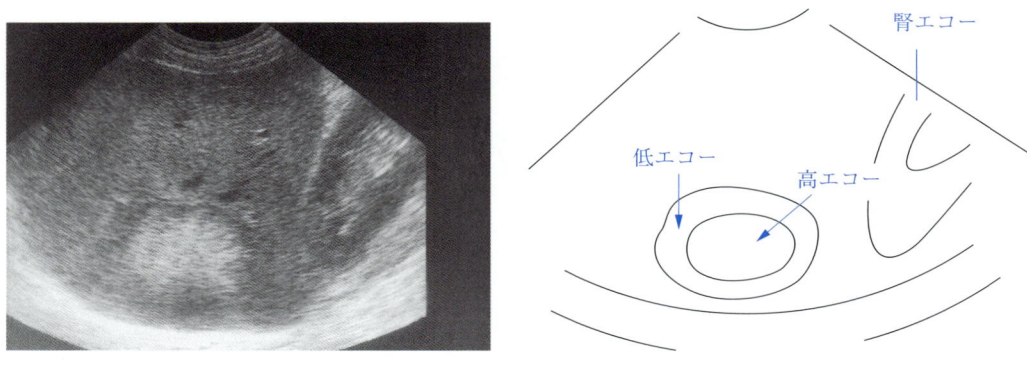

エコー：腫瘍は内部のエコーと周囲の低エコーにより bull's eye の所見を認める

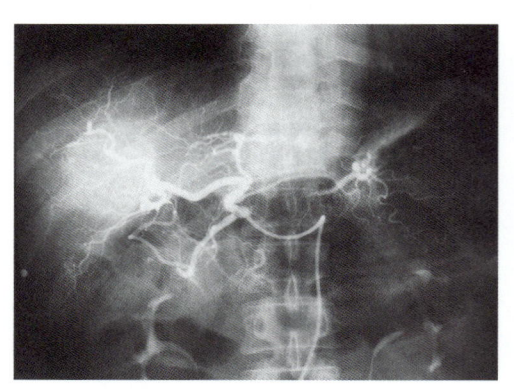

血管造影：やや hypervascular な転移性肝癌である

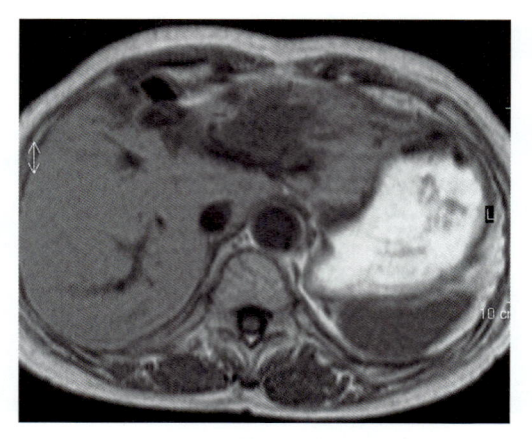

MRI：T1 強調画像となっている肝左葉内転移性肝癌

図 I-3.46　転移性肝癌

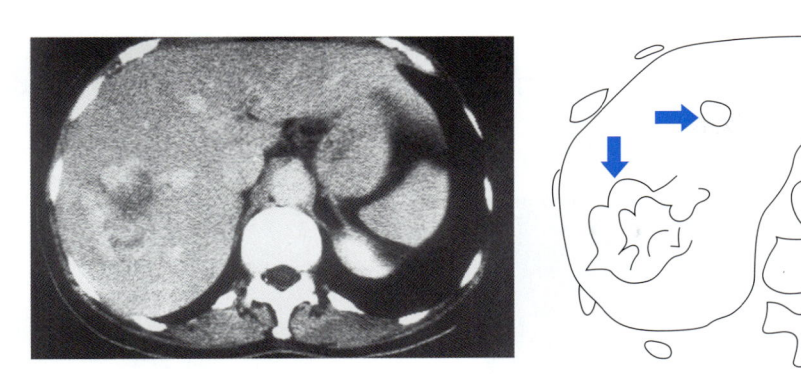

CT：時間経過により周囲より内部にかけて徐々に enhance されてくる

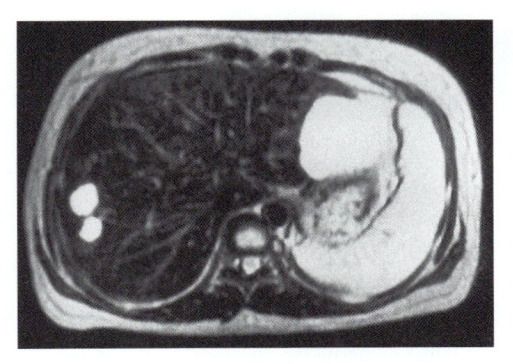

MRI：T2 強調で肝左葉と右葉の血管腫が高信号となっている。T2 強調では脾も高信号となっている

図 I-3.47　肝血管腫

c．肝嚢胞

　肝嚢胞（cyst of the liver）は壁の内面が平滑であり，内容物も均一であるため，エコーで境界明瞭な内部エコーのない像となる（図 I-3.48）。

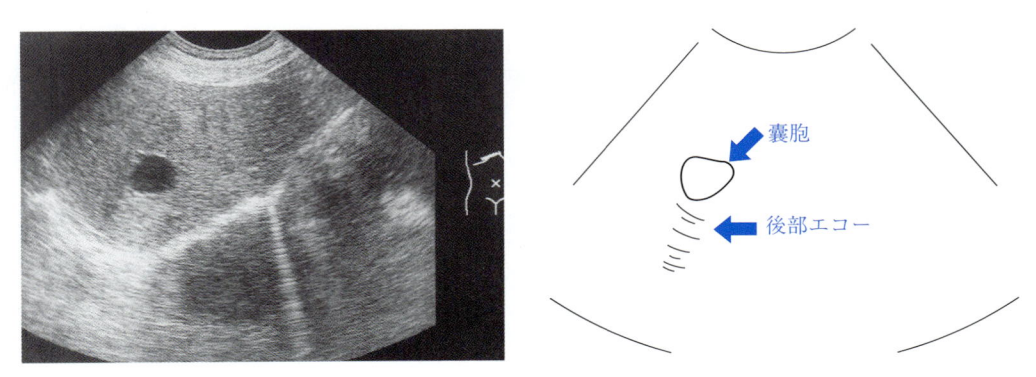

図 I-3.48　肝嚢胞のエコー
肝内に後部エコーの増強をもつ嚢胞を認める

I 画像診断

d．肝過誤腫（hamartoma）

血管，平滑筋，脂肪組織などからなるため，CT，超音波（図 I-3.49），MRI ではその成分によっていろいろな像を呈する。しばしば出血を伴う。

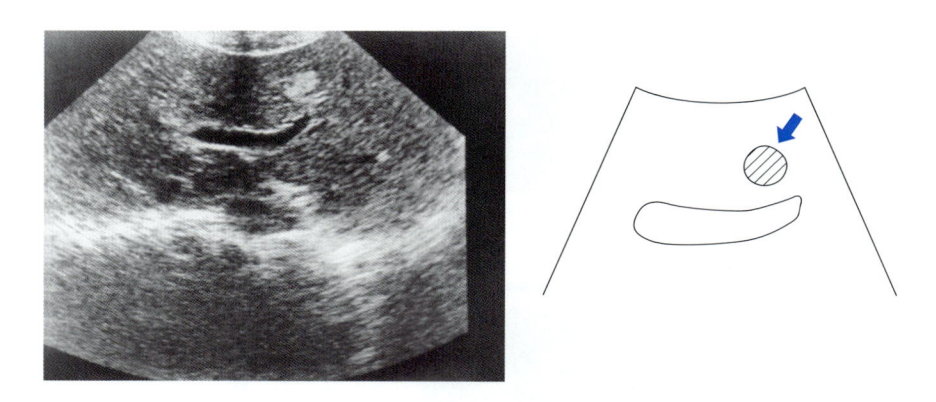

図 I-3.49 肝過誤腫のエコー
過誤腫は脂肪を含むため高エコーとなる

e．肝内結石

肝内結石の 80～90％は X 線吸収の高いビリルビンカルシウム結石である。肝内胆管結石は胆嚢内結石と異なり，明瞭な strong echo や acoustic shadow がはっきりしない。

2 びまん性肝疾患

a．肝炎・肝硬変（hepatitis・liver cirrhosis）

急性肝炎では肝腫大，胆嚢の壁肥厚をみる。肝硬変では右葉萎縮，肝表面不整，脾腫，門脈側副路，外側区および尾状葉腫大（flying bat）をみる。

b．脂肪肝（fatty liver）

超音波で高エコー（bright liver），肝内脈管の不明瞭化をみる。CT では CT 値の低下が著しい。

3 胆囊・胆管癌 (carcinoma of the gallbladder・carcinoma of the extrahepatic bile duct)

▶胆嚢の検査所見と発癌部位
- 上部胆管癌……胆嚢は空虚となる。
- 胆嚢癌……胆嚢の不整な陰影欠損を示す。75%に結石を合併する。超音波上1cmを超える胆嚢の隆起性病変は癌の可能性を考える。
- 下部胆管癌，膵癌……Courvoisier徴候としての胆嚢肥大を示す。超音波上，上部の胆道系の拡張を起こす。腫瘍が大きいと総胆管癌と膵頭部癌の鑑別は難しい。

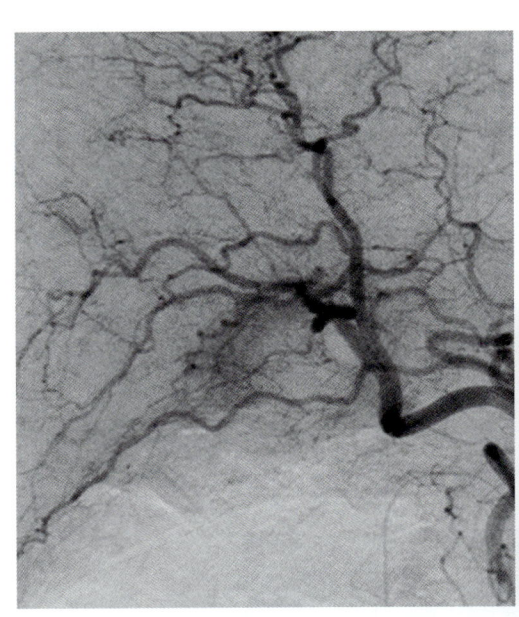

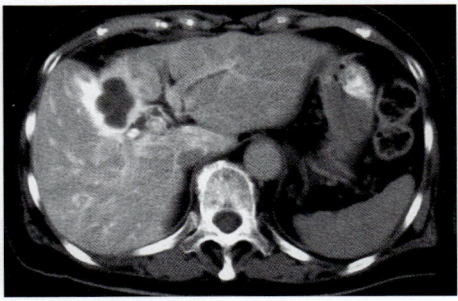

図I-3.50 胆嚢癌
A：血管造影　　B：アンギオCT
カテーテルを肝動脈において造影剤を流しながらCTをとると病変はよく造影される。血管造影では胆嚢癌は淡く造影される

4 胆 石

胆石 (gallstone) の15〜20%はビリルビンカルシウム主体のX線陽性石である。胆石の合併症の高い疾患には溶血性貧血，Crohn病，肝硬変，糖尿病などがある。単純X線では10%以上の石灰化率が必要だがCTでは10%以下の石灰化率でも診断可能である。

a．コレステロール系結石

X線陰性結石であり，胆嚢内結石であることが多い。診断は超音波で行う。
胆嚢内にstrong echoを認め，後方にacoustic shadowを伴っている。

Ⅰ　画像診断

b．ビリルビン系結石

　X線陽性結石であり，胆管に多い。ともに超音波では高エコー（strong echo）となり，音響陰影（acoustic shadow）をもつ（図Ⅰ-3.51）。

＜音響陰影＞

　超音波が石ですべて反射され，石の後ろは超音波が全くなくなる現象をいう。胆石の場合，後方シャドウは明瞭に認められるが（clean shadow），ガスシャドウの場合，ガスの直下では粉雪状のエコーがあるため dirty shadow と呼んでいる。胆嚢内胆石の超音波での診断率は95％であり 2 mm 以上になると診断可能となる。

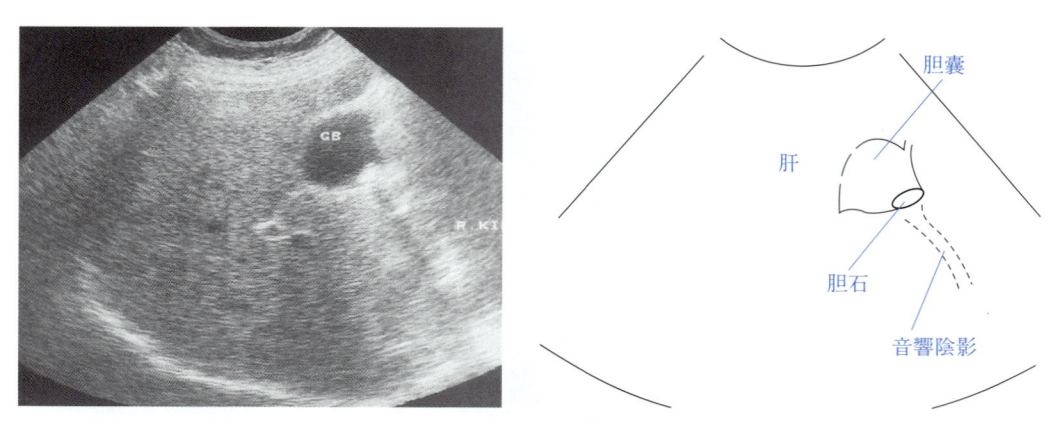

図Ⅰ-3.51　胆石のエコー
胆嚢内（GB）に音響陰影をもつ高エコーを認める

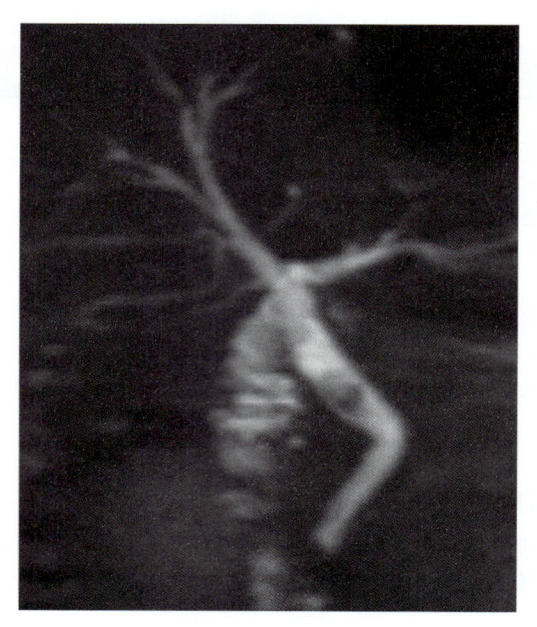

図Ⅰ-3.52　総胆管結石の MRCP
MRCP では静止した水を強い T2 強調で白く描出する方法で ERCP に匹敵する画像が得られる。ただし十二指腸内容も白く描出する

> 【胆　石】
> 　　コレステロール……X線陰性石
> 　　ビリルビン…………X線陽性石
> 　●超音波で音響陰影（acoustic shadow）をもつ

c．コレステロールポリープ（cholesterol polyp）
　胆嚢前壁のポリープは，しばしばエコー上 strong echo の後ろに彗星の尾状に弱まるエコーをひく（comet sign）。

d．磁器胆嚢（porcelain gall bladder，図 I-3.53）
　胆嚢の形に胆嚢壁の石灰化がみられるもの。胆石（90％）や胆嚢癌（10％）を合併する。

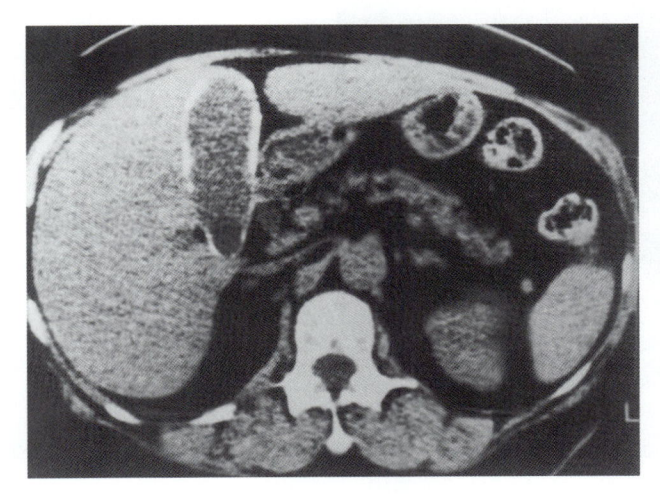

図 I-3.53　磁器胆嚢

Ⅰ 画像診断

e．石灰乳胆嚢（milk of calcium）

微細な胆石が胆嚢内にたまり，立位Ｘ線写真では水平線をつくる。水平線が体位に従って動く。

f．胆石イレウス

腸管と胆嚢とが癒着して瘻孔を生じ，この瘻から排出された胆石が小腸，特に回腸末端を閉塞してイレウスを生じることがある。全イレウスの20％といわれ，イレウスによる腸管ガス像と胆管内ガス像が特徴的である。

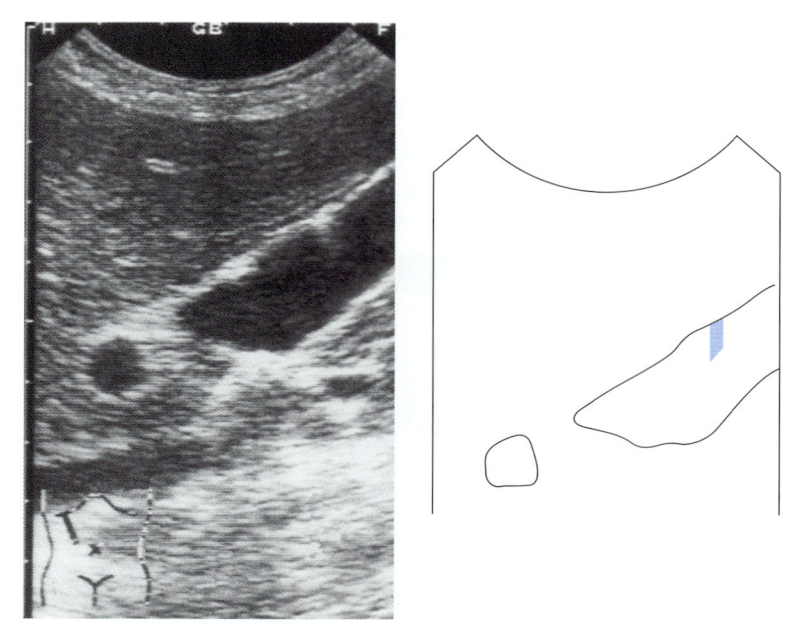

図 I-3.54　胆嚢腺筋腫症（adenomyomatosis）
胆嚢の前壁から彗星のように尾を引くエコー（comet echo）を認める

膵の診断

▶正常解剖

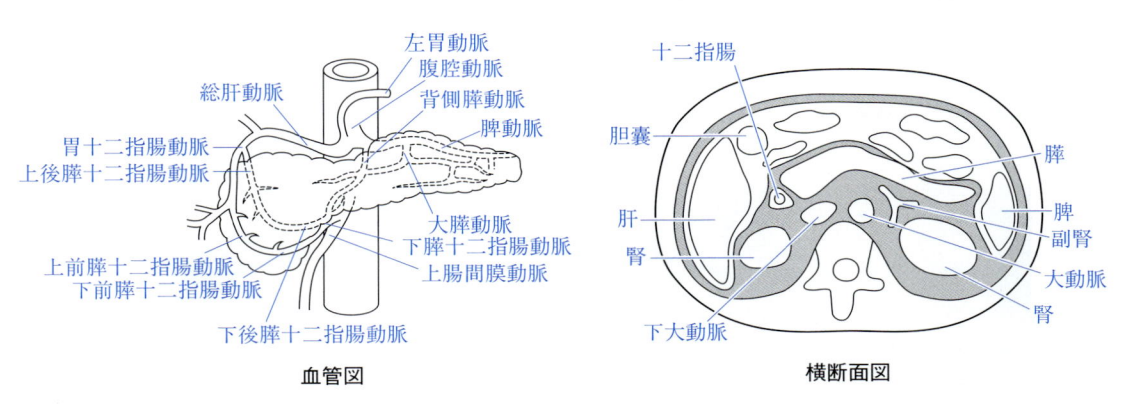

図 I-3.55　膵周辺の解剖

表 I-3.4　膵疾患の画像診断像

	単純X線	超音波検査	CT	逆行性膵管造影	MRI
慢性膵炎	散在性石灰化影	膵内エコーの増強と辺縁不整，主膵管の拡張・蛇行	膵内石灰化，膵管の拡張，仮性嚢胞	主膵管の拡張・蛇行	膵管の拡張・蛇行
膵癌		膵の部分的腫大，エコーの低い充実性腫瘤	膵の部分的腫大，リンパ節腫大，上腸間膜静脈-門脈の描出不能	主膵管の断裂，不整，狭窄，拡張	T1強調で低信号 T2強調で高信号
膵島腫瘍		膵内辺縁整なエコー・レベルの低い腫瘤	膵内濃染腫瘤	小腫瘍が多く変化のないことが多い	T1強調で低信号 T2強調で膵癌より高い信号強度
膵嚢胞	上腹部軟部陰影	エコー・フリーの辺縁平滑な腫瘤	均質な水濃度の辺縁平滑な腫瘤	主膵管の圧排偏位	嚢胞性所見 MRCPにて嚢胞は主膵管と交通がある

I 画像診断

1 膵　癌 (carcinoma of the pancreas)

　膵の充実性腫瘍の大半は悪性で，圧倒的に膵頭部に多い．
　超音波では低エコーまたは混合エコーをもつ膵腫大所見と膵管の拡張，胆嚢腫大を認める．CT では膵周囲の脂肪層が消失し，低濃度の腫瘤所見を認める．血管造影では乏血管性であり，血管侵蝕像や血管の閉塞を認める．PTC（経皮経肝胆道造影），ERCP（内視鏡的逆行性膵胆管造影）では壁不整，閉塞をみる．
　膵嚢胞腺癌や膵嚢胞腺腫では富血管性(hypervascular)である．インスリノーマ（β細胞性，図 I-3.57），ガストリノーマ（非β細胞性）などのホルモン分泌性腫瘍も富血管性である．

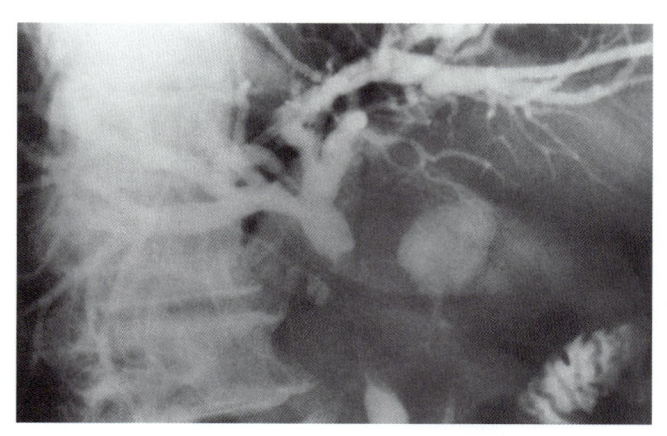

図 I-3.56　膵頭部癌の ERCP

胆管は腫瘍により全周性に狭窄している

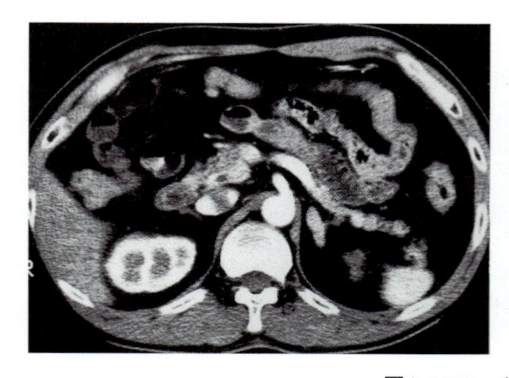

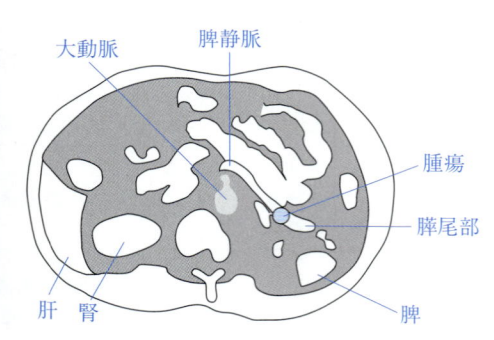

図 I-3.57　インスリノーマ
膵尾部に造影される病変を認める

CHART 30

【膵腫瘍】
　　膵癌は乏血管性
　　膵嚢胞腺癌は富血管性
　　ホルモン分泌性腫瘍も富血管性
　（インスリノーマ，ガストリノーマ）

2 膵　炎（pancreatitis）

a．急性膵炎（acute pancreatitis）
▶単純 X 線
　胆石（急性膵炎の原因として最も多い），腸管ガス像（麻痺性イレウス），sentinel loop, colon cut-off sign，左胸水を認める。
▶CT，超音波
　軽症では異常が少ないが，重篤になると膵の腫脹や出血，腹水をみる。

b．慢性膵炎（chronic pancreatitis）
　膵石を認めたり，仮性膵嚢胞となっていることがある。仮性膵嚢胞はしばしば巨大化し，上腹部の巨大嚢胞となる。

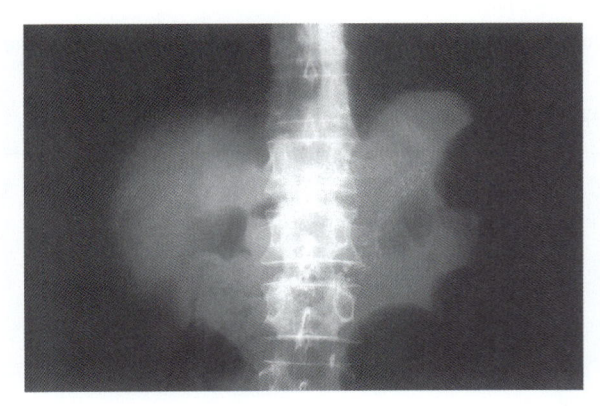

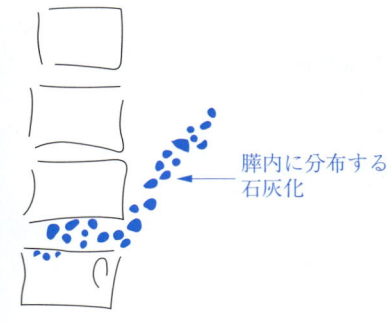

図 I-3.58　膵石症

膵内に分布する石灰化

Check Test 3

○×をつけよ。

- □ (1) 胃潰瘍で治療中の患者が腹部激痛で来院したので直ちにバリウムで透視を行った。
- □ (2) 段階状配列を示す腹部ガス像をもつイレウス患者では，一番右下のガス像に近く閉塞部位がある。
- □ (3) 連銭形成をもつイレウスでは小腸口側に近く閉塞部位がある。
- □ (4) double bubble sign は S 状結腸，coffee bean sign は十二指腸のイレウスを示している。
- □ (5) 絞扼性イレウスでは血行障害を伴い，腸壁のガス像をみることがある。
- □ (6) 急性膵炎では麻痺性イレウスにより sentinel loop, colon cut off sign を示す。
- □ (7) 胆石の超音波診断では音響陰影の有無で行われる。
- □ (8) 腹部の輪状石灰化は嚢胞性疾患によるものがほとんどである。
- □ (9) Wangensteen-Rice 像は鎖肛の診断における X 線撮影法である。
- □ (10) Plummer-Vinson 病は悪性貧血に合併し，食道炎で食道入口部 web をつくる。
- □ (11) Zollinger-Ellison 症候群はインスリノーマに合併する多発性消化性潰瘍である。
- □ (12) 潰瘍における Hampton line は良性の，Schattenplus im Schattenminus は悪性の所見である。
- □ (13) 早期胃癌はその名のとおり遠隔転移のない早期の癌をいう。
- □ (14) Krukenberg は胃癌の Douglas 窩への転移をさしている名称である。
- □ (15) bridging fold は良性粘膜下腫瘍にみられる所見である。
- □ (16) bull's eye は転移性肝腫瘍のとき，CT や超音波検査でみられる所見である。
- □ (17) 十二指腸憩室は内側に，Meckel 憩室は腸間膜と反対側にできる。
- □ (18) Peutz-Jeghers 症候群は過誤腫ポリープであり，癌化することが多い。
- □ (19) string sign は Crohn 病，Stierlin's sign は腸結核の所見である。
- □ (20) 注腸所見で coiled spring は腸重積，apple core sign は癌の所見である。
- □ (21) 大きさ 2.5 cm のポリープは癌を疑ってよい。
- □ (22) 肝血管腫は MRI の T2 強調で著しい高信号となる。

Answer

×(1) ＜チャート18＞参照。消化管穿孔の疑いのあるときは，まず腹部の単純写真をとる。穿孔患者にバリウムを投与すると重症の腹膜炎を誘発する。

○(2) ＜チャート19＞参照。小腸は左上から右下へ走向し回盲部へ移行するので，右下のニボーに近く閉塞部位がある。

○(3) ＜チャート19＞参照。連銭形成 herring bone のイレウスは空腸での閉塞を示す。

×(4) ＜チャート19＞参照。double bubble sign は十二指腸閉塞による胃泡と十二指腸のガスをさし，coffee bean sign は S 状結腸の軸捻転による S 状結腸の係蹄内のガス像をいう。

○(5) 絞扼性イレウスの場合，腸間膜動脈も巻き込まれ血行障害を起こし，ガス発生を起こしていることが少なくない。

○(6) ＜チャート20＞参照。急性膵炎ではその左側の胸水，左肺の discoid atelectasis を起こしていることが多い。

×(7) 音響陰影とは結石により超音波がほとんど反射されて，石の後に音の反射がなくなる部分のことをいう。胆嚢内結石は 2 mm を超えると明瞭な strong echo と音響陰影を認めるが，肝内胆管結石ではエコーも強くなく音響陰影もはっきりしないことが多い。

×(8) 腹部の輪状石灰化は囊胞壁の石灰化のほかにも動脈瘤の石灰化がある。

○(9) Wangensteen-Rice 像とは鎖肛の診断のとき，患児を逆さまにしてとる X 線撮影位である。

×(10) Plummer-Vinson 病は鉄欠乏性貧血に合併する食道炎である。悪性貧血では舌に潰瘍性の Hunter 舌炎を起こす。

×(11) Zollinger-Ellison 症候群はガストリノーマ（非 β 細胞）に合併する多発性消化性潰瘍であり，インスリノーマ（β 細胞）はインスリンを分泌し，低血糖を起こす腫瘍である。

○(12) Hampton line はニッシェと胃の間にみられる 1 mm くらいの透明帯で，良性にみられる。

○(13) 早期胃癌とは原発巣の所見だけをいい，遠隔転移の有無は関係ない。

×(14) ＜チャート26＞参照。Krukenberg は胃癌の卵巣への転移をいう。

×(15) bridging fold は粘膜下腫瘍一般にみられる所見で，胃の悪性リンパ腫や平滑筋肉腫でもみられる。

○(16) CT，超音波で画像成因がやや異なるが，ともに転移腫瘍の所見である。

○(17) ＜チャート27＞参照。

×(18) 癌化しやすいポリープは家族性ポリポーシスや Gardner 症候群のときの腺腫性ポリープであり，Peutz-Jeghers 症候群での過誤腫では癌化は稀である。

○(19) ＜チャート28＞参照。

○(20) ＜チャート28＞参照。

○(21) ＜チャート24＞参照。

○(22) 肝腫瘍は T2 強調で高信号となるが，血管腫ではその程度が著しい。

4 循環器の診断

正 常 像

1 正面像（P-A像）

<右>第Ⅰ弓：上大静脈　　<左>第Ⅰ弓：大動脈弓
　　第Ⅱ弓：右心房　　　　　第Ⅱ弓：肺動脈幹
　　　　　　　　　　　　　　第Ⅲ弓：左心耳（左心房）
　　　　　　　　　　　　　　第Ⅳ弓：左心室

心胸郭比（CTR）50％以上は心拡大という（図Ⅰ-4.2）。

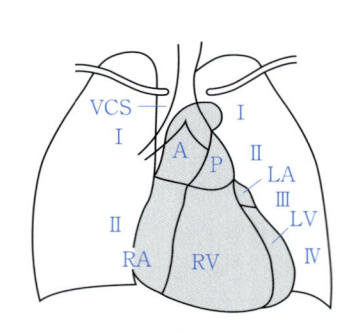

図 Ⅰ-4.1　胸部X線写真正面像と解剖
VCS：上大静脈　　A：大動脈　　P：肺動脈　　RA：右心房
RV：右心室　　LA：左心房　　LV：左心室

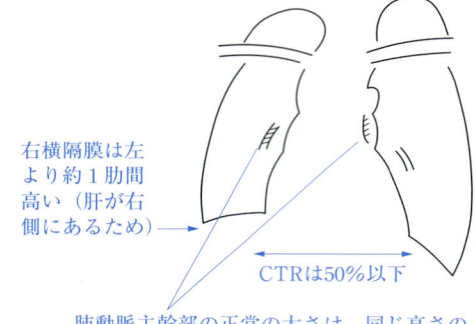

右横隔膜は左より約1肋間高い（肝が右側にあるため）
CTRは50％以下
肺動脈主幹部の正常の太さは，同じ高さの肋骨の太さとほぼ同じ

図 Ⅰ-4.2　正常胸部X線写真のパターン

2 側面像

左心房・左心室の拡大をみる（図Ⅰ-4.3）。

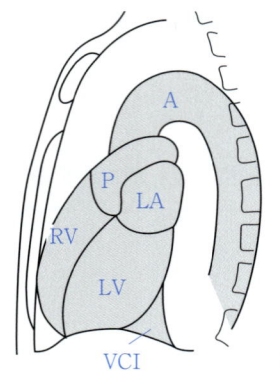

図 Ⅰ-4.3　胸部X線写真側面像と解剖
A：大動脈　　RV：右心室
P：肺動脈幹　LV：左心室
VCI：下大静脈　LA：左心房

3 第1斜位（右前斜位）

左心房・右心室の拡大をみる（図 I-4.4）。

- Holzknecht 腔
  心陰影と脊椎の間のすきまをいう。食道造影で左房肥大が分かる。

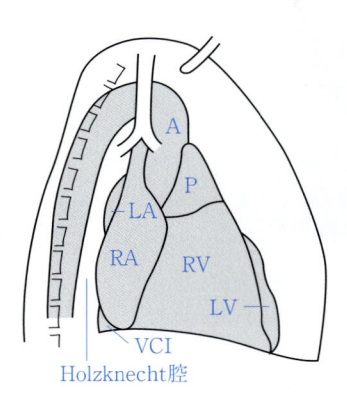

図 I-4.4　胸部 X 線写真第 1 斜位
A：大動脈　　P：肺動脈　　RA：右心房　　RV：右心室　　LA：左心房　　LV：左心室　　VCI：下大静脈

4 第2斜位（左前斜位）

左右心室の肥大，大動脈の変化，右房の変化をみる（図 I-4.5）。

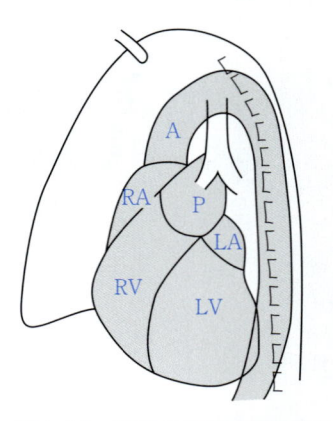

図 I-4.5　胸部 X 線写真第 2 斜位
A：大動脈　　P：肺動脈　　RA：右心房　　RV：右心室　　LA：左心房　　LV：左心室

| CHART 31 |

【胸部斜位】
　第 1 斜位……右前
　第 2 斜位……左前

I 画像診断

▶ Exercise 3（94B19）◀

生後2か月の乳児の正常胸部X線写真を図I-4.6に示す。矢印の部位で**誤っている**のはどれか。
a 胸　腺　　b 右心房　　c 奇静脈　　d 左心室　　e 胃

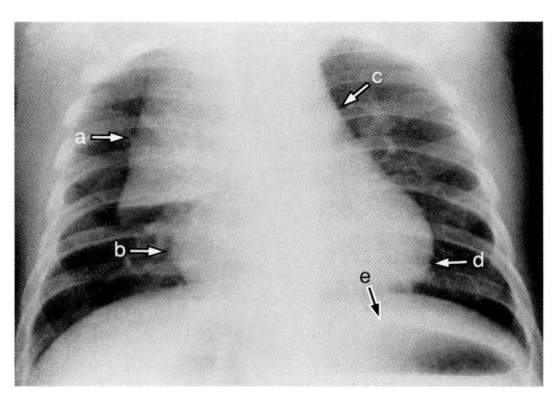

図I-4.6

▶ Exercise 4（90A39）◀

胸部X線写真を図I-4.7に示す。矢印の部位で**誤っている**のはどれか。
a 中間気管支幹　　b 肺静脈　　c 右　房　　d 肺動脈主幹部　　e 下行大動脈

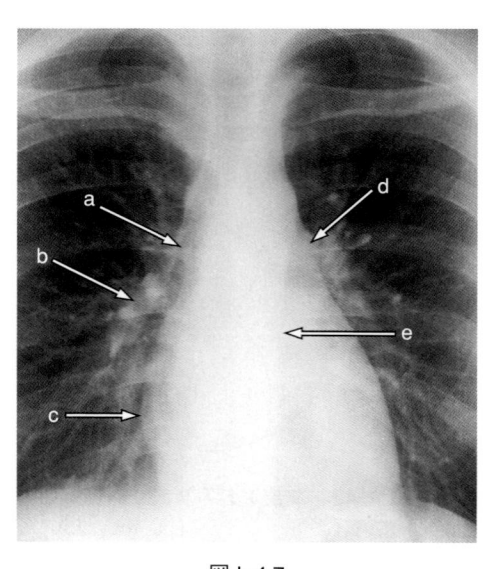

図I-4.7

正　解 Exercise 3：c（cは大動脈弓である。奇静脈は右I弓の外側に腫瘤影をつくることがある）
　　　　 Exercise 4：b（bは右肺動脈主幹部である。肺静脈は肺門に集まる放射線状の索状陰影としてみられる）

5 正常冠動脈

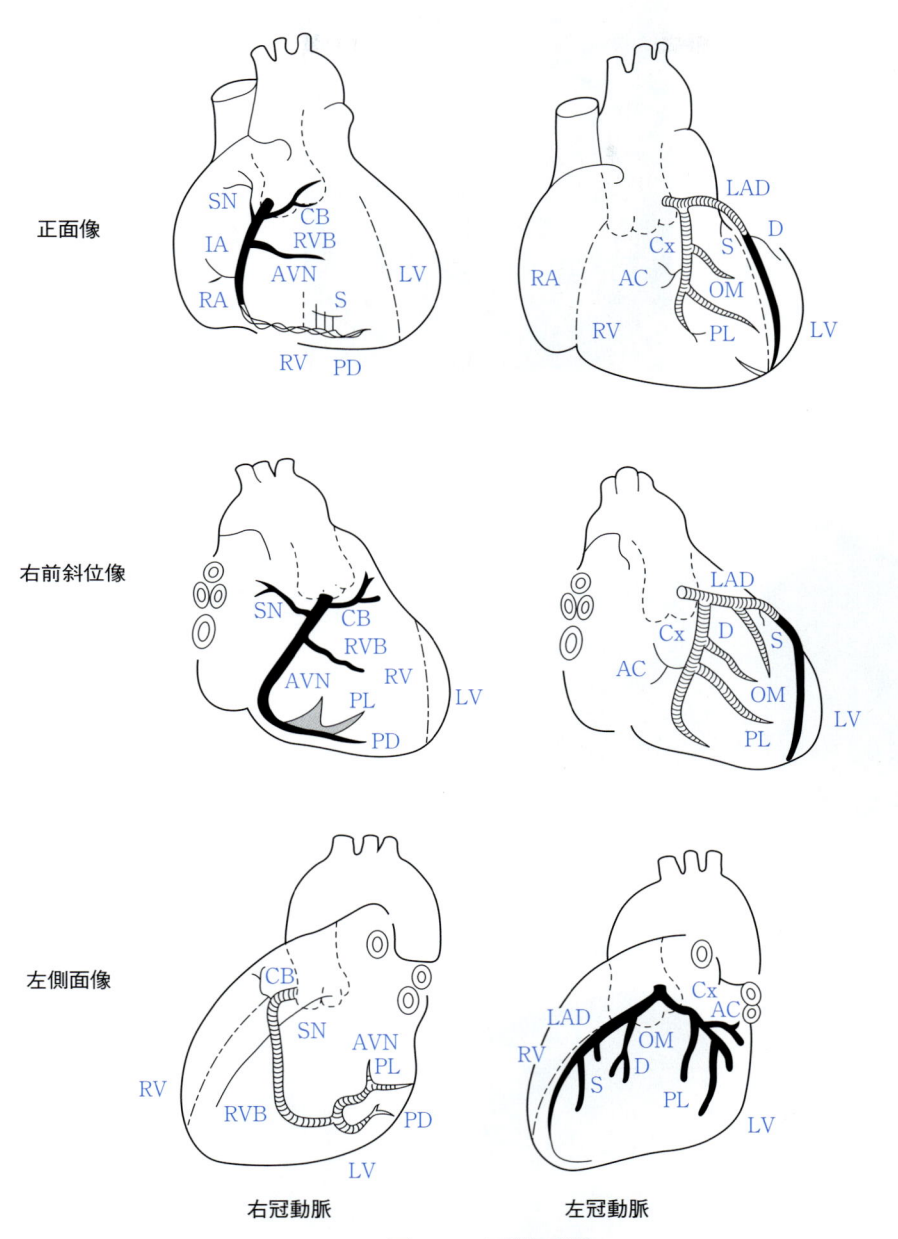

図 I-4.8 正常冠動脈

AC：心房回旋枝　　AVN：房室結節枝　　CB：円錐枝　　Cx：回旋枝　　D：対角枝　　IA：下心房枝　　LAD：左前下行枝　　OM：鈍縁枝　　PD：後下行枝　　PL：後外側枝　　RVB：右室枝　　S：中隔枝　　SN：洞結節枝
実線は前面にある冠動脈，斜線は後面にある冠動脈，------ は前心室間溝

Ⅰ　画像診断

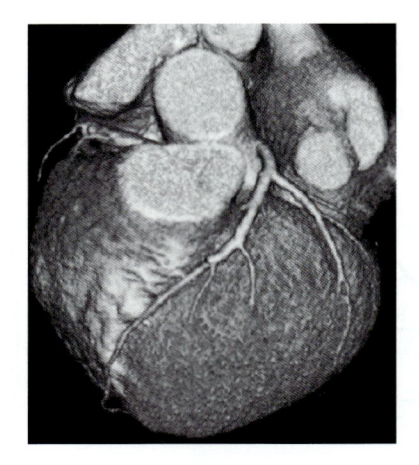

図 I-4.9　冠動脈の MDCT

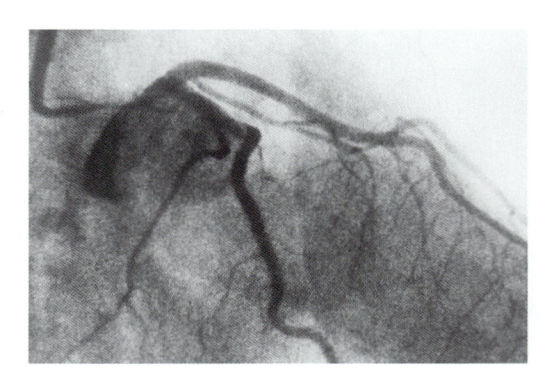

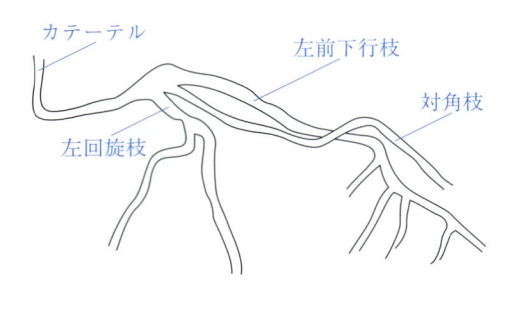

図 I-4.10　左冠動脈正常像

カテーテル　左前下行枝　対角枝　左回旋枝

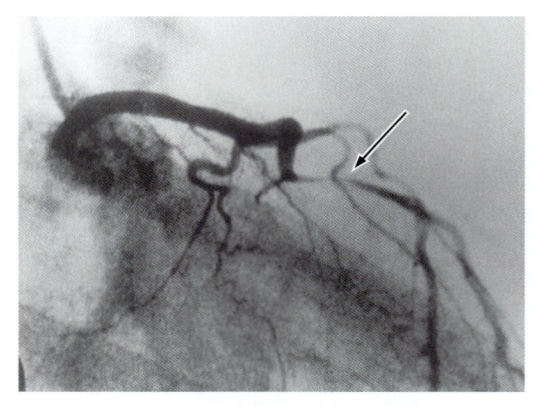

図 I-4.11　冠動脈左前下行枝の狭窄（↑）

122

6 心臓の CT 解剖

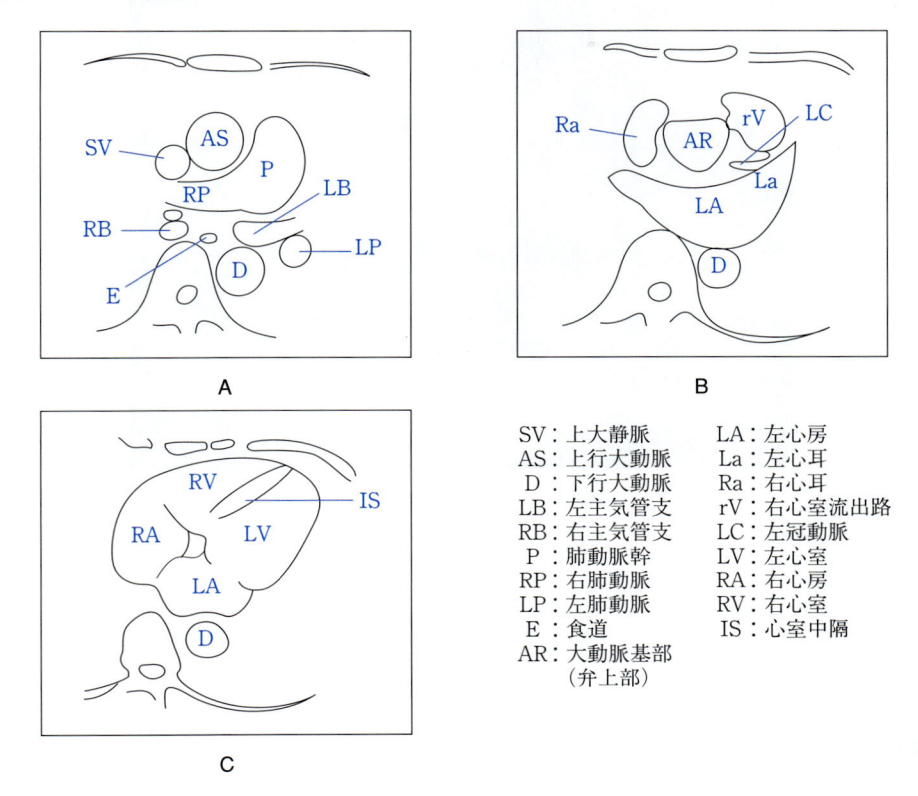

図 I-4.12　心臓の CT 解剖

SV：上大静脈
AS：上行大動脈
D ：下行大動脈
LB：左主気管支
RB：右主気管支
P ：肺動脈幹
RP：右肺動脈
LP：左肺動脈
E ：食道
AR：大動脈基部
　　（弁上部）
LA：左心房
La：左心耳
Ra：右心耳
rV：右心室流出路
LC：左冠動脈
LV：左心室
RA：右心房
RV：右心室
IS：心室中隔

7 心臓の超音波診断

　心エコー，カラー Doppler 法の出現以来，心臓の形態，動態に対する情報はリアルタイムにとらえられるようになった。特にカラー Doppler 法は弁逆流の検査と出現部位，方向や時相の計測の精度と簡便性を著しく向上させている。特に弁の疾患の診断は最も得意とする領域である。

　カラー Doppler 心エコー図は探触子（扇のかなめの部分）の方向へ近づく血流は赤色，遠ざかる血流は青色，乱流部分は黄色で表示されることである。読影には心臓の解剖と探触子の方向，血流の量と方向がポイントとなる。

I 画像診断

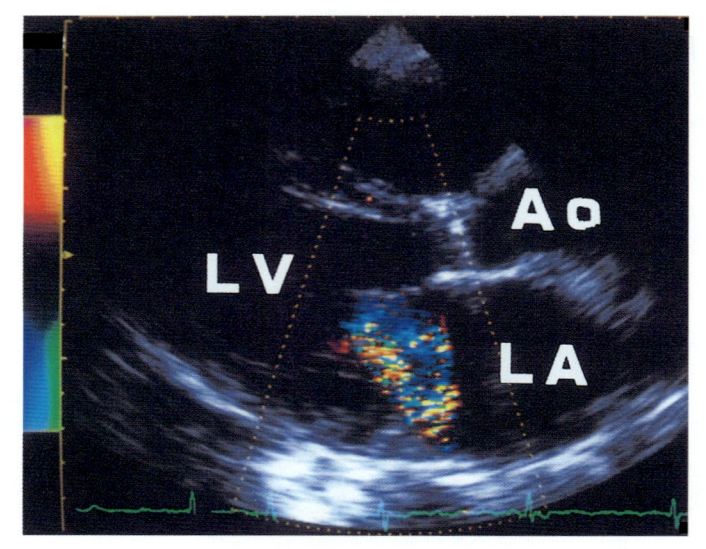

図 I-4.13 僧帽弁閉鎖不全症におけるカラー Doppler
LV：左室　　Ao：大動脈　　LA：左房

各心房・心室の拡大と対応する疾患

1 左房拡大を示す疾患

▶X 線像

P-A像　　　　　第 1 斜位
　　　　　　　（左房は第 1 斜位でみる）

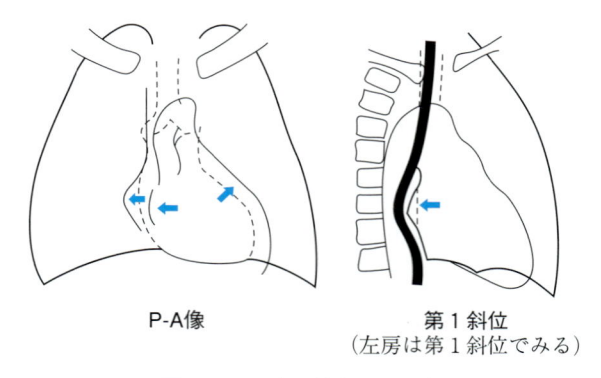

図 I-4.14　左房拡大を示す疾患

1）左第Ⅲ弓の膨隆（左房の肥大）。
2）左房は右房弓を越えて突出することあり。
　　第 1 斜位では後方に突出し，Holzknecht 腔は狭くなる。食道は後方へ圧迫される。

a．僧帽弁狭窄

　僧帽弁狭窄（mitral stenosis：MS）では弁より上流の拡張と圧上昇をもたらす。

・左房拡大，肺うっ血，右室拡大

b．僧帽弁閉鎖不全
僧帽弁閉鎖不全（mitral insufficiency：MI）は弁の前後の拡大をもたらす。
・左房拡大と左室拡大

c．動脈管開存（patent ductus arteriosus：PDA）
肺動脈と大動脈の交通（**Botallo 動脈管**）は左右のシャントを起こし，肺血流を増加させる。
・肺血管陰影の増強，シャント部位より下流の左房・左室の拡大

d．左心不全（left heart failure）
左心不全は左心房・左心室の拡大と，それより上流の圧上昇をもたらす。
・肺水腫，胸水，vanishing tumor の所見を胸部 X 線で認める。

CHART 32

【左房肥大】
　①後に原因
　　PDA（流量の増大）
　②前に原因
　　MS（抵抗増加）
　　MI（逆流）

---

2 右房拡大を示す疾患

▶X 線像

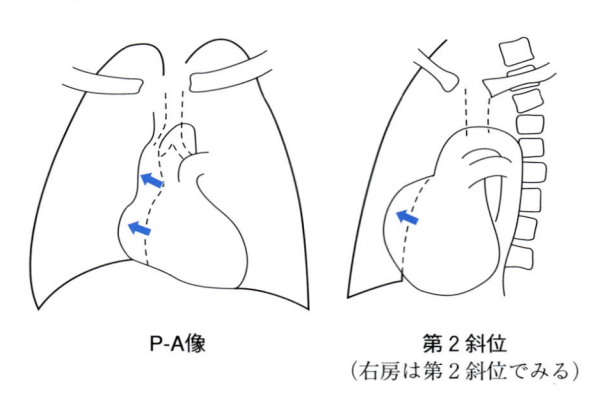

P-A像　　　第2斜位
　　　　（右房は第2斜位でみる）

図 I-4.15　右房拡大を示す疾患

1）右房弓延長，右房肥大
2）上大静脈弓拡大，肝腫大（上流のうっ血による）

I　画像診断

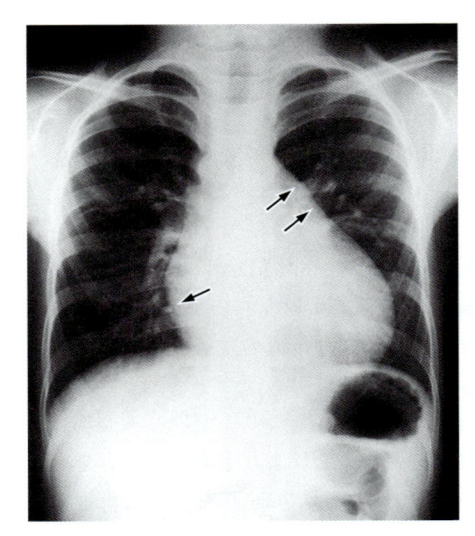

図 I-4.16　心房中隔欠損症
右房拡大（↑）と肺動脈の突出（↑↑）が認められる

a．**心房中隔欠損**（atrial septal defect：ASD，図 I-4.16）
　左右シャントによる右房の下流の拡大と血流増大をみる。
　・右房・右室拡大，肺動脈幹突出と肺血管影の増強
＜**Lutembacher 症候群**＞
　ASD＋MS のため右心負荷が大きくなったもの。

b．**三尖弁狭窄**（tricuspid stenosis：TS）
　・三尖弁上流部の拡大

c．**三尖弁閉鎖不全**（tricuspid insufficiency：TI）
　・三尖弁前後の拡大，右房・右室拡大

d．**Ebstein 奇形**
　三尖弁の下方付着を特徴とする奇形である。しばしば三尖弁の閉鎖不全を伴う。
　・右房の拡大，三尖弁下流の血流減少
　・肺血流減少，左心尖高位のため球状心となる。

e．**右心不全**（right heart failure）
　・大静脈・右房の拡大，肝腫大

> CHART 33
>
> 【右房肥大】
> ①後に原因　　　　　②前に原因
> 　　ASD（流量増加）　　TS　　（抵抗増大）
> 　　　　　　　　　　　TI　　（逆流）
> 　　　　　　　　　　　Ebstein（逆流）

3 左室拡大を示す疾患

▶X 線像

1）左室の拡大
2）大動脈弓の拡大（僧帽弁閉鎖不全症では血流減少のため大動脈弓はむしろ狭小化する）

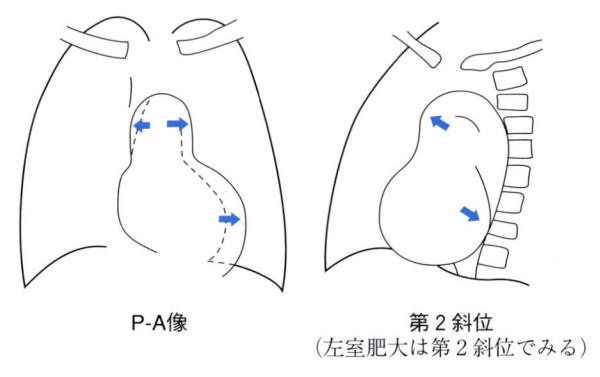

P-A像　　　　第2斜位
　　　　　　（左室肥大は第2斜位でみる）

図 I-4.17　左室拡大を示す疾患

a．抵抗増大による拡大
　①大動脈弁狭窄（aortic stenosis：AS）
　　大動脈弁の上流心室の拡大（左室肥大）をみる。
　②高血圧（high blood pressure）
　　高血圧による末梢抵抗増大で駆出部分全体の拡大を認める。
　　左室は拡大し，上行大動脈と大動脈弓も拡大する。
　③大動脈縮窄（coarctation of aorta）
　　狭窄上流の肥大・拡大を認める。
　　左室拡大と上行大動脈が拡大する。

b．流量増大による拡大
　大動脈弁閉鎖不全（aortic insufficiency：AI）
　　弁の前後の拡大が特徴である。
　　左室肥大と上行大動脈の拡大を認める。

I　画像診断

c．左房からの流量増大による拡大

①僧帽弁閉鎖不全（mitral insufficiency：MI）
　弁の前後は拡大する。
②動脈管開存（patent ductus arteriosus：PDA）
　当然 Botallo 管を通ってきた大動脈血による左室拡大である。

CHART 34

【左室肥大】
　①前に原因
　　AI　　（逆流）　　⎫
　　AS　　（抵抗増大）　⎬ 左室肥大の原因
　　高血圧（抵抗増大）　⎭
　②後に原因
　　MI　　（逆流）　　⎫
　　　　　　　　　　　⎬ 左房肥大の原因
　　PDA　（流量増大）　⎭

---

④ 右室肥大を示す疾患

▶X 線像

1）左第Ⅱ弓の拡大

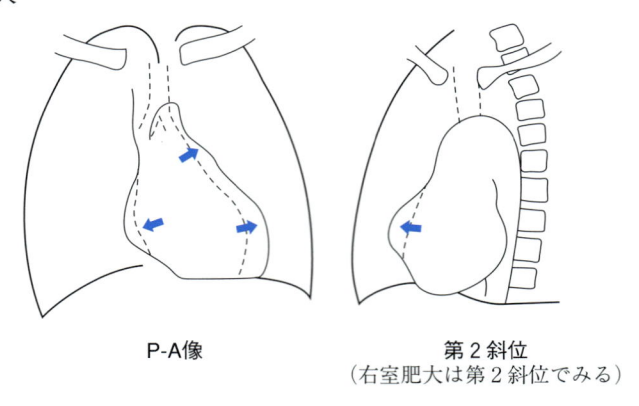

P-A像　　　　　　　第2斜位
　　　　　　（右室肥大は第2斜位でみる）

図 I-4.18　右室拡大を示す疾患

2）右室拡大による右第Ⅱ弓，左第Ⅳ弓の拡大

a．抵抗増大による肥大

①僧帽弁狭窄（mitral stenosis：MS）
　MS による肺高血圧が右心まで及んだものはこうなる。
②肺性心
　肺気腫，肺線維症などによる肺血流抵抗の増大によって起こった心不全を総称する。

③肺動脈弁狭窄症，肺動脈狭窄（純粋型）
　右心室・右心房の拡大
④Eisenmenger complex
　VSDで右左シャントとなったもの。
⑤Fallot 三徴
　（1）肺動脈狭窄→（3）右室肥大
　（2）心房中隔欠損
　　　　　　　　　　　　　　　　ともに肺動脈狭窄に起因する右室肥大
⑥Fallot 四徴
　（1）肺動脈狭窄→（3）右室肥大
　（2）高位心室中隔欠損→（4）大動脈騎乗

b．流入増大による拡大
　心室中隔欠損（VSD），心房中隔欠損（ASD）→Lutembacher症候群，動脈管開存（PDA），三尖弁閉鎖不全（TI）

CHART 35
【右室肥大】 　①前に原因 　　MS　　　　（抵抗増大） 　　肺性心　　　（抵抗増大） 　　肺動脈狭窄　（抵抗増大） 　　Fallot　　　（抵抗増大） 　②後に原因 　　VSD, ASD　（流量増大） 　　TI　　　　　（逆流）

CHART 36
Fallotは肺動脈狭窄とASD（三徴）or VSD（四徴）である ●三徴＝PS（＋二次的右室肥大）＋ASD ●四徴＝PS（＋二次的右室肥大）＋VSD（＋二次的大動脈騎乗） 　シャントは肺動脈狭窄のため右→左となり，チアノーゼを起こす

5 両室肥大

心嚢炎（図 I-4.19），心筋症，Basedow病，特発性心肥大などが有名である。

I 画像診断

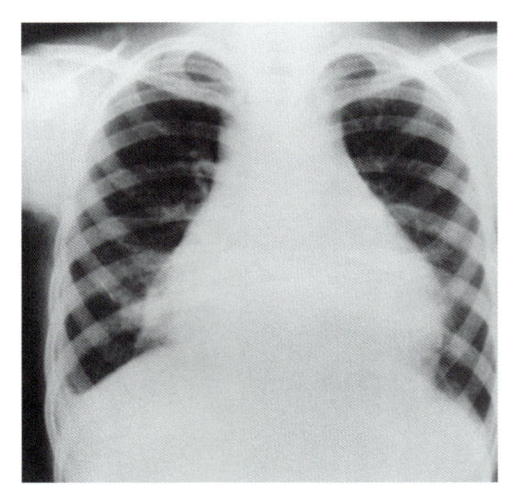

図 I-4.19 心嚢炎
心嚢炎による心肥大

| CHART 37

【両室肥大】
　心筋症，Basedow病，粘液水腫，特発性心肥大

各疾患の診断

1 心室中隔欠損症 (ventricular septal defect：VSD)

　流量増大による右室の拡大，肺血管陰影の増強がある。駆出量の増加が必要であるために，左心の肥大化を起こす。

肺血管陰影
増強

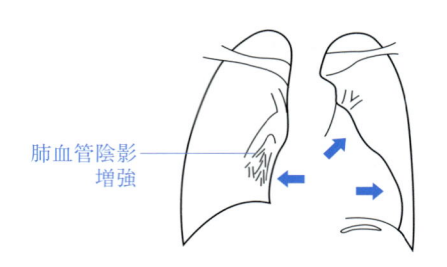

図 I-4.20 心室中隔欠損症

130

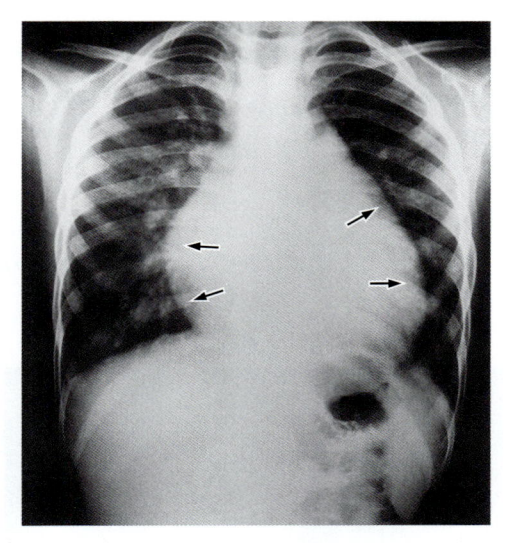

図 I-4.21 心室中隔欠損症
心室肥大，肺血管の拡張が著明である

＜Eisenmenger complex＞
VSD で右左シャントとなりチアノーゼを起こすようになったものをいう。肺野は VSD とは逆に明るくなる。

② 心房中隔欠損症（atrial septal defect：ASD）

左右シャントによる右心系の血流の増大がある（左右シャントはチアノーゼを起こさない）。
肺血流量の増大による肺血管陰影の増強，肺門ダンスがみられる。

- Lutembacher 症候群
  ASD と MS を合併するものをさす。ASD に MS の所見である左房肥大を伴う。

CHART 38

【VSD と ASD】
　Eisenmenger：VSD が右左シャントとなったもの
　Lutembacher：ASD ＋ MS

③ 動脈管開存症（patent ductus arteriosus：PDA）

動脈管（Botallo 管）を通じての下行大動脈から肺動脈への左右シャントを特徴とする。
- 肺うっ血
- hilar dance ｝ともにシャントによる血流量の増大で起こったもの
- 左Ⅳ弓，左右Ⅱ弓の膨隆

大動脈圧が肺動脈圧より常に大きいため，シャントは連続して起きる。

131

Ⅰ 画像診断

4 Fallot 四徴症 (tetralogy of Fallot：TOF)

①肺動脈狭窄→③右室肥大（①のための随伴現象）
②高位心室中隔欠損→④大動脈騎乗（②のための随伴現象）
25％に右側大動脈弓を伴う。

＜オランダ木靴型心臓＞
　肺動脈の発育不全と右心室肥大による（肺野は明るい）。肺動脈狭窄のため右心血流が騎乗した大動脈へ直接流れ込む（右左シャント→チアノーゼのもと）。

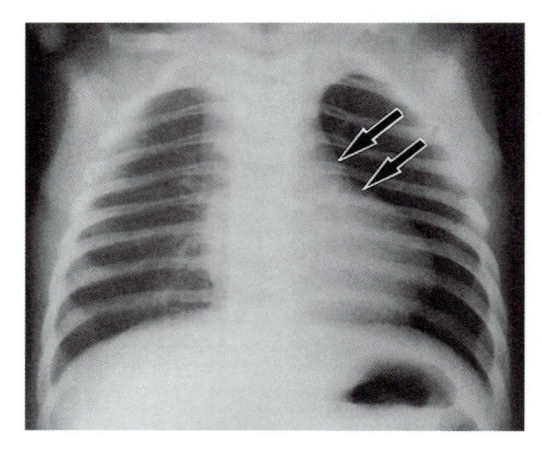

図 I-4.22　Fallot 四徴症
肺動脈陥凹（↑↑）のため，やや心陰影が拡大してみえ（オランダ木靴型心），肺血管は少なく肺は明るい

5 心筋症 (myocardial disease)

a．肥大型心筋症 (hypertrophic cardiomyopathy)
家族性発生で若い男性に多い。常染色体優性遺伝と考えられている。
心筋の不均等肥大を特徴としている。

b．拡張型心筋症 (dilated cardiomyopathy)
心内腔の拡大と心筋の収縮不全が特徴である。
アミロイドーシス，サルコイドーシス，甲状腺機能亢進などが原因となる。

6 大血管転位 (transposition of great vessel：TGV)

右室より大動脈
左室より肺動脈　を基本とする 12 型の心奇形の総称。

ASD，VSD，PDA などがあるために生きられる。
チアノーゼが強い。
・卵形肥大型心

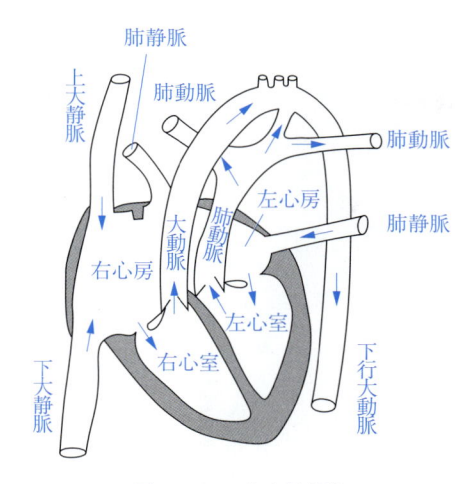

図 I-4.23　大血管転位

7　大動脈縮窄症 (coarctation of aorta)

大動脈の狭窄部が動脈管の前にあるか後ろにあるかによって管前型と管後型に分かれる。
- 管前型：乳児型……PDAを合併しやすい
- 管後型：成人型……下行大動脈への移行部に狭窄を起こしやすい

Marfan症候群やTurner症候群を合併することが多い。

▶成人型の3所見（図 I-4.24）
　① 3サイン……狭窄部にくびれがあり，大動脈外縁が3の字型となる。
　② inverted 3 sign（逆3字サイン）……大動脈の拡張・狭窄，拡張部位による食道の圧迫所見である。
　③ rib notching……肋間動脈による側副血行路の発達を呈している（図 I-4.25）。

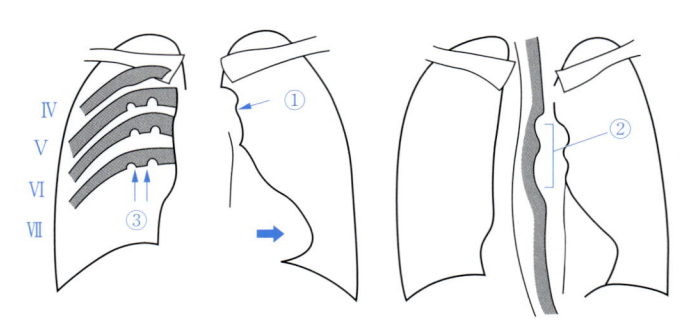

図 I-4.24　成人型大動脈縮窄症の3所見

Ⅰ　画像診断

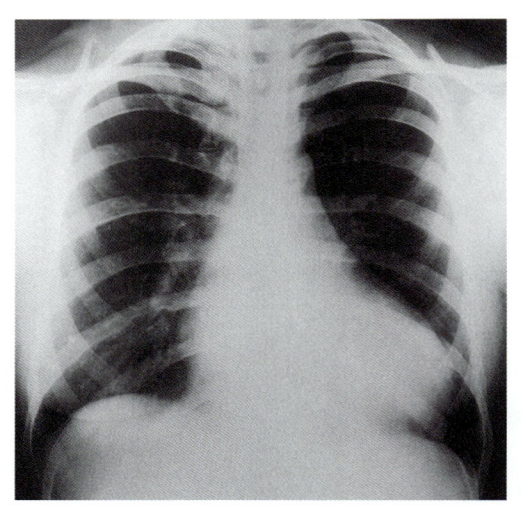

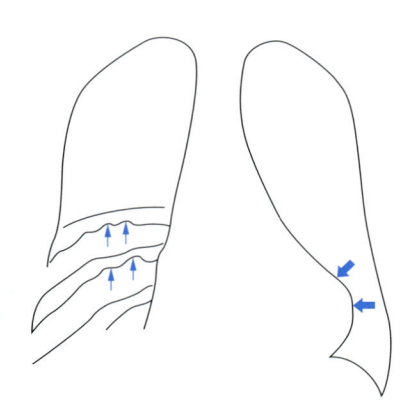

図 I-4.25　大動脈縮窄症と rib notching
大動脈炎症候群による下行大動脈の狭窄からくる左室肥大。側副血行路としての肋間動脈の拡張による肋骨侵食像が認められる

CHART 39

【大動脈縮窄症】
① 3 サイン ………大動脈が 3 の形
② 逆 3 字サイン…食道が逆 3 の字に圧迫
③ rib notching……肋骨の侵食像

8　僧帽弁狭窄症 (mitral stenosis：MS)

大半がリウマチ性で最近減少している。
僧帽弁狭窄による上流の圧上昇と拡張が起こる。
・左心房の拡大，肺動脈の拡大，肺静脈の拡大，右心室の拡大がみられる（図 I-4.26）。
　全体像として mitral configuration（僧帽弁型）となる。卵を立てた形に見える。

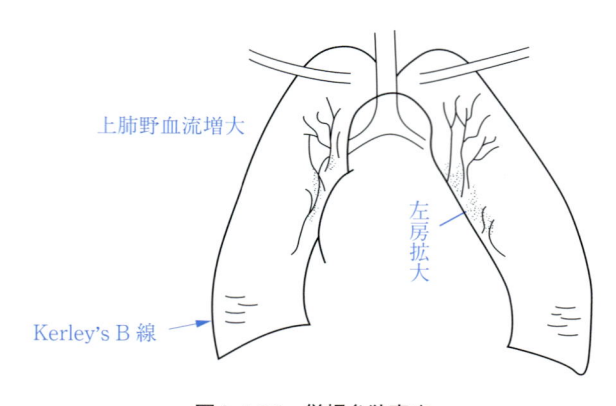

上肺野血流増大
左房拡大
Kerley's B 線

図 I-4.26　僧帽弁狭窄症

9 僧帽弁閉鎖不全症 (mitral insufficiency：MI)

僧帽弁の前後の拡張と圧上昇が起こる。普通 MS を合併する。

MS の所見＋左心肥大所見と特徴的な左心房への血流逆流所見を認める。大動脈は血流減少のため狭小化する（図 I-4.27）。左室拡大のため CTR が増す。40％に弁石灰化を伴う。

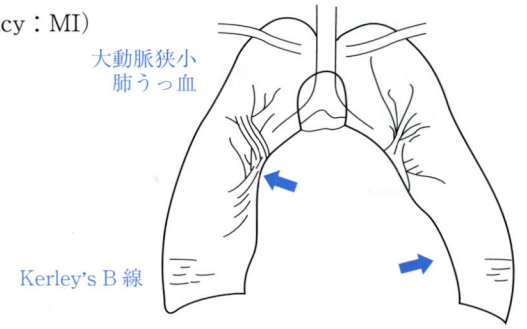

図 I-4.27 僧帽弁閉鎖不全症

> **CHART 40**
>
> 【MS と MI】
> 典型的な左心不全の像を呈するが，違いは大動脈の変化
> MS：大動脈変化なし
> MI：大動脈は血流減少のため狭小化する

10 大動脈弁狭窄症 (aortic stenosis：AS)

大動脈弁上流部の肥大が起こる。上行大動脈の拡大がある（poststenotic dilatation）。大動脈弁の石灰化をみる。（図 I-4.28）。超音波で弁の硬化と開放制限，収縮期に上行大動脈へ向かう狭窄ジェットをみる。

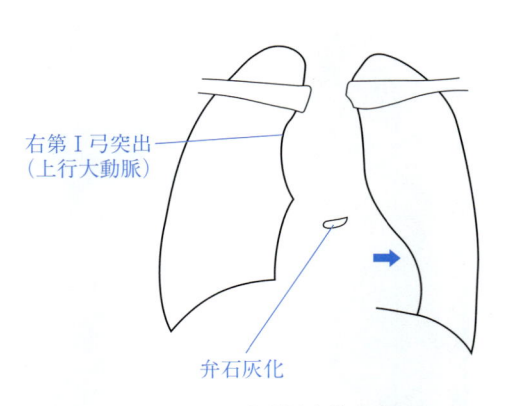

図 I-4.28 大動脈弁狭窄症

Ⅰ　画像診断

11　大動脈弁閉鎖不全症（aortic insufficiency：AI）

　左心室・大動脈の拡大のため大動脈弁前後の拡大をみる。大動脈弁の石灰化もしばしば認められる。左1,4弓の突出と左2,3弓の陥凹は，大動脈弁型（aortic configuration）と呼ぶ形態を呈する（図Ⅰ-4.29）。拡張期に左室内へ向かう異常血流をみる。Marfan症候群にしばしば合併する。

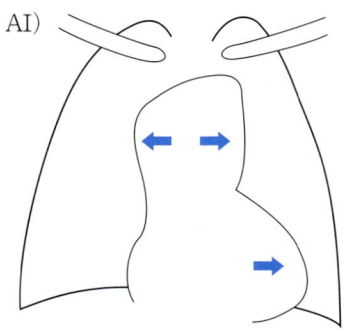

図Ⅰ-4.29　大動脈弁閉鎖不全症

12　肺静脈還流異常（anomalous pulmonary venous return）

▶部分的肺静脈還流異常（PAPVR）

　右肺静脈が下大静脈に注ぐものは異常血管が三日月状の陰影を呈し，これがscimitar（トルコの三日月刀）に似ているのでscimitar signという（図Ⅰ-4.30）。

scimitar sign

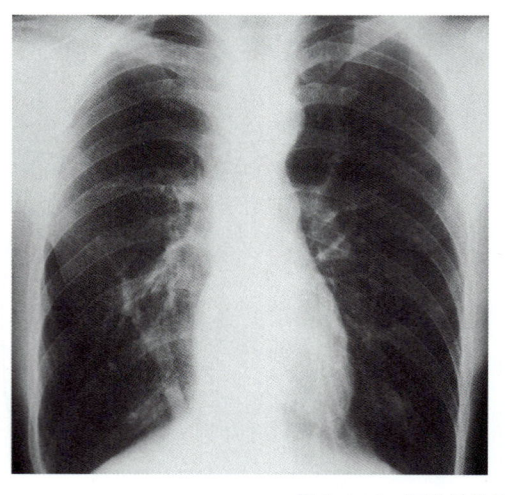

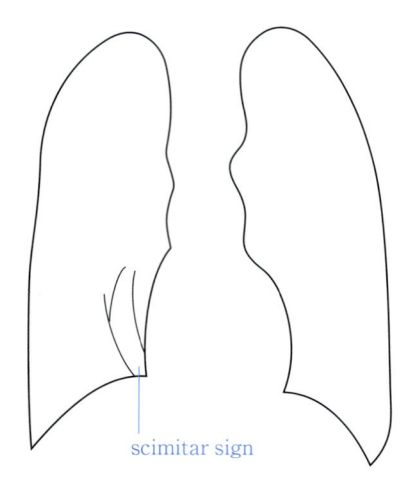

図Ⅰ-4.30　部分的肺静脈環流異常

13　大動脈瘤（aortic aneurysm）

▶原因

・動脈硬化………老人の腹部大動脈瘤はほとんどこれである。

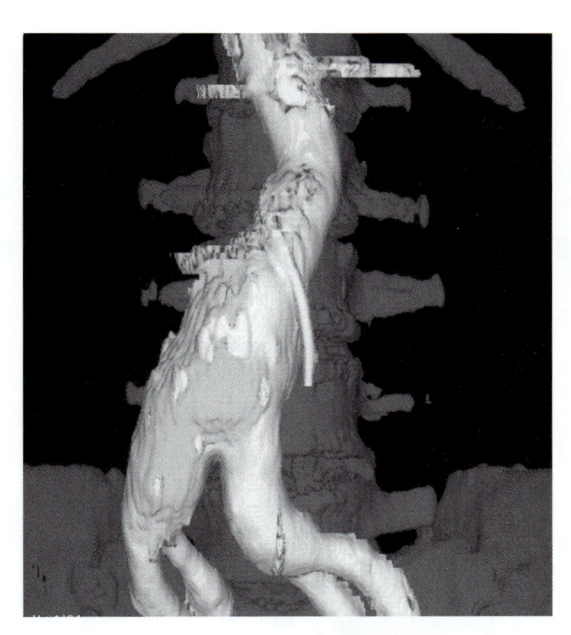

図 I-4.31　腹部大動脈瘤 3D CT
腹部大動脈瘤の内腔造影である

- 梅毒……………………………上行大動脈の囊状動脈瘤
- Marfan 症候群 ………………解離性大動脈瘤（中膜壊死）。大動脈弁へ逆行すると AI を起こす。
- 外傷……………………………囊状が多い。
- 大動脈炎症候群（高安病）…狭窄と併存し，早期から石灰化する（図 I-4.32）。女性に多い。

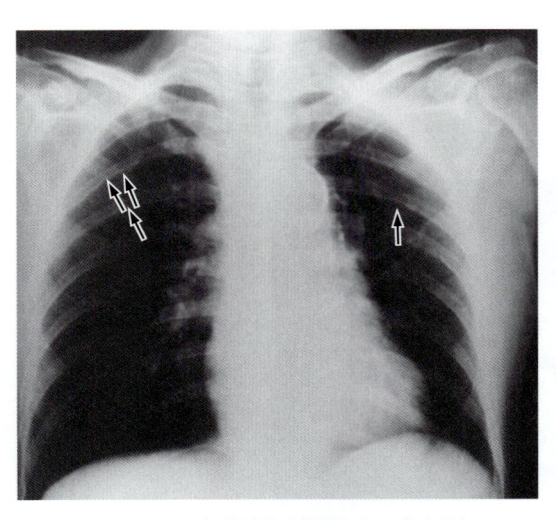

図 I-4.32　大動脈炎症候群（41 歳女性）
大動脈炎症候群による大動脈壁の石灰化と左右 3～5 肋骨の rib notching（↑）

I　画像診断

CHART 41

【動脈瘤の特徴】
　　動脈硬化　　　：腹部に多い
　　梅毒　　　　　：上行大動脈が囊状となる
　　Marfan 症候群　：解離性となる
　　大動脈炎症候群：若い女性，石灰化に特徴

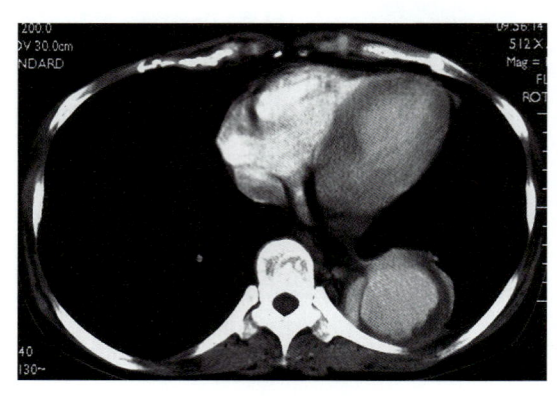

図 I-4.33　解離性動脈瘤
動脈壁の解離による2腔形成と壁在血栓を認める

▶検　査
・血管造影……現在では経静脈性ディジタル・サブトラクション・アンギオグラフィ（IVDSA）が安全である。
・CT……動脈瘤の真腔と偽腔を胸部より骨盤まで追うことができる。
・超音波……上行大動脈や腹部大動脈では大動脈の長軸に沿って調べられる。

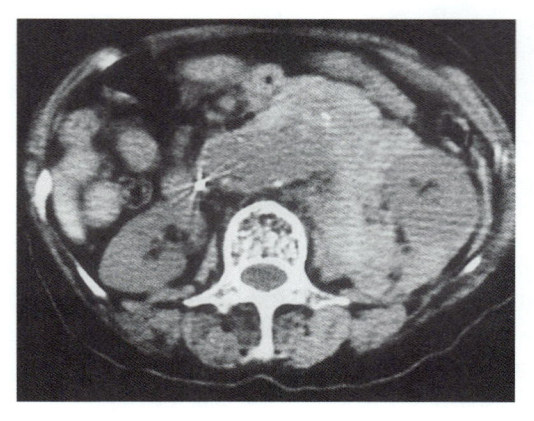

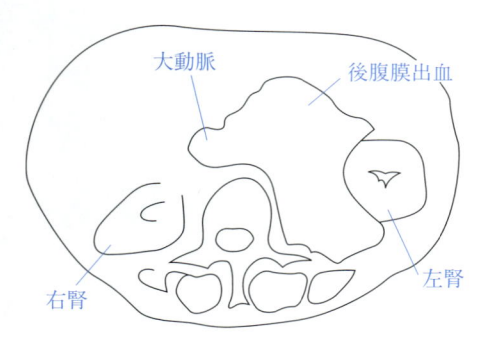

図 I-4.34　腹部大動脈瘤破裂
大動脈瘤破裂による後腹膜出血

- RI・アンギオグラフィ……非侵襲的で，手軽にできる。
- MRI……血流と血管壁がはっきりと区別して描出されるため，真腔，偽腔の血流の流れを長軸に沿ってよく観察できる。

<**解離性大動脈瘤**（dissecting aneurysm）>

原因としては高血圧，動脈硬化，Marfan 症候群，外傷などが有名である。De Bakey の分類（図 I-4.35，I-4.36）が使われる（Ⅰ型が最も多い）。大動脈弁まで及ぶと AS，AI を起こす。Stanford 分類では上行大動脈に解離のあるものを A 型（De Bakey のⅠ，Ⅱ型），ないものを B 型（De Bakey のⅢ型）としている。

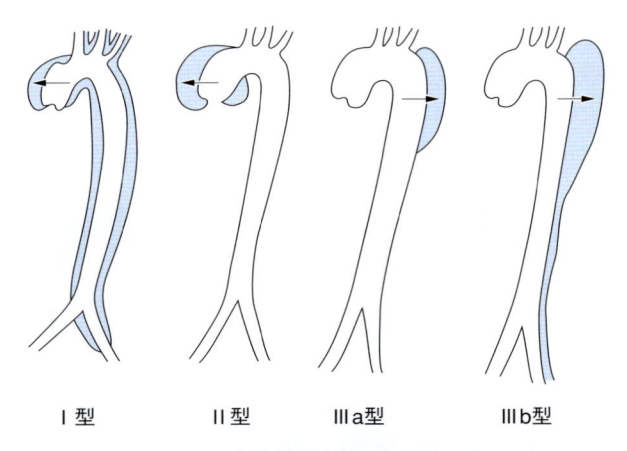

図 I-4.35 解離性大動脈瘤の分類（De Bakey）

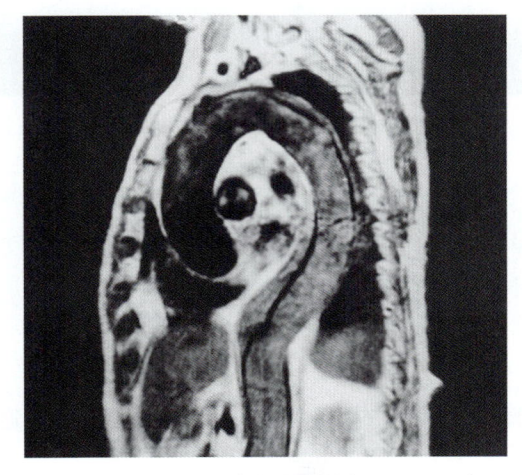

図 I-4.36 解離性大動脈瘤の MRI
De Bakey Ⅲb 型

Ⅰ 画像診断

14 大動脈炎（aortitis，高安病 or 脈なし病）

若い女性に多い。大動脈，肺動脈およびその近位の分枝の狭窄・閉塞を起こす。早期から石灰化しやすい。

　　下行大動脈の狭窄→側副血行路により rib notching を起こす
　　腹部大動脈の狭窄→腎血管性高血圧などを起こす

15 腎血管性高血圧（renovascular hypertension）

▶原　因
・動脈硬化……大動脈起始部から狭くなっている。高齢男性に多い。
・大動脈炎……若年女性に多く，他の血管の狭窄も伴う。
・線維筋性異形成（fibromuscular dysplasia：FMD）……若い人に多く，狭窄はビーズ様である。

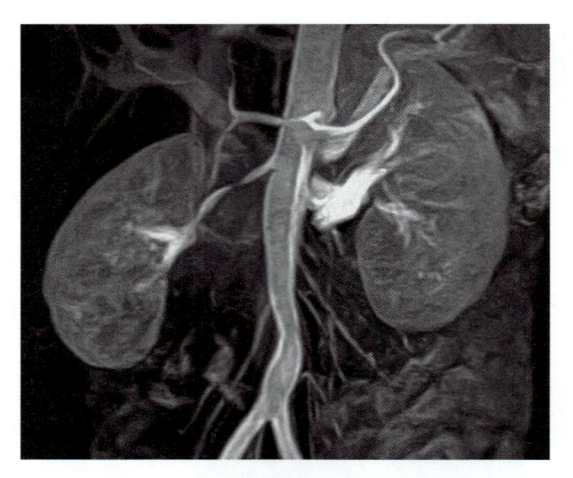

図 I-4.37　右腎動脈の MR アンギオ
右腎動脈の狭窄と腎サイズの縮小を認める

CHART 42

【腎血管性高血圧 3 大原因】
動脈硬化，高安病（aortitis），FMD

▶検　査
・排泄性腎盂造影……腎の大きさの左右差，尿管への側副血行路の圧迫などをみる。
・レノグラム……左右差をみる
・血管造影（DSA も含む）

▶治　療
　現在ではバルーンカテーテルによる腎動脈の血管拡張術（percutaneous transluminal angioplasty：PTA）やステント留置が手術に先がけて行われる。
　施行前に血圧，レニンなどのチェックが必要なのはもちろんである。

16 大静脈分枝の異常

a．上大静脈症候群 (superior vena cava syndrome)
肺癌，縦隔腫瘍，悪性リンパ腫などによる上大静脈の圧迫によって起こる。
顔面・上肢の著明な浮腫と呼吸困難を伴う。
静脈造影では上大静脈の閉塞と側副路の発達をみる。

b．Budd-Chiari 症候群
肝静脈の閉塞を基とする門脈圧亢進症である。肝腫瘍，先天異常，外傷などによる。
静脈造影では肝静脈の閉塞と著明な腹腔内側副血行や食道静脈瘤などの発達をみる。

17 四肢血管の疾患

a．閉塞性血栓性血管炎 (thromboangitis obliterans：TAO：Buerger 病)
男性，喫煙者に多い四肢の閉塞性疾患。動脈硬化よりも若年者（中年男性）に多い。
動脈造影では血管の途絶と側副路の形成をみる。大動脈には変化がない。

b．閉塞性動脈硬化症 (arteriosclerosis obliterans：ASO)
高齢者に多い。
大動脈にも変化が多い。動脈開存部でも壁は不整であることが多い。
PTA や Y グラフト（人工血管）の適応となる。

c．Raynaud 症候群
器質的な閉塞のない血行障害である。若い女性に多い。

d．下肢静脈瘤，血栓性静脈炎
下肢血栓症の場合，肺梗塞の原因となることがある。

I　画像診断

e．胸郭出口症候群 (thoracic outlet syndrome)
頭位によって前斜角筋などが緊張して，鎖骨下動脈を圧迫して手のしびれを起こす（図I-4.38）。

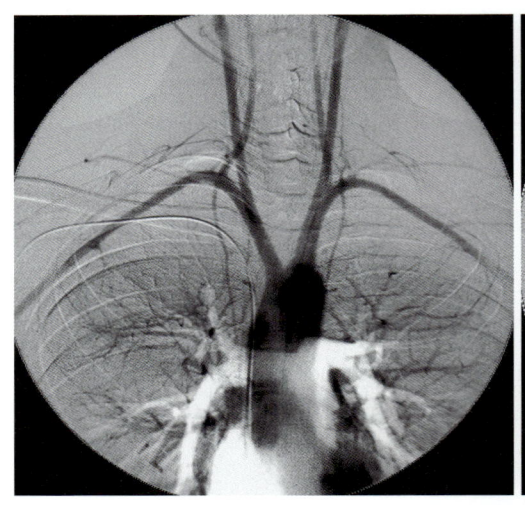

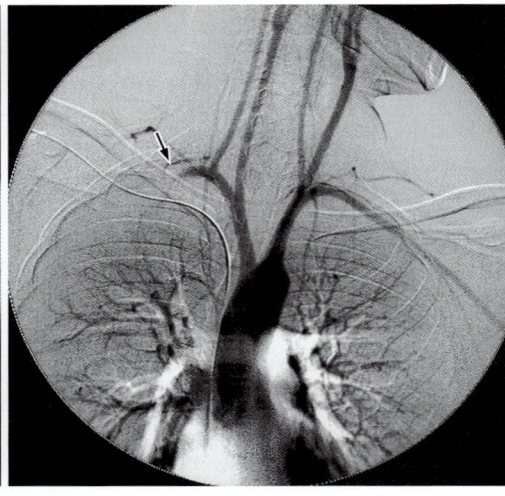

図I-4.38　胸郭出口症候群のDSA
通常頭位では右鎖骨下動脈が通じている（A）が，頭位を左にとると血流が途絶する（B↑）

CHART 43

【3 大末梢動脈疾患】
　　Buerger　：中年男性，下肢に多い
　　動脈硬化：老人，全身の動脈へくる
　　Raynaud：若い女性，狭窄はなし

18 冠動脈の疾患

虚血性心疾患（図I-4.39），原因不明の胸痛，心不全，川崎病（図I-4.40，I-4.41）などがある。

心筋梗塞（myocardial infarction）

冠動脈造影は心筋梗塞の急性期は禁忌とされていたが，最近はウロキナーゼなどの血栓溶解薬の投与やPTCAなどによって血行再建を図る目的で早期に行われている。

心室中隔穿孔，心嚢炎などの急性心筋梗塞の合併症の診断にはカラーDopplerなどの超音波診断が有用である。

＜PTCA（percutaneous transluminal coronary angioplasty，経皮的経血管内冠動脈形成術）＞

バルーンカテーテルによる冠動脈の拡張術であり，現在では心筋梗塞の治療では症例数でバイパス手術を凌いできている。またバルーンを用いたPTCA後に血管内腔を保持するために金属ステントが挿入されることが多くなってきた。

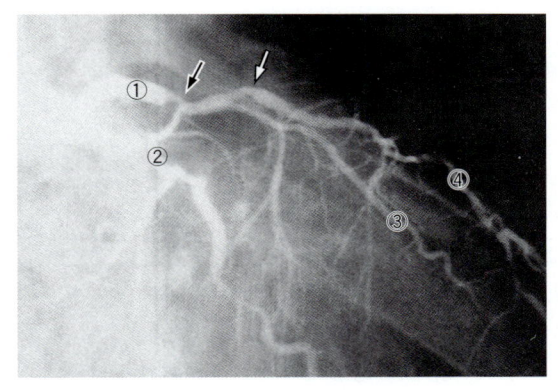

図I-4.39 左冠動脈主幹部病変による狭心症（国試91F9）
⬆：90％狭窄　⇧：50％狭窄　①：左冠動脈主幹部
②：回旋枝　③：対角枝　④：左前下行枝

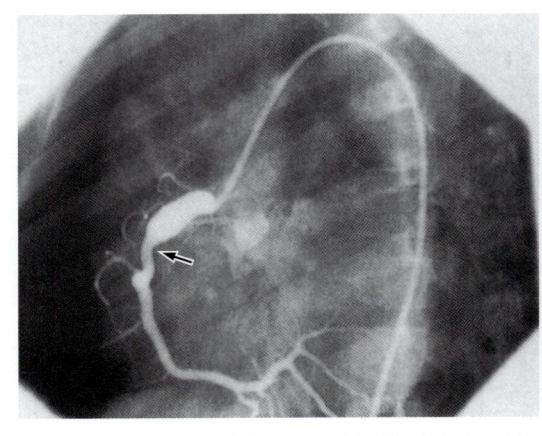

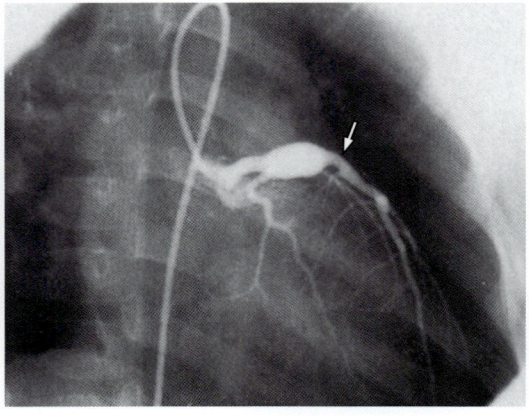

図I-4.40 川崎病による冠動脈狭窄とその中枢側の大きなソーセージ様の動脈瘤（国試84E33）
A：右冠動脈・第2斜位　B：左冠動脈・第1斜位
⬆：右冠動脈の狭窄　⇧：左前下行枝の狭窄

Ⅰ　画像診断

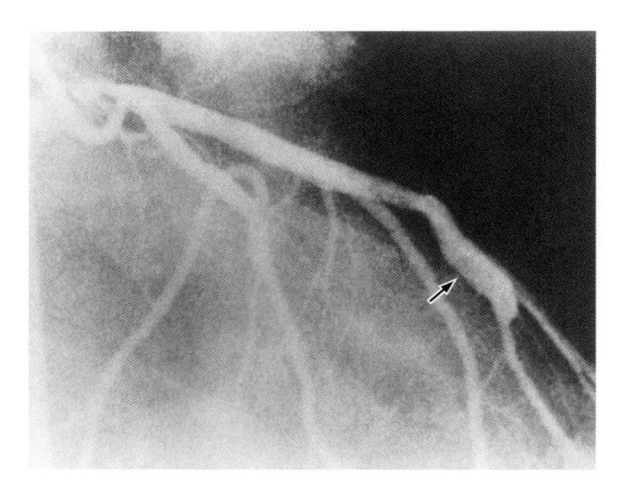

図 I-4.41　川崎病による左冠動脈前下行枝の動脈瘤

19　リンパ系の異常

▶リンパ管造影

　通常，足の甲のリンパ管に油性造影剤（リピオドールなど）を注入し，注入直後と24時間後にX線写真をとる。最近ではほとんど行われなくなっている。
　・リンパ腫………粗大顆粒状，泡沫状，レース状のリンパ節腫大を認める。
　・癌の転移………リンパ節の腫大と辺縁の欠損像を認める。
　・リンパ浮腫……リンパ管の低形成と過形成の場合がみられる。

胸部，循環器疾患と MRI

　胸部疾患における MRI は下記のような特徴があり，血管・腫瘍・随伴所見との鑑別が CT などより容易なことが少なくない。
　①侵襲がない
　②横断像に加えて冠状断，矢状断が得られ，病変の立体的把握が容易である
　③弁逆流などの血流情報も得られる
　④コントラスト分解能が高い
　心電図同期法は画質を向上させ，X 線 CT より優れた画像が得られつつある。

▶適　応
　・胸部・縦隔腫瘍……軟部分解能がよく，血管と腫瘍の分離や浸潤の有無の診断が容易である。
　・心筋症………………心室壁の全体像をとらえ，壁の厚さの計測が可能となった。
　・心臓腫瘍と血栓……心臓内粘液腫や血栓など血管内病変の把握が容易になった。
　・解離性大動脈瘤……全長にわたって画像化ができるようになった。

I　画像診断

Check Test 4

○×をつけよ。

- □ (1) PDAでは血流増大による左房肥大，MSでは抵抗増大による左房肥大がみられる．
- □ (2) ASDでは血流増大による右房肥大，TSでもまた血流増大による右房肥大である．
- □ (3) 第1斜位は右房肥大，第2斜位は左房肥大をみるのによい撮影法である．
- □ (4) ASや高血圧は抵抗増大による左室肥大である．
- □ (5) VSD，ASDは流量増加による右室肥大を起こす．
- □ (6) FallotはPSのため，TSやEbsteinは肺血流減少のためチアノーゼとなる．
- □ (7) Eisenmenger症候群はASDの成れの果てである．
- □ (8) オランダ木靴心はFallot四徴症に特徴的な所見である．
- □ (9) Marfan症候群ではしばしば大動脈縮窄症や解離性大動脈瘤を合併する．
- □ (10) 高安病における大動脈狭窄では大動脈壁の石灰化，rib notchingが著明である．
- □ (11) MS，MIはともに梅毒性病変が主体をなしている．
- □ (12) 解離性大動脈瘤が疑われた場合，検査はカテーテルによる血管造影が優先される．
- □ (13) MRIはコントラスト分解能がよく，解離性動脈瘤の全体像がみられる．
- □ (14) 若年性腎血管性高血圧の原因として高安病やFMDが考えられる．
- □ (15) PTA（血管拡張術）は腎動脈狭窄に有用であり，施行直後より血圧の下降をみる．
- □ (16) Buerger病（TAO）は老人の下肢に多い閉塞性疾患である．

Answer

○(1) ＜チャート32＞参照。PDAではBotallo管を通ってくる血流増大による，またMSは僧帽弁の狭窄による前方の抵抗増大による左房肥大である。

×(2) ＜チャート33＞参照。ASDは左房から右房への血流増大，TSは三尖弁狭窄のための抵抗増大による右房肥大である。

×(3) 第1斜位は左房肥大，第2斜位は右房・左右心室をみるのによい撮影法である。

○(4) ＜チャート34＞参照。ASや高血圧は抵抗増大，AIは逆流量の増加による。PDAでは流量増加による左室肥大を起こす。

○(5) ＜チャート35＞参照。ASD，VSDは左右シャントによる流量増加，FallotやMSでは抵抗増大による右室肥大を引き起こす。

○(6) ＜チャート36＞参照。Fallot三徴はPS（肺動脈狭窄）とそれによる二次的な右室肥大，ASD，四徴はPSとそれによる二次的な右室肥大，VSDとVSDによる二次的な大動脈騎乗よりなるが，ともにPSのため右左シャントとなりチアノーゼとなる。これに対し，TS（三尖弁狭窄）やEbstein（三尖弁閉鎖不全となる）では肺血流低下のためのチアノーゼである。

×(7) ＜チャート38＞参照。Eisenmenger症候群はASDではなくVSDが進行し，右左シャントとなりチアノーゼを起こすようになったもの。肺血流量が減るため肺野は明るくなる。

○(8) 非常に有名な名称である。

○(9) ＜チャート41＞参照。大動脈縮窄はMarfan症候群やTurner症候群にしばしば合併する所見である。また，Marfan症候群はクモ状指，漏斗胸，解離性大動脈瘤などをしばしば合併する。

○(10) ＜チャート39・41＞参照。高安病での大動脈狭窄は若い婦人の大動脈壁石灰化とrib notchingを特徴とする。

×(11) MS, MIはともにリウマチ性心内膜炎を原因とすることが最も多く，AIは梅毒や高安病，Marfan症候群を原因とすることが多い。

×(12) 解離性大動脈瘤の場合，患者がpoor riskとなっていることが少なくなく，侵襲の少ないDSA，CT，RIAGなどが先に行われるべきである。

×(13) 高速スキャン法を用いるとMR angiographyが可能で，解離性動脈瘤の全体像が把握できる。

○(14) ＜チャート42＞参照。この2つは特に有名であるので必ず覚えておくこと。

○(15) PTAは侵襲が少ないので，現在では手術の前に一度行った方がよい。

×(16) ＜チャート43＞参照。Buerger病（TAO）は中年男性の喫煙者に多い下肢の閉塞性疾患であり，側副血行路の発達がよい。これに比べ動脈硬化症は老人の全身の血管にみられる粥状硬化を主とする変化である。

5 頭頸部の診断

正常 X 線解剖

1 単純撮影

頭部 3 方向とは，正面，側面，Towne の 3 つをいう。

a．正面像
X 線束をドイツ水平面（眼窩下縁と外耳孔上縁を結んだ線）か orbitomeatal line（目と外耳孔を結ぶ線）に平行にあてる。orbitomeatal line（OM line）は脳の CT や MRI の基準線ともなっている。

b．側面像
X 線の中心束は外耳道孔から約 4 cm 上の点を通す。

c．Towne 像（図 I-5.1）
神経頭蓋，後頭部の診断によい。また，松果体石灰化像の観察にもよい。

d．Waters 像
Towne 像と逆の角度からとった半軸位撮影（図 I-5.1）であり，副鼻腔，顔面骨の観察によい。

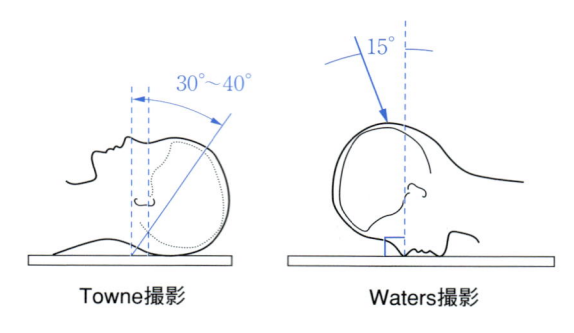

図 I-5.1　頭部の撮影法

5 頭頸部の診断

| CHART 44

【頭部 X 線撮影】
　　神経頭蓋……Towne
　　顔面頭蓋……Waters

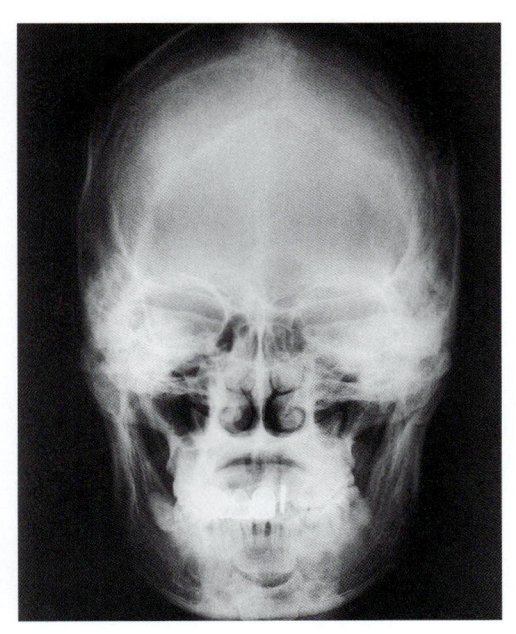

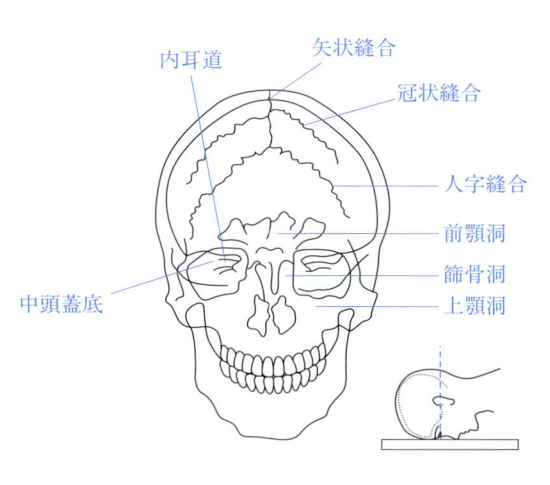

正面

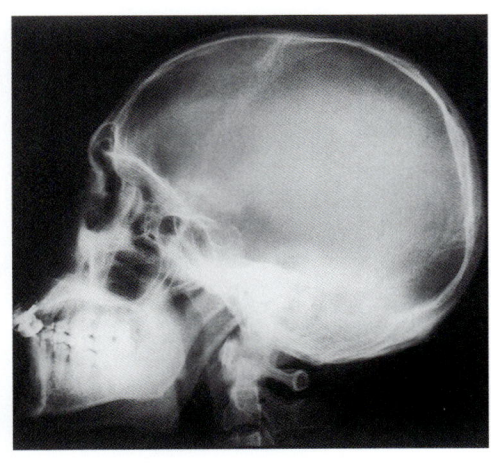

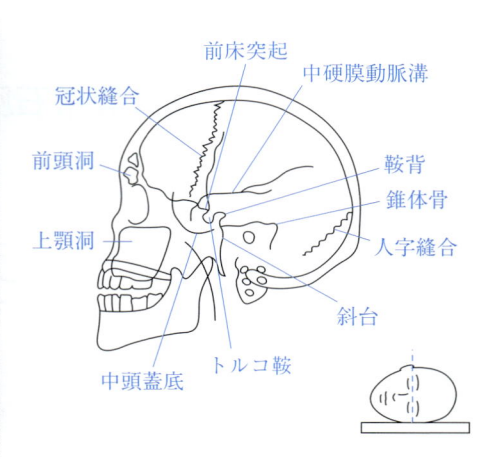

側面

図 I-5.2　頭部 X 線正常像

149

2 生理的石灰沈着

a．松果体の石灰化
成人の 20〜30％にみられる。正中から 3 mm 離れれば異常である。

b．手綱交連の石灰化
松果体の前の C 状石灰化。

c．脈絡叢の石灰化
両側側脳室内，脈絡叢の脈絡糸球の円形石灰化。

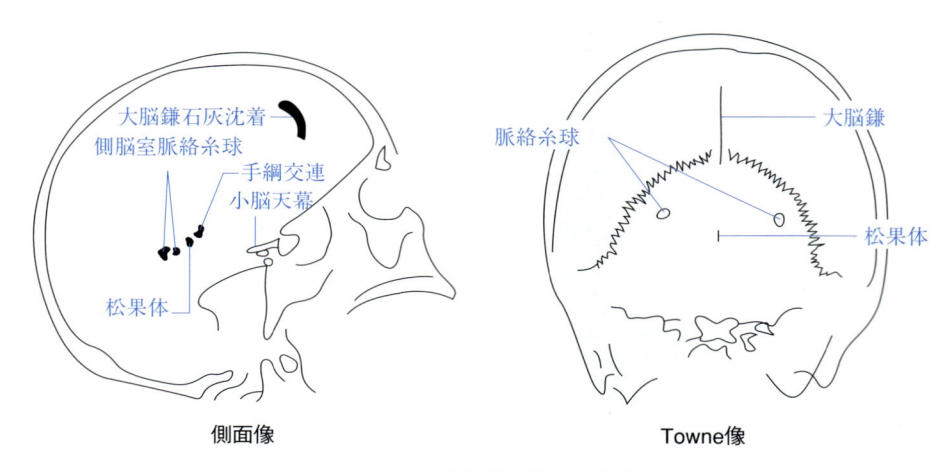

図 I-5.3　生理的石灰沈着の模式図

頭蓋内異常石灰化像

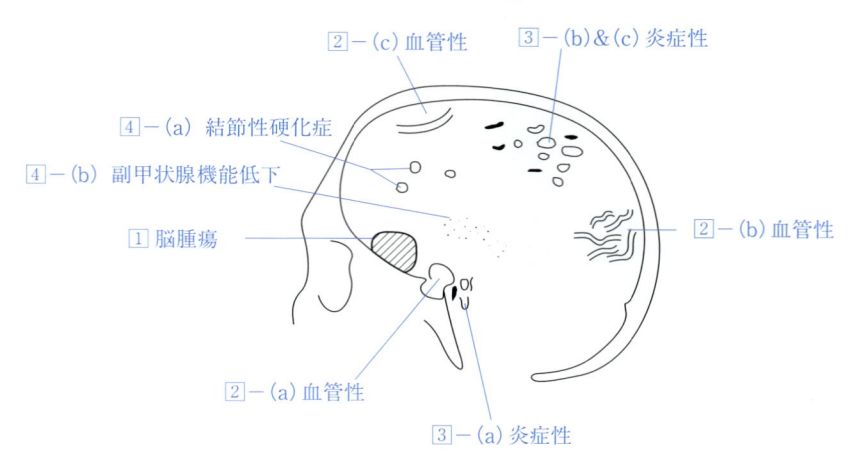

図 I-5.4　頭蓋内異常石灰化の模式図

5 頭頸部の診断

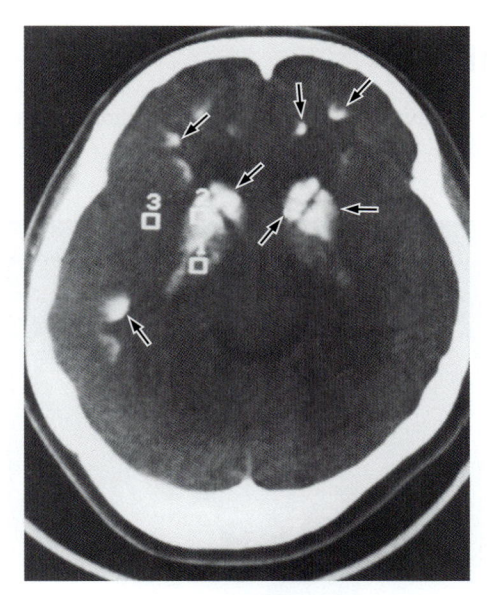

図 I-5.5 偽副甲状腺機能低下症
視床，大脳基底核，皮質下間質に石灰化（↑）がみられる

1 脳腫瘍の石灰化と頻度

- 頭蓋咽頭腫………70%：下垂体上部
- 乏突起膠腫（oligodendroglioma）…50%
- 松果体腫瘍………50%：偏位も大切である
- 脊索腫……………50%：斜台（一応骨腫瘍）に多い
- 脳室上衣腫………15%
- 髄膜腫……………10%
- 星細胞腫…………10%

CHART 45

【脳腫瘍の石灰化するもの】
- 頭蓋咽頭腫　　　70%
- 乏突起膠腫　　　50%
　　（oligodendroglioma）
- 松果体腫瘍　　　50%
　　（脊索腫　　　50%）
- 脳室上衣腫　　　15%
- 髄膜腫・星細胞腫　10%

2 血管性病変の石灰化

a．動脈瘤・動静脈奇形（aneurysm・areteriovenous malformation）
円形（図 I-5.6）または平行に走る 2 列の石灰化。

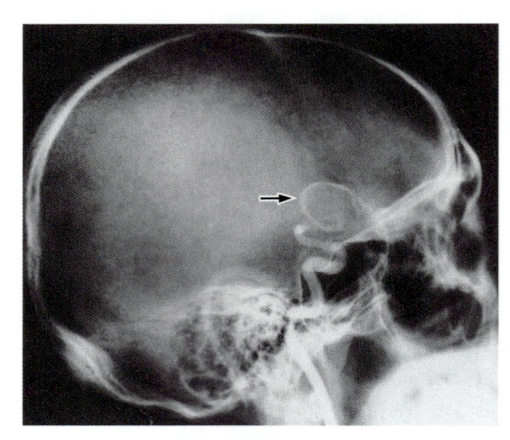

図 I-5.6　脳動脈瘤壁の石灰化像
注入直後の右頸動脈撮影。石灰化した動脈瘤（↑）

b．Sturge-Weber 症候群
後頭部の二重線をなす石灰化。顔面の血管腫，てんかんを合併する。

c．血　腫
硬膜下血腫などではレンズ形の石灰化を後に起こすことがある。

3 炎症性疾患の石灰化

a．結核性髄膜炎（tuberculous meningitis）
脳底・脳槽部の不規則石灰化を起こす。

b．脳　炎
脳炎後の壊死巣の石灰化。サイトメガロウイルス，風疹，トキソプラズマでしばしば起こる。

c．寄生虫
寄生虫の卵または虫の形をしている。肺吸虫，日本住血吸虫。

4 その他

a．結節性硬化症（tuberous sclerosis）
脳室壁に沿った粗な多発性石灰化を特徴としている。

b．副甲状腺機能低下症（hypoparathyroidism）
基底核や小脳歯状核やなどの石灰化を起こす。

単純写真における頭蓋の異常

1 トルコ鞍の変化

①頭蓋内圧亢進症：トルコ鞍拡大，後床突起の消失を起こす。

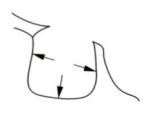

②下垂体腫瘍：風船状拡大（ballooning）を引き起こす。

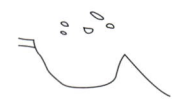

③頭蓋咽頭腫：皿状の拡大（open type sella）と石灰化が特徴的である。

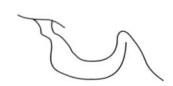

④トルコ鞍のそばの腫瘍：トルコ鞍底の二重底（double floor）所見がある。ただし，下垂体腫瘍でも腫瘍の発育の仕方では二重底を示すことがある。

図 I-5.7　トルコ鞍の変化

CHART 46

【トルコ鞍の変化】
- ballooning　　　：下垂体腫瘍
- open type sella：頭蓋咽頭腫
- double floor　　：傍トルコ鞍髄膜腫

---

2 縫合の異常

a．縫合の解離
幼児の頭蓋内圧亢進のときにみられる。指圧痕の増強を同時に伴うことが多い。

b．縫合の早期閉鎖
頭蓋狭窄症（craniostenosis）……指圧痕の増強をみる。
小頭症……Down 症候群などの染色体異常にしばしば伴う。単に頭が小さいものをいう。脳の発育も早期に止まり，指圧痕もみられない。

153

3 局所的な骨変化

a．骨硬化

髄膜腫（meningioma）

中硬膜動脈が怒張するため，中硬膜動脈溝の拡大も伴うことが多い（図 I-5.8）。

b．溶骨性変化

①聴神経腫瘍（acoustic tumor）

患側の内耳孔の拡大をみる。右側は正常であるが，左側は内耳孔の拡大（─→印），錐体骨稜の破壊を伴う（図 I-5.9）。聴神経腫瘍のような CP angle tumor は air cisternotomography や air を入れた X 線 CT，MRI によってよく診断できる。

②視神経膠腫 optic glioma

患側の視束管の拡大を起こし，視束管撮影で左右差が認められる。

③頭蓋冠の溶骨性変化

・多発性骨髄腫

多数の punched out lesion をもつ。

・転移性腫瘍

辺縁不整でやや大きな溶骨性変化と軟部の腫脹を伴う。

乳癌，腎癌，甲状腺癌，肺癌などでしばしば溶骨性骨転移を起こす。

・histiocytosis X

好酸球性肉芽腫（図 I-5.10），Hand-Schüller-Christian 病では地図状頭蓋といわれる溶骨性変化をもたらす。Letterer-Siwe 病では予後が悪く，骨所見を欠くことが多い。

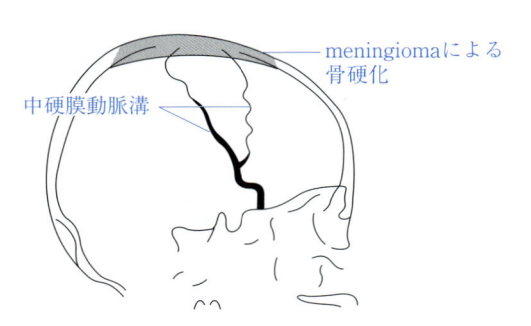

図 I-5.8 髄膜腫による骨硬化

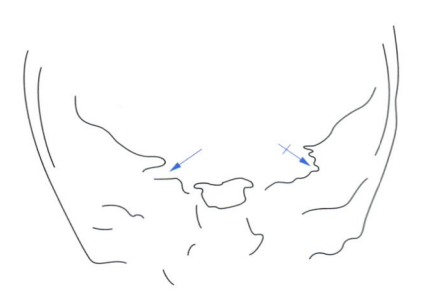

図 I-5.9 聴神経腫瘍の Towne 像

5 頭頸部の診断

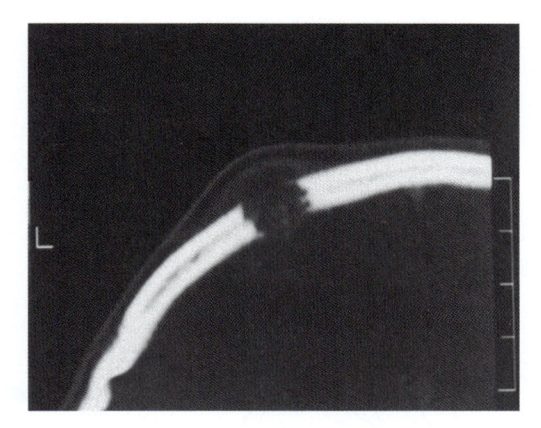

図 I-5.10 好酸球性肉芽腫
溶骨部の CT 像，内外へ軟部の腫脹をみる

CHART 47
【頭蓋冠の溶骨性変化】 　　punched out　：多発性骨髄腫 　　地図状頭蓋　　：histiocytosis X 　　軟部腫脹合併：癌転移性病変

4 頭蓋底陥入症（basilar impression）

第 2 頸椎歯状突起の上端が Chamberlain 線より下なら正常である（図 I-5.11）。

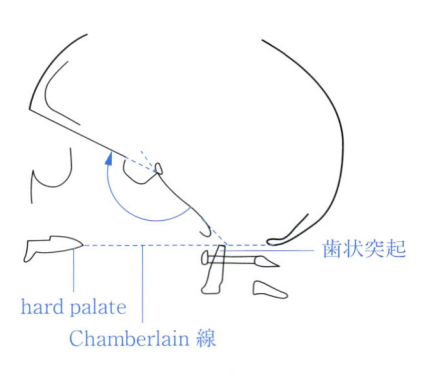

図 I-5.11 Chamberlain 線

5 骨　折

骨折線が中硬膜動脈溝を横切れば急性硬膜外血腫（epidural hematoma）を疑う。骨折線は撮影位置により見えないことがある。

155

脳血管撮影

1 内頸動脈

前大脳動脈と中大脳動脈を栄養する（図I-5.12）。

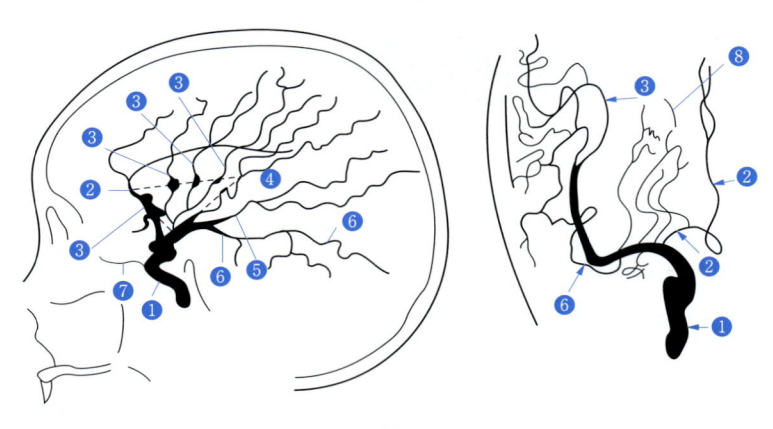

図I-5.12 内頸動脈の模式図
①内頸動脈　②前大脳動脈　③～⑤中大脳動脈　⑥後大脳動脈　⑦眼動脈　⑧レンズ核線条体動脈

2 外頸動脈

外頸動脈では，顎動脈から分かれる中硬膜動脈（髄膜腫や硬膜外出血の診断に大切）と浅側頭動脈（上顎癌の動注時に使う）が大切である（図I-5.13）。

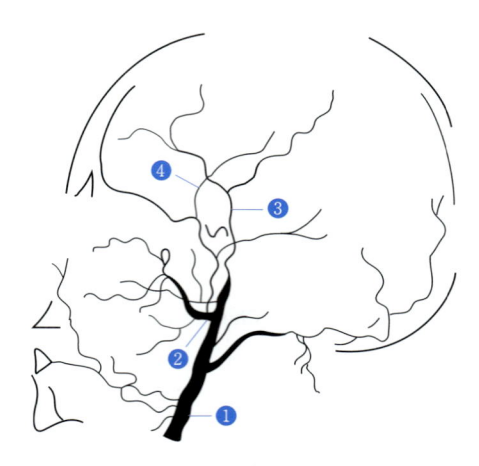

図I-5.13 外頸動脈の模式図
①外頸動脈　②顎動脈　③浅側頭動脈　④中硬膜動脈

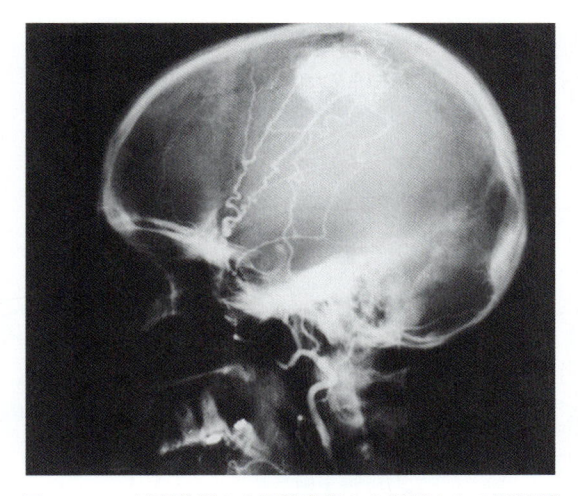

図I-5.14　外頸動脈の中硬膜動脈から栄養される髄膜腫

3　椎骨動脈

椎骨動脈は小脳と大脳の一部を栄養する（図I-5.15）。
①椎骨動脈
②後下小脳動脈 ⎫
③脳底動脈　　 ⎬ 小脳へ栄養血管を送る
④前下小脳動脈 ⎪
⑤上小脳動脈　 ⎭
⑥後大脳動脈……大脳（テント上）へ血管を送る

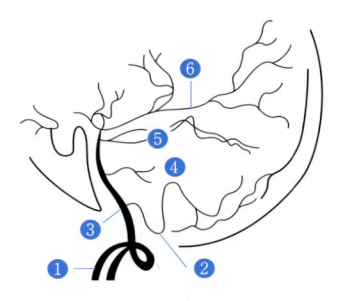

図I-5.15　椎骨動脈の模式図

4　Willis 動脈輪

　頭蓋内で内頸動脈と椎骨動脈は交通動脈を介してつながっているため、脳血管閉塞症のときに交通路となる。また、動脈瘤の好発部位である。ただし、Willis 動脈輪が完成されているのは 20% 以下で、不全型の方が多い。

前交通動脈　　　　前大脳動脈
　　　　　　　　　中大脳動脈
後交通動脈　　　　内頸動脈
　　　　　　　　　後大脳動脈
　　　　　　　　　脳底動脈

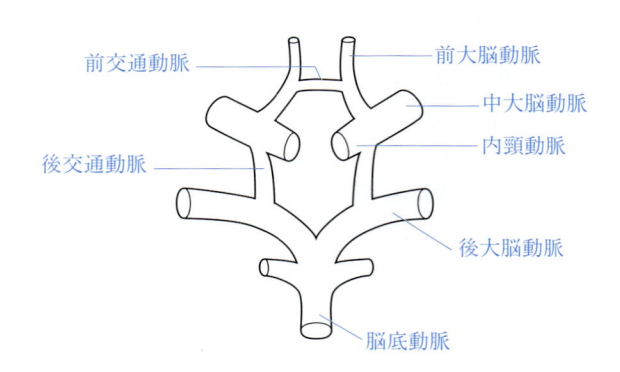

図I-5.16　Willis 動脈輪の模式図

脳室解剖と異常像

1 正常像

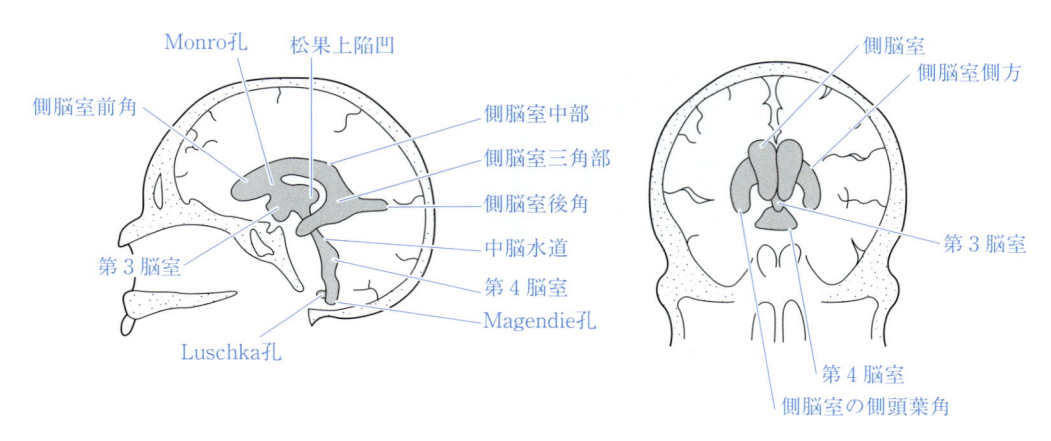

図 I-5.17　脳室の模式図

2 脳室系の閉塞

a．Dandy-Walker 症候群

Luschka 孔，Magendie 孔（脳室と外との連絡する孔）の閉塞によって起こる疾患。第 4 脳室の拡張，小脳形成不全がある。

b．Arnold-Chiari 奇形

脳幹と小脳の下垂のため第 4 脳室を圧迫し，脳室拡大を起こす。

c．松果体部腫瘍（pineal tumor）

松果体は第 3 脳室後方にあるため，ここの腫瘍は第 3 脳室や中脳水道を圧迫して水頭症を起こす。

CT

1 CT値

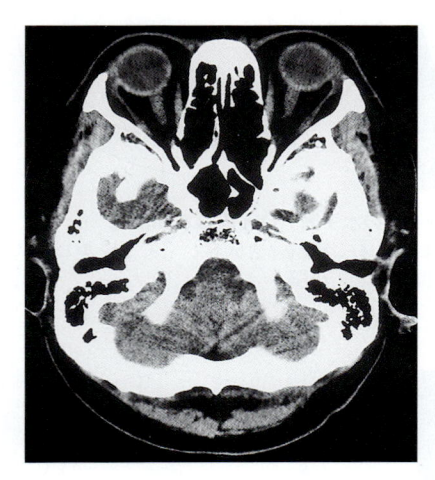

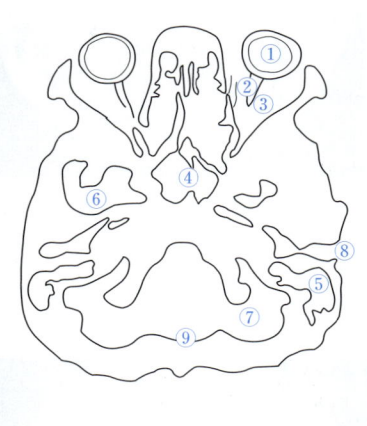

図 I-5.18A　正常頭部単純 CT の水平断（OM 線 1.0 cm）
①：眼球　　②：視神経　　③：眼窩　　④：蝶形骨洞　　⑤：乳突蜂巣
⑥：側頭葉　　⑦：小脳　　⑧：外耳道　　⑨：大槽

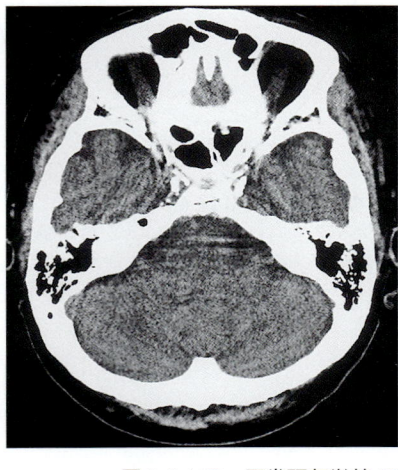

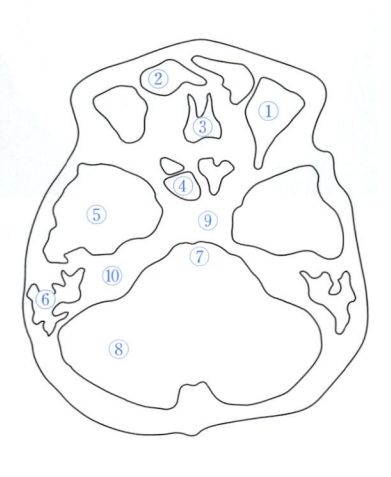

図 I-5.18B　正常頭部単純 CT の水平断（OM 線 2.0 cm）
①：眼窩　　②：前頭洞　　③：前頭葉　　④：蝶形骨洞　　⑤：側頭葉
⑥：乳突蜂巣　　⑦：橋　　⑧：小脳　　⑨：トルコ鞍　　⑩：側頭骨岩様部

Ⅰ 画像診断

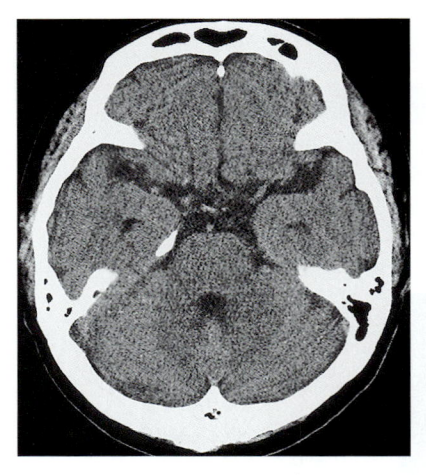

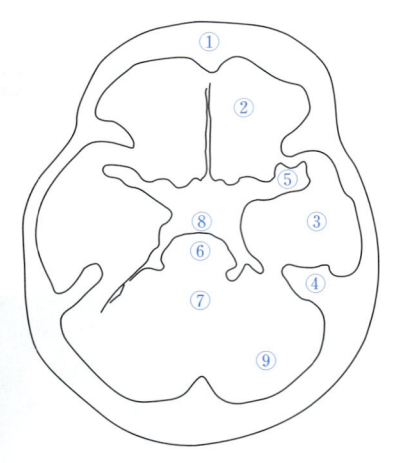

図Ⅰ-5.18C　正常頭部単純CTの水平断（OM線 3.0 cm）
①：前頭洞　②：前頭葉　③：側頭葉　④：側頭骨岩様部　⑤：シルビウス裂
⑥：橋　⑦：第4脳室　⑧：脳底動脈　⑨：小脳

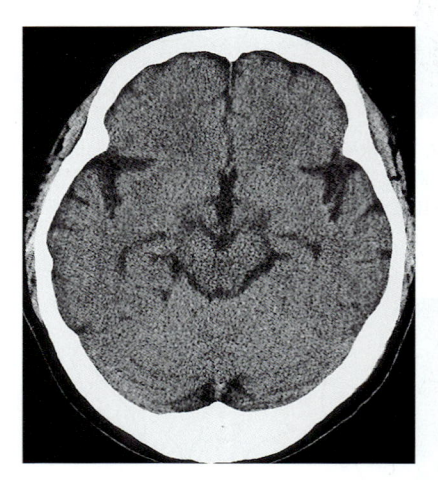

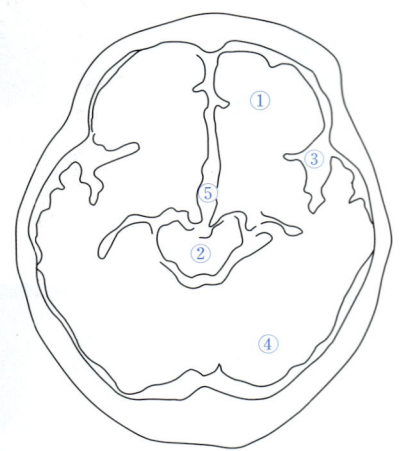

図Ⅰ-5.18D　正常頭部単純CTの水平断（OM線 4.0 cm）
①：前頭葉　②：中脳　③：シルビウス裂　④：小脳　⑤：第3脳室

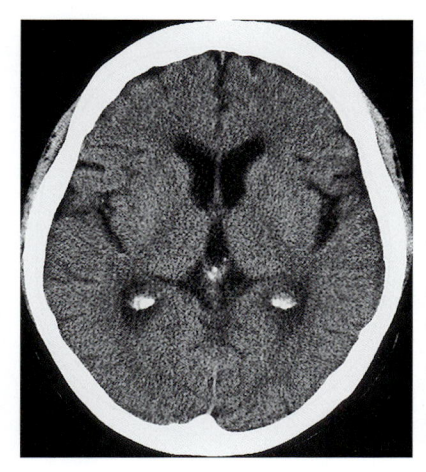

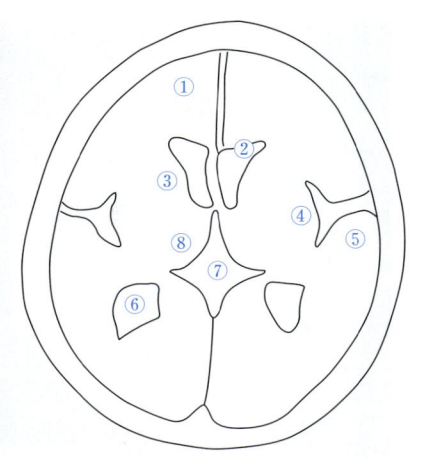

図I-5.18E　正常頭部単純CTの水平断（OM線5.5cm）
①：前頭葉　②：側脳室前角　③：内包　④：島　⑤：側頭葉
⑥：脈絡叢　⑦：松果体　⑧：視床

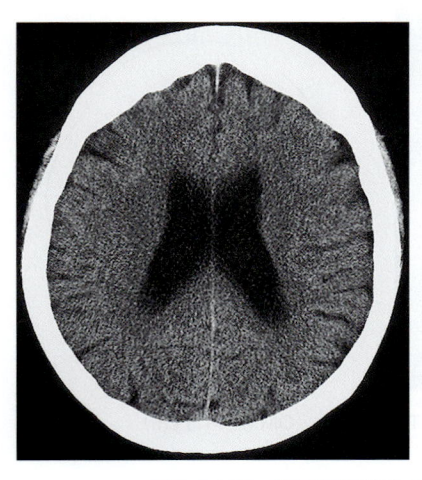

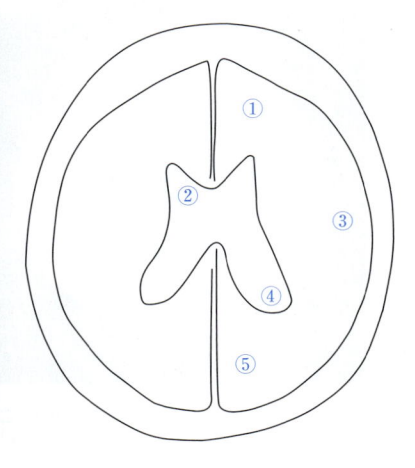

図I-5.18F　正常頭部単純CTの水平断（OM線7.5cm）
①：前頭葉　②：側脳室　③：側頭葉　④：側脳室後角　⑤：後頭葉

Ⅰ 画像診断

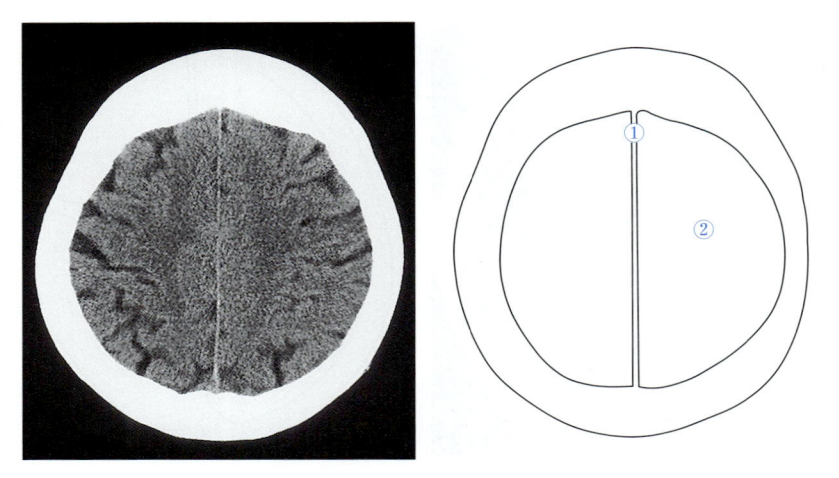

図 I-5.18G　正常頭部単純 CT の水平断（OM 線 9.5 cm）
①：大脳鎌　　②：大脳

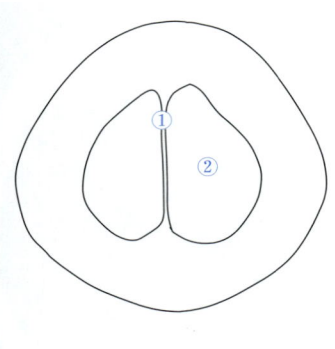

図 I-5.18H　正常頭部単純 CT の水平断（OM 線 11.5 cm）
①：大脳鎌　　②：大脳

5 頭頸部の診断

臨床上，脳の CT 値は次のようになる。
- 出　血……高吸収域（high density area）→凝血。高血圧（表 I-5.1），動脈瘤などのため。CT で原因不明のクモ膜下出血の場合には直ちに血管造影を行う。（図 I-5.19）。
- 梗　塞……低吸収域（low density area）→浮腫を中心とするため。梗塞でも時期により線状やリング状に増強（enhance）される。
- 石灰化……high density area→腫瘍，動脈壁，基底核などにみられる。
- 腫　瘍……ほとんどの腫瘍が造影剤で enhance される。石灰化の診断率は単純 X 線に比べて極めてよい。腫瘍周囲の浮腫は low density となる。

表 I-5.1　高血圧性脳出血の症状と頻度

	被殻出血	視床出血	小脳出血	橋出血	皮質下出血
麻痺	片麻痺	片麻痺	ないことが多い	四肢麻痺	片麻痺
眼症状	病巣側への共同偏視	内下方への偏視	健側への共同偏視	正中固定・縮瞳 ocular bobbing	不定
めまい	（−）	（−）	多い	（−）	（−）
頻度	40%	30%	10%	10%	10%

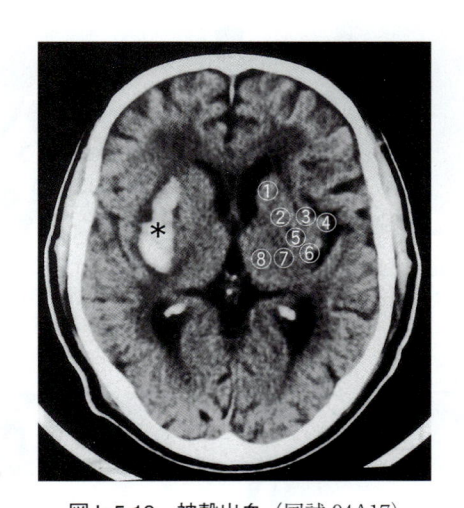

図 I-5.19　被殻出血（国試 94A17）
＊被殻に高吸収域を認め，周辺が軽度圧排されている
①：尾状核　②：淡蒼球　③：前障　④：島
⑤：被殻　⑥：外包　⑦：内包　⑧：視床

CHART 48

【CT 所見の原則】
①白質は灰白質より low である
②出血は high となる
③梗塞は low となる
④ほとんどの脳腫瘍は造影剤で enhance される

I 画像診断

2 脳腫瘍と発生部位の特徴

- 大脳表在部（前頭・側頭・頭頂）……多形性神経膠腫，髄膜腫（図 I-5.20）
- 側脳室……脳室上衣腫，乏突起膠腫
- トルコ鞍……下垂体腺腫，頭蓋咽頭腫（小児）
- 第3脳室……松果体部腫瘍（小児）（図 I-5.21）
- 第4脳室，小脳虫部……髄芽細胞腫（小児）（図 I-5.22）
- 大脳半球……星細胞腫（成人）
- 小脳……星細胞腫（小児），血管芽細胞腫（成人）
- 小脳橋角部（CP角部）……聴神経鞘腫（図 I-5.23）
- 多発性……転移性脳腫瘍，悪性リンパ腫（図 I-5.24）

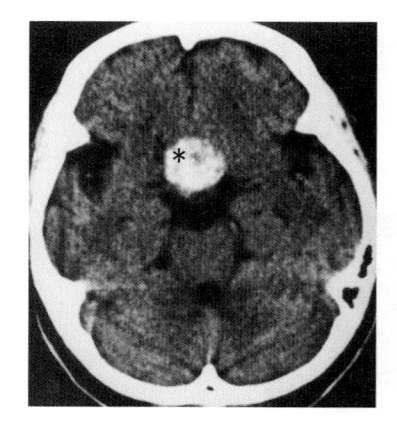

図 I-5.20 鞍結節髄膜腫
＊：CT での著明な石灰化

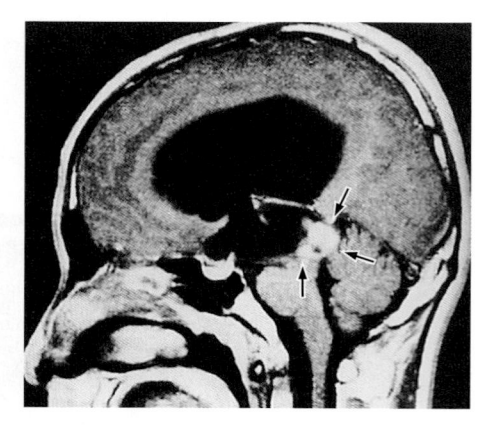

図 I-5.21 松果体の胚細胞腫
Gd-DTPA により高信号となった腫瘍（↑）と中脳水道閉塞による脳室拡大

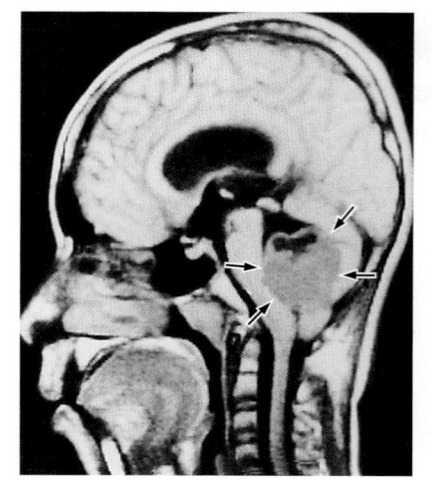

図 I-5.22 髄芽細胞腫
↑：小脳虫部の髄芽細胞腫

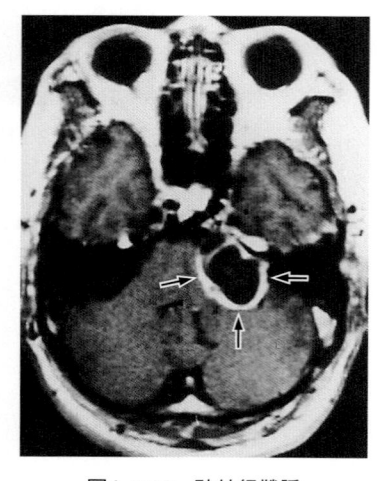

図 I-5.23 聴神経鞘腫
↑：Gd-DTPA により周辺が高信号となった小脳橋角部

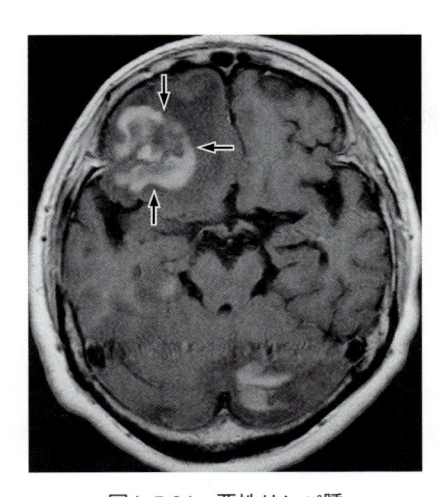

図 I-5.24　悪性リンパ腫
↑：左前頭葉と右後頭葉に Gd-DTPA により造影され周囲に浮腫を認める腫瘍

3 造影 CT

造影剤による病変部の増強は，血液脳関門（blood brain barrier：BBB）の破綻による造影剤の血管外漏出によって起こる。脳の BBB をもたない組織は正常でも造影される。

表 I-5.2　造影効果

造影効果		造影部位・疾患
正常組織で造影効果あり		血管，脈絡叢，下垂体，松果体，硬膜
疾患で造影効果あり	均一な造影	髄膜腫，神経鞘腫，松果体部腫瘍，下垂体腺腫，髄芽腫，脳動脈瘤
	リング状造影	転移性脳腫瘍，脳膿瘍，膠芽腫，吸収期血腫
疾患で造影効果なし		クモ膜嚢胞，類上皮腫，脂肪腫，脳梗塞

CHART 49

【部位と脳腫瘍】
　側脳室………脳室上衣腫
　第3脳室……松果体部腫瘍
　小脳虫部……髄芽細胞腫
　小　脳………星細胞腫（小児），血管芽細胞腫（成人）
　小脳橋角部…聴神経鞘腫

MRI

　MRIは，①コントラスト分解能が良い，②骨からのアーチファクトがない，③任意の断層面が被検者を動かすことなく得られる，④血流情報が造影剤なしで得られる，⑤X線被曝がない，などの特徴があるが，これらはすべて頭部領域の診断に適した特質であり，頭部は軀幹部に比べ良好な画像が得られやすいので中枢神経系の疾患の多くに適応される。

　これに対しMRIの欠点には，①撮影時間が長い，②空間分解能が劣る，③カルシウムの描出が不十分で石灰化が診断できない，④ペースメーカー患者に検査できない，⑤撮影法により画像が異なり診断に熟練を要する，などが挙げられるがこれらについては問題が徐々に解決されつつある。

1 脳腫瘍 (brain tumor)

　MRIではT1強調画像が優先され，必要に応じてT2画像がとられている。

　脳腫瘍は一般にT1，T2時間の延長病変となる。したがって画像上，腫瘍部はT1強調で低信号，T2強調で高信号となる。T2強調画像ではわずかの水分量の差も検出しsensitivityがきわめて高い。T1，T2のみで良性と悪性の診断は困難である。同じ腫瘍でもangioblastic typeの髄膜腫はT1強調で信号強度が低く，fibroblastic typeでは信号強度がわずかに高い。

　脳腫瘍の中でも脂肪腫，奇型腫，悪性黒色腫などはT1強調像で高信号となる。石灰化や周囲骨組織の変化は，MRIではほとんど把握できない。Gd-DTPAで髄膜腫，神経鞘腫などの脳腫瘍の多くは濃厚に造影される。

　腫瘍の周囲の浮腫は転移性腫瘍や原発性の悪性腫瘍で高度であり，T1強調で低信号，T2強調で高信号となる。このため腫瘍と浮腫の境界は造影剤を使用しないと不明瞭となる。

CHART 50

【MRIと脳腫瘍】
T1で低信号，T2で高信号となる（例外：脂肪腫，悪性黒色腫）
周囲浮腫もT1で低信号，T2で高信号となる（←造影で鑑別を!!）

2 脳血管障害

　脳梗塞では発作後3時間以内（超急性期）では拡散強調画像（diffusion weighted image：DWI）で初期の梗塞部の浮腫がとらえられる。浮腫では水分子の拡散（ブラウン運動）が低下し，高信号となる（図I-5.25）。この時期はゴールデンタイム（黄金期）といわれ，血栓溶解の適応期である。

　3時間以降7日くらいまで（急性期）はT1強調で低信号，T2強調で高信号となる。

　亜急性期（1〜4週）ではT1強調で淡い低信号，T2強調で強い高信号となるが浮腫は消失する。

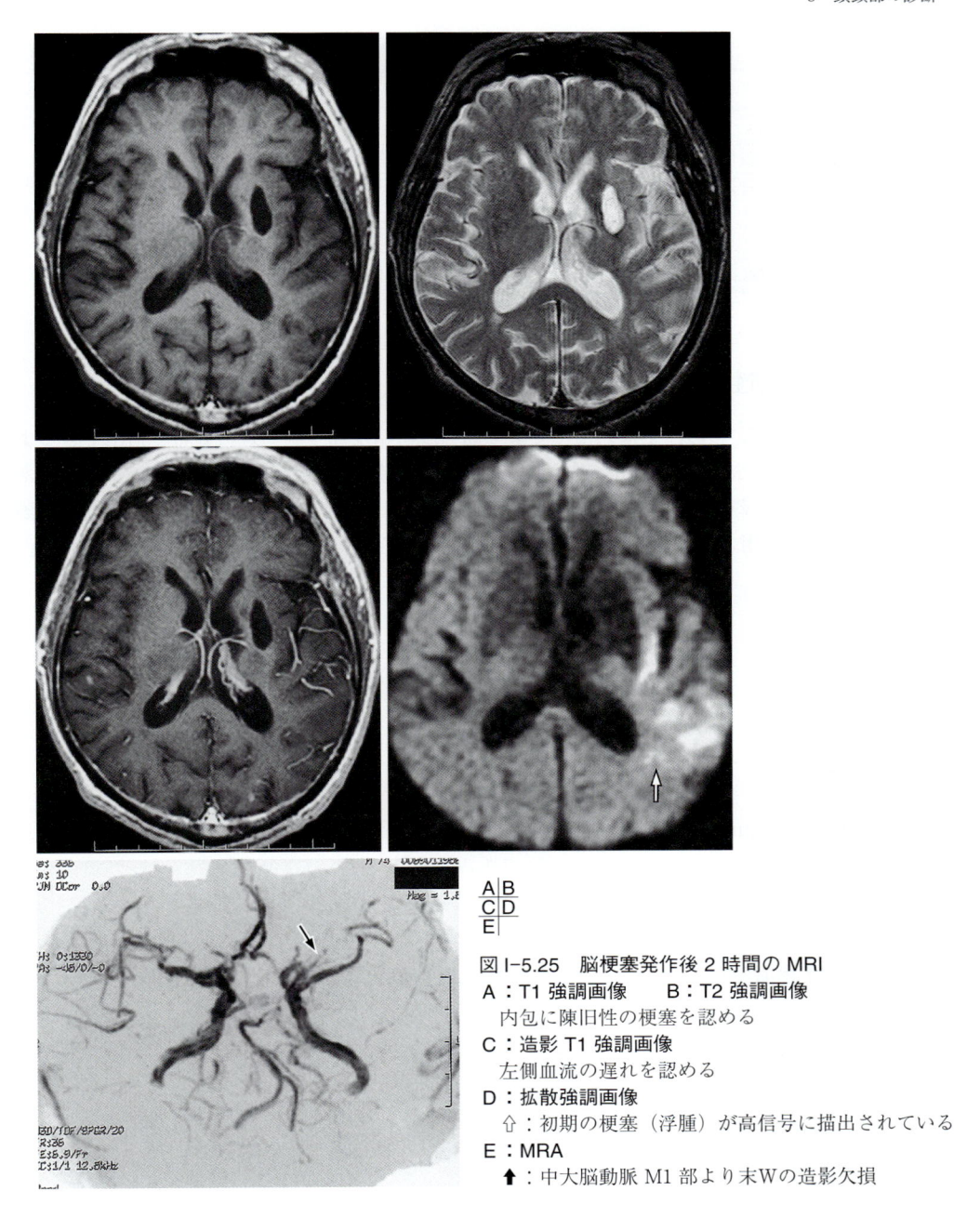

図 I-5.25　脳梗塞発作後 2 時間の MRI
A：T1 強調画像　　B：T2 強調画像
　内包に陳旧性の梗塞を認める
C：造影 T1 強調画像
　左側血流の遅れを認める
D：拡散強調画像
　⇧：初期の梗塞（浮腫）が高信号に描出されている
E：MRA
　⬆：中大脳動脈 M1 部より末Wの造影欠損

　出血では血色素の変性による磁性の変化により，出血後の時間経過で画像の変化を認める（表 I-5.3）。新鮮血腫内の酸化ヘモグロビンはほとんど磁性がなく，酸素を失って常磁性に変化する。慢性血腫のヘモジデリンは T2 短縮効果で信号強度は低い。このため経時的変化の把握に MRI は有用とされている。また MRI はクモ膜下出血の早期診断では CT より検出が鈍いとされている。

I 画像診断

表 I-5.3 脳内出血と MRI 信号の変化

	ヘモグロビン	T1 強調	T2 強調
直 後	オキシヘモグロビン	等またはやや低信号	高信号
数時間後	デオキシヘモグロビン	等信号	低信号
数日から 1～2 週	デオキシヘモグロビン ↓ メトヘモグロビン	辺縁から中心へ 高信号となる	周辺から中心へ 高信号となる
数 週	ヘモジデリン	低信号 rim	低信号 rim

3 脱髄性・変性疾患

多発性硬化症（MS）の診断では，MRI でより高頻度に精度高く脱髄斑の分布を描出できるようになった。Alzheimer 病，Pick 病，Creutzfeldt-Jakob 病では脳室拡大や脳溝拡大，脳萎縮が著明である。小脳や脳幹部の萎縮は頭蓋底骨のアーチファクトがないため，小脳皮質萎縮症やオリーブ橋小脳萎縮症の診断に MRI は特に有用である。

脳疾患

1 血管性疾患

a．動脈瘤（aneurysm）

・クモ膜下出血の 80％は動脈瘤が原因である。
・脳動脈瘤の 80％は内頸動脈領域である（図 I-5.26，I-5.27）。
・動脈瘤の 80％は単発性である。

クモ膜下出血の存在診断は CT で（図 I-5.28），部位診断は血管造影で行われる。

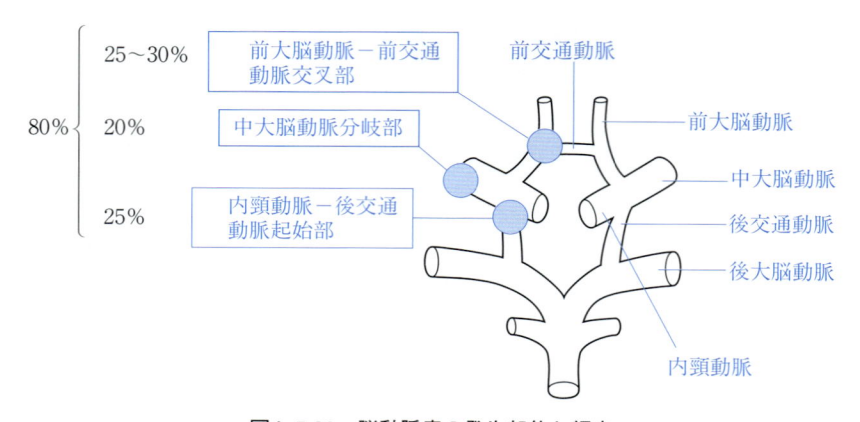

図 I-5.26 脳動脈瘤の発生部位と頻度

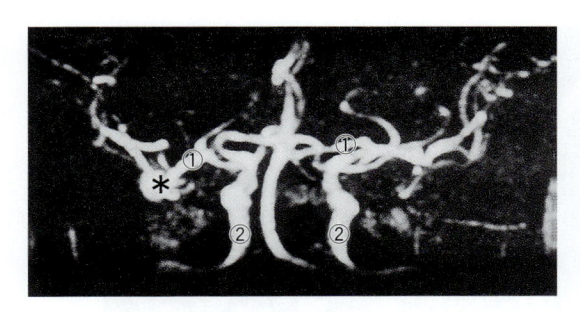

図 I-5.27　動脈瘤
＊：中大脳動脈動脈瘤（健診 MRA で発見された未破裂のもの）
①：中大脳動脈　　②：内頸動脈

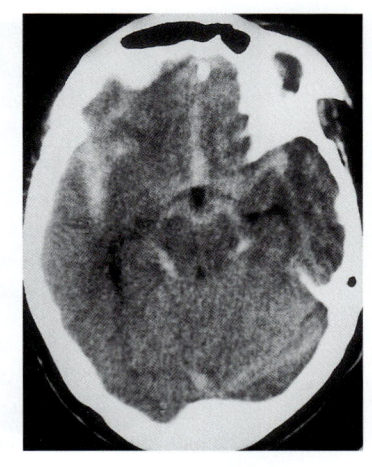

図 I-5.28　クモ膜下出血
前交通動脈動脈瘤破裂によるクモ膜下腔への出血が Sylvius 溝，前頭蓋底，橋周囲などに high density area をつくっている

CHART　51
【動脈瘤の 80％則】 　①クモ膜下出血の 80％は動脈瘤が原因 　②動脈瘤の 80％は内頸動脈領域 　③動脈瘤の 80％は単発性

Ⅰ　画像診断

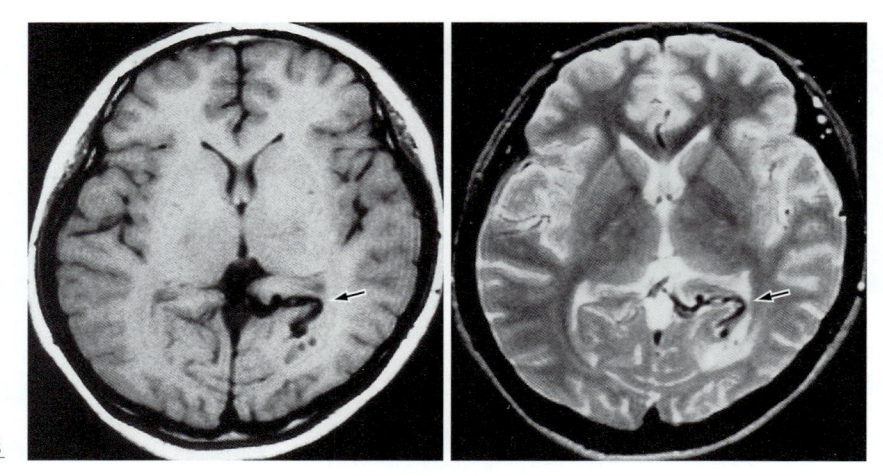

図 Ⅰ-5.29　脳動静脈奇形の MRI（国試 94B68）
A：T1 強調画像　　B：T2 強調画像

血流の多い太い血管は，単純 MRI の T1 と T2 強調画像の両者で境界鮮明な低信号域として描出される特徴を有する。これをシグナルボイドという。呈示されている画像には，後頭葉の中心部に異常に拡張・蛇行した血管と推定されるシグナルボイド（↑）が認められる。異常に拡張・蛇行した血管が検出されるものの大部分は，脳動静脈奇形である

b．脳動静脈奇形

若年者は動脈瘤が少ないため，若年性の SAH（クモ膜下出血）では脳動静脈奇形（arteriovenous malformation：AVM）を最初に疑う（図 Ⅰ-5.29）。

c．もやもや病

Willis 動脈輪付近の動脈の閉塞によって脳底部の側副血行路の発達したもの。血管撮影で側副血行が異常に発達して，もやもやした像を呈するのでこの名前がある。日本人の小児に多く，命名も日本人である。CT では多発性の梗塞，MR アンギオでは特徴的な頭蓋底部のもやもや血管像をみる。

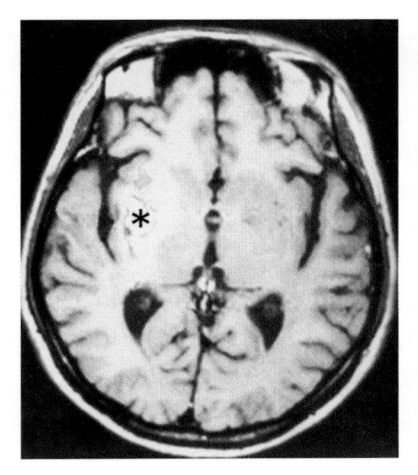

図 I-5.30　内包出血
＊：右内包部の出血性梗塞
出血後約1か月経過しているため
出血は低信号 rim がみられる

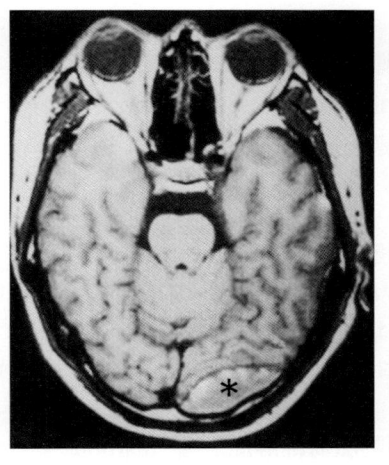

図 I-5.31　急性硬膜下血腫
外傷後数日たっているために，血腫は
辺縁が高信号（＊）となっている

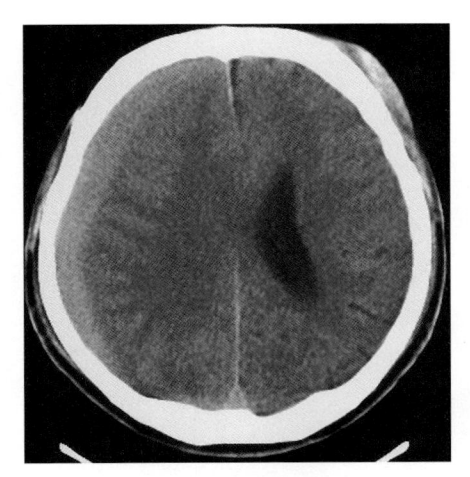

図 I-5.32　慢性硬膜下血腫
右前頭側頭葉表面に灰白質よりやや高信号の
血腫があり，脳実質を左方へ圧迫している

d．血　腫

　硬膜外血腫，硬膜下血腫（図 I-5.31, I-5.32）は無血管野になる。CT, MRI では経時的に形と density，信号が変わる。

　　＜CT での血腫の経時的 density の変化＞
　　　　形成直後　　　　2〜4 週　　　　5〜6 週以後
　　　high density area　isodensity area　low density area

I 画像診断

> **【血腫の経時的 density 変化（CT 上）】**
> high → iso → low
> （直後） （2〜4 週） （5〜6 週以後）

CHART 52

e．脳梗塞（cerebral infarction）

小血管の閉塞を血管撮影で確認するのは難しい．しかし一過性脳虚血発作（TIA）などを呈する症例の中には内頸動脈の狭窄や血栓がみられることがある．MRI の拡散強調画像では他の方法で所見がでる発症 3 時間以前に病変をとらえることができる．

f．内頸動脈海綿静脈洞瘻（carotid-cavernous fistula）

内頸動脈と海綿静脈洞の瘻孔ができると動脈から静脈に血液が流れ，海綿静脈洞とそれに連なる静脈が拡張し，眼球の拍動性突出を起こす．原因としては外傷によるものが 75％（図 I-5.33），海綿静脈洞部の硬膜脳動静脈奇形や海綿静脈洞部の内頸動脈瘤の破裂などによるものが残りの 25％を占める．

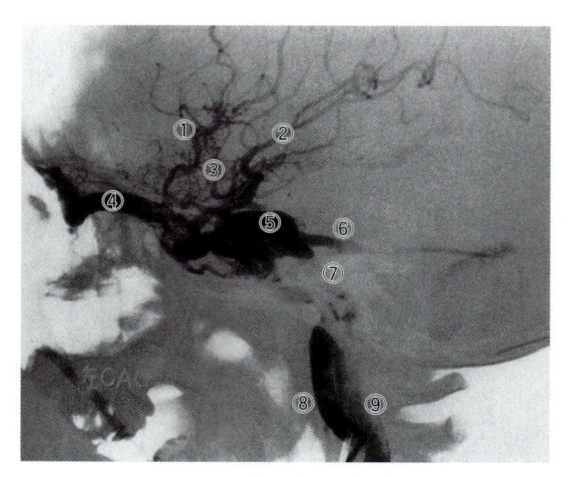

図 I-5.33　外傷性左内頸動脈海綿静脈洞瘻の左内頸動脈造影側面像（国試 92F34）
内頸動脈から，海綿静脈洞とそれに連なる静脈に血液が流れて拡張し，一部の脳表の静脈へも逆流している
①：脳表の静脈　②：中大脳動脈　③：前大脳動脈　④：上眼静脈
⑤：海綿静脈洞　⑥：上錐体静脈洞　⑦：下錐体静脈洞
⑧：左内頸動脈　⑨：内頸静脈

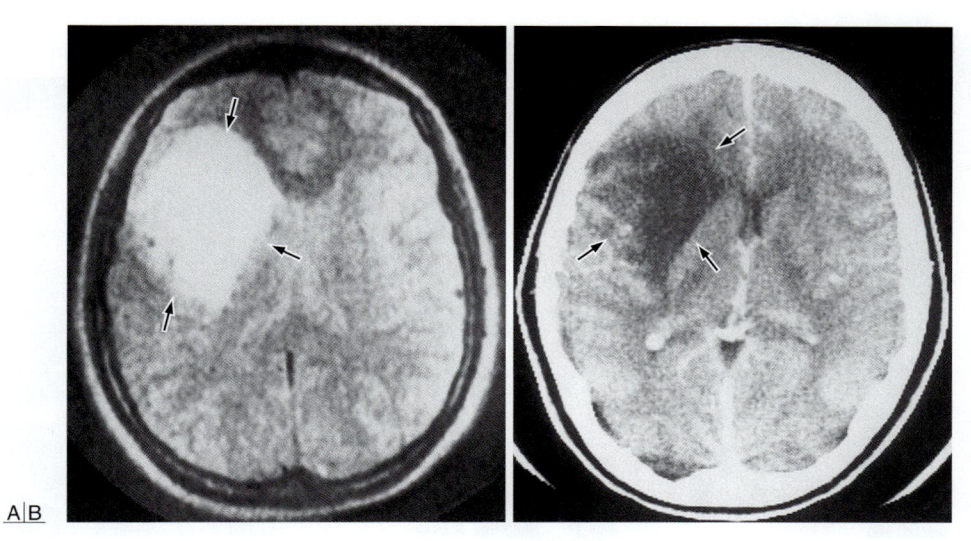

図 I-5.34 星細胞腫
A：CT　　B：MRI（T2強調画像）

2 腫　瘍

a．実質内腫瘍

①星細胞腫（astrocytoma）……全神経膠腫の20～30％を占め，成人では大脳半球，小児では小脳，脳幹，視床下部に多い。小児小脳の半数は囊胞形成をする。

CTでは低吸収で造影効果の少ないものが多い（図 I-5.34A）。

MRIではT1強調で低信号，T2強調で高信号となる（図 I-5.34B）。

②膠芽細胞腫（glioblastoma）……神経膠腫の半数を占め，40～50歳代に好発する。

CTでは，浮腫を伴う低吸収を呈し，造影により強く造影される。MRIでは，強い浮腫のため境界が不明瞭だが，Gd-DTPAで腫瘍が造影され区別が容易となる（図 I-5.35）。

Ⅰ 画像診断

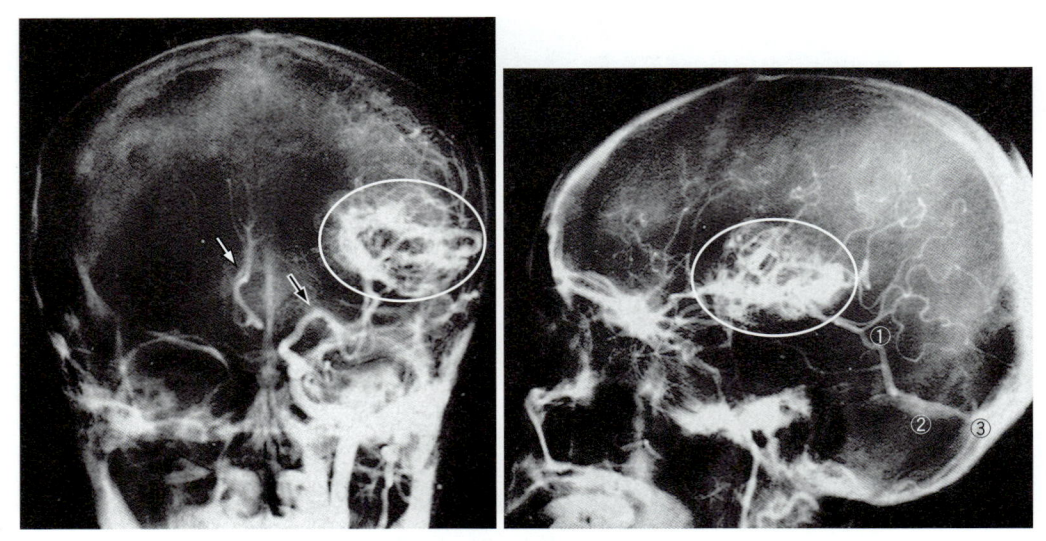

図 Ⅰ-5.35　多形性神経膠芽腫の左内頸動脈造影（国試 67C36・37）
A：正面像
　　前大脳動脈（⇧）が偏位している。腫瘍による mass effect がみられ，微細な異常血管がはけで描いたようにみられる。中大脳動脈（⬆）は偏位が著しく，異常血管（○）の栄養動脈となっている
B：側面像
　　動脈であるにもかかわらず，静脈が造影され動静脈短絡がみられる。微細な毛細血管（○）の不均一な新生がみられる
①：静脈相　　②：横洞　　③：直洞

③乏突起膠腫（oligodendroglioma）……成長が緩徐で石灰化は単純 X 線で 50％，CT で 70％以上に認められる。

④髄芽細胞腫（medulloblastoma）……小児小脳虫部に好発する。CT で高吸収であり，よく造影される。

⑤上衣細胞腫（ependymoma）……小児脳室上衣細胞に好発する。術後の播種性転移が多い。

⑥松果体部腫瘍（pineal tumor）
　　胚細胞腫（germinoma）……松果体部腫瘍（図 Ⅰ-5.36）の 50％を占め，10～20 歳代の男性に多い。しばしば石灰化し，播種性転移を来す。

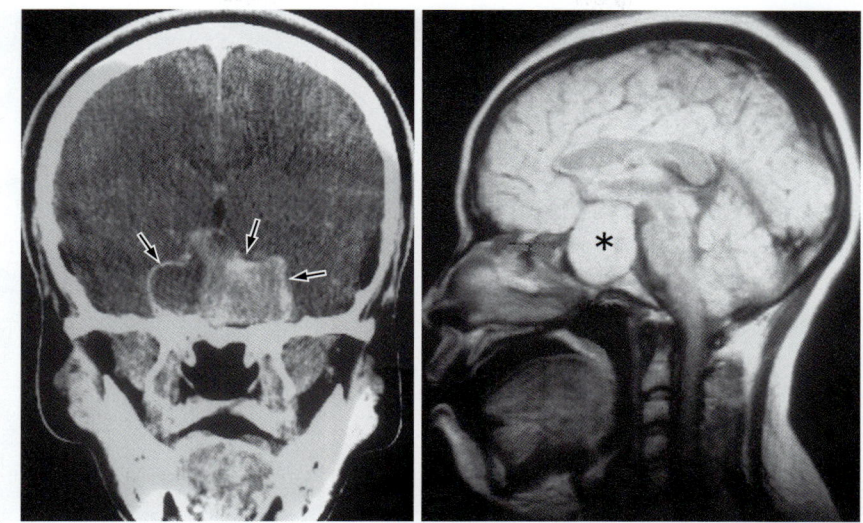

図 I-5.36　下垂体部腫瘍
A：CT の前額断　　B：MRI
前額断 CT 像・MRI 像(T1 強調)にて出血のため高信号となった下垂体腫瘍(↑, ＊)が明瞭に描出されている

⑦**悪性リンパ腫**（malignant lymphoma）……免疫抑制の投与患者や AIDS 患者に好発する．しばしば多発性である．比較的境界明瞭だが，周囲の浮腫は様々であり，腫瘍は造影 CT，造影 MRI で強く造影される．
⑧**転移性脳腫瘍**（metastatic brain tumor）
・原発は肺癌（50％），乳癌（10％），胃癌（5％）の順である．
・個数，浮腫等は多様である．MRI の方が CT より検出能が高い．

b．実質外腫瘍

①**下垂体腫瘍**（pituitary adenoma）……部位から診断がつくが，microadenoma の診断には造影 MRI が有用である．
②**頭蓋咽頭腫**（craniopharyngioma）……多くは嚢胞性で小児に多い（図 I-5.37）．

Ⅰ 画像診断

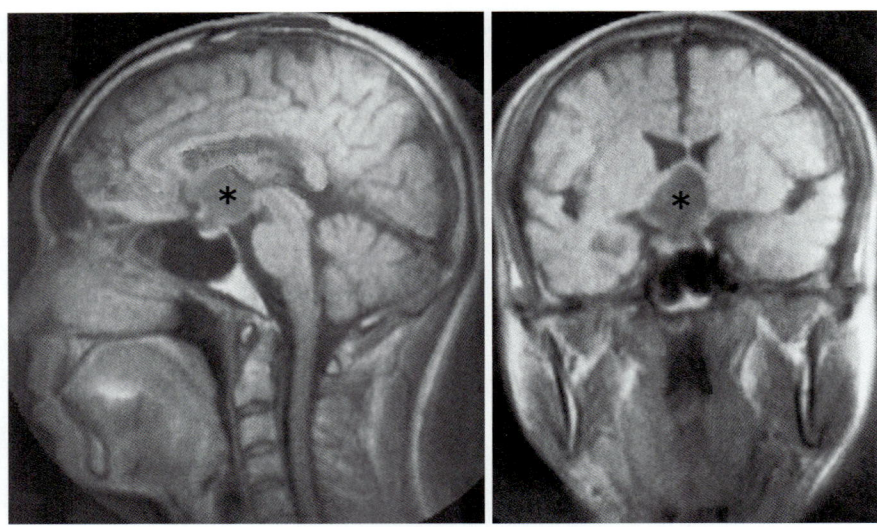

図Ⅰ-5.37 頭蓋咽頭腫のMRI
T2強調画像にて囊胞性頭蓋咽頭腫（＊）がよく描出されている

③**髄膜腫**（meningioma）……中年女性に多く，傍矢状洞，大脳鎌，円蓋部に好発する．骨の肥厚，石灰化，中硬膜動脈溝の変化が特徴的である．造影CT，造影MRIでは均一に強く増強される．
④**神経鞘腫**（neurinoma）
・聴神経に好発し，神経線維腫症（von Recklinghausen病）には多発する．
・内耳道などの孔の拡大を伴いやすい．
・高分解能CT，MRIが診断に有用である．

CHART 53
富血行性腫瘍の種類は少ない 　多形性神経膠芽細胞腫，髄膜腫，血管芽細胞腫，転移性脳腫瘍 　　（ただし，ほとんどの腫瘍はCTではenhanceされる）

3 炎症性疾患

脳膿瘍

造影CTではドーナツ状の陰影と周囲浮腫を認め，MRIでは限局性のT1，T2値の延長と周囲浮腫を認める（図Ⅰ-5.38）．

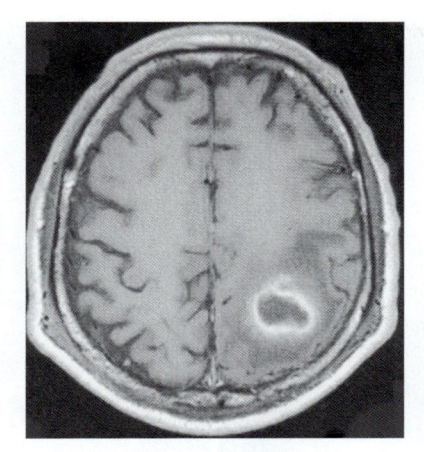

図 I-5.38 脳膿瘍
T1強調でやや不整なリング状の増強病変があり，内容物は髄液より軽度高信号，周囲に浮腫を認める

4 脱髄性・変性・代謝性疾患

ともに MRI がもっとも診断的価値が高い。白質には髄鞘が多く，脱髄により T2 強調で高信号，T1強調で低信号となる。いずれにしても脳は萎縮し，脳室は拡大する。

脊髄腔内腫瘍

1 疾患と造影所見

a．髄内腫瘍（intramedullary tumor）
上衣腫（ependymoma）が多く，星細胞腫（図 I-5.39），血管芽腫（図 I-5.40）が次いで多い。

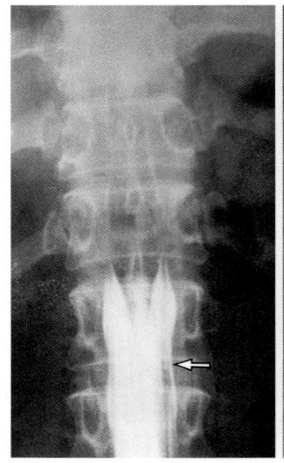

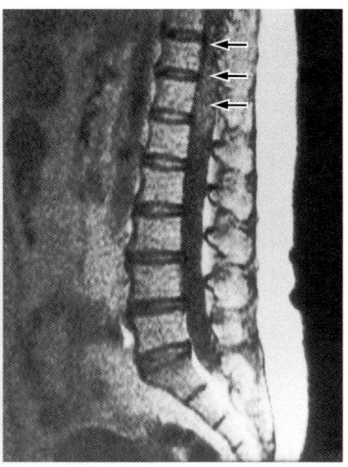

図 I-5.39　脊髄腫瘍（星細胞腫）
A：脊髄腔造影　　　B：MRI
⇧：髄内腫瘍　　⬆：Th$_{11}$〜Th$_{12}$に認められるやや高信号の領域

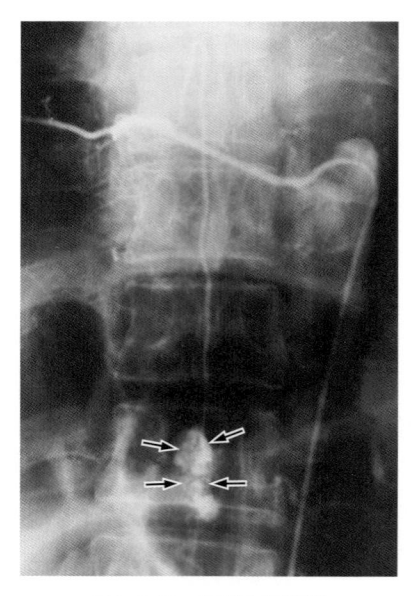

図 I-5.40　脊髄血管芽腫
前脊髄動脈が feeder となっている

b. 硬膜内髄外腫瘍 (intradural tumor)

神経線維腫, 髄膜腫がほとんどである。

c. 硬膜外腫瘍 (extradural tumor)

神経鞘腫などの神経原性腫瘍と転移性腫瘍, 多発性骨髄腫, ヘルニアがある。

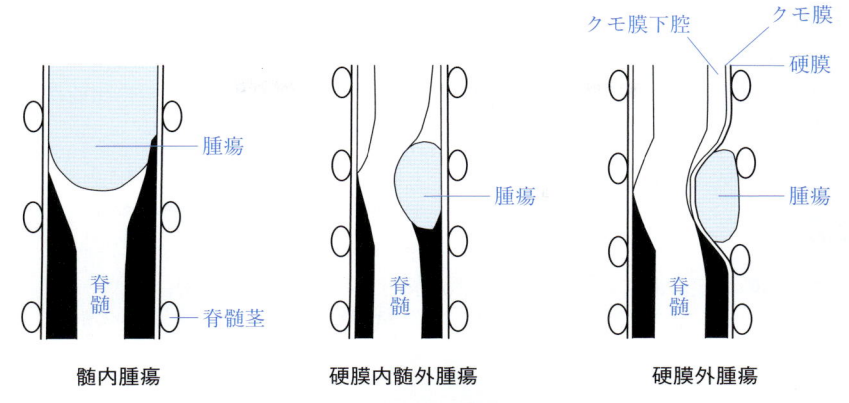

図 I-5.41　脊髄腔内腫瘍の模式図

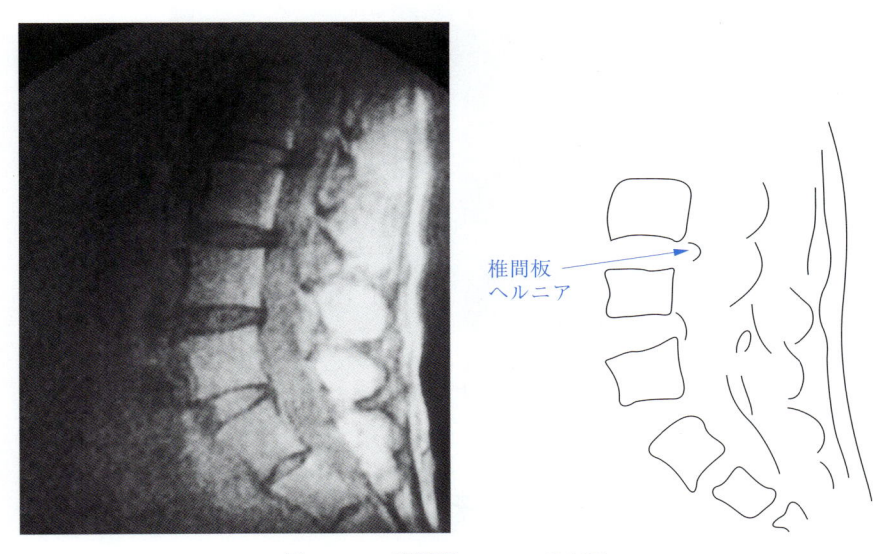

図 I-5.42　椎間板ヘルニアの MRI

2　MRI

　脊髄全長に沿って検査ができるので Arnold Chiari などの奇形，腫瘍，椎間板ヘルニア（図 I-5.42），多発性硬化症（MS），脊髄空洞症（syringomyelia）などの脱髄性疾患では，CT やミエログラムを凌ぐ診断能をもち，極めて有用である。骨によるアーチファクトがなく，CT などでは肩，頭蓋底の骨の影響により，診断困難となりやすい頸椎，上位胸椎レベルの脊髄の描出も問題ない。

a. 腫　瘍

　部位診断，所見はミエログラムでの原則がそのまま MRI にあてはまる。一方向での診断では髄内腫瘍にみえても，他方向撮影で髄外腫瘍の診断がされる場合も少なくない。
Gd-DTPA は脳腫瘍と同様に脊髄腫瘍の診断にも極めて有用である。

Ⅰ　画像診断

b．脱髄性疾患

　脊髄空洞症における脊髄内空洞の診断や多発性硬化症，白質脳症などの脱髄病変の検出はMRIで可能となった。脱髄斑などの脱髄病変の検出には，とりわけT2強調像での描出能が高い。脱髄性疾患の診断にはGd-DTPAを用いた造影MRIがさらに有用である。

3　血管造影

　脊髄の動静脈奇形の確定診断には脊髄動脈造影が施行される（図Ⅰ-5.43）。

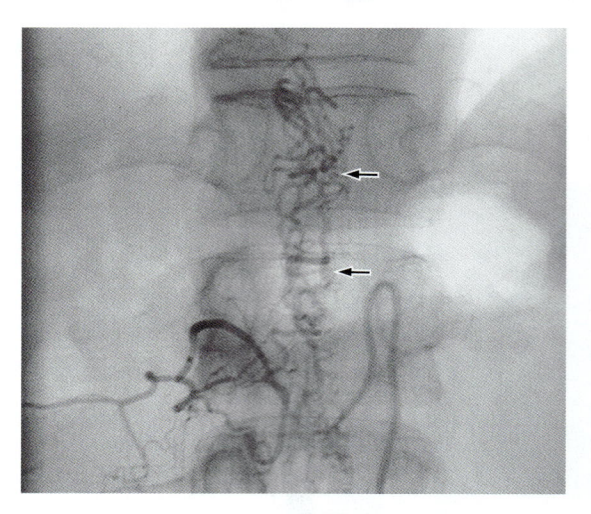

図Ⅰ-5.43　動静脈奇形
↑：脊髄動脈造影により描出された動静脈奇形

頭頸部，その他の疾患

a．顔面疾患

単純撮影……Waters法が最も良い。
断層撮影
CT ｝ともに骨破壊を伴う上顎癌などの診断に有用である。
MRI……軟部組織の解像力が良く，特に顎関節症などの診断，腫瘍の頭蓋底，側咽頭腔への浸潤の診断に有用である。
咽頭造影……下咽頭癌の全体像をとらえるのに有用である。

b．真珠腫

　中耳炎に続発する骨破壊を伴う肉芽腫。

c. 眼球・眼窩疾患

軟部を中心とする疾患は CT, MRI（図 I-5.44）が有用である。

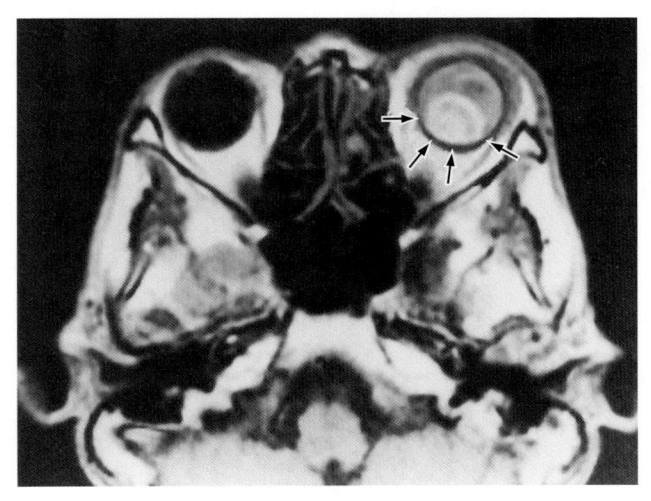

図 I-5.44　右眼悪性黒色腫
悪性黒色腫は T1 強調で高信号（↑）となる

d. 頸部腫瘍

神経鞘腫（図 I-5.45），頸部嚢胞などは MRI で診断価値が高い。小児の鼻咽腔血管線維腫（図 I-5.46），頸部に発生する glomus 腫瘍（図 I-5.47）は T2 強調で高信号となる富血行性の腫瘍である。

唾石症（図 I-5.48）では唾液腺内に結石が生成されるが顎下腺に好発し，摂食時の顎下腺腫大と疼痛が特徴である。唾液腺造影で診断が行われる。

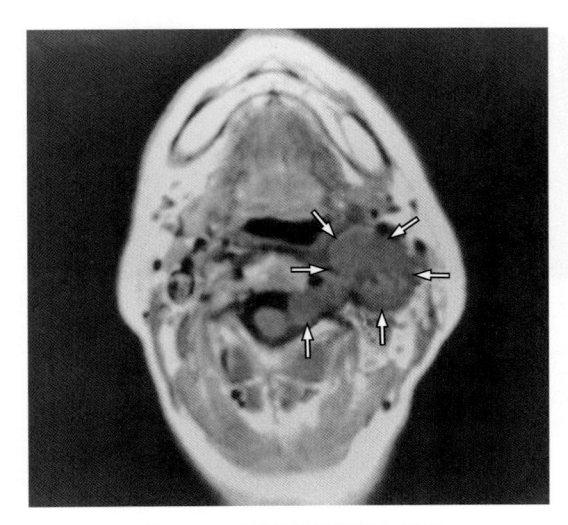

図 I-5.45　頸部神経鞘腫の MRI
⇧：脊髄腔から頸部へ亜鈴状の脊髄と等信号の腫瘍

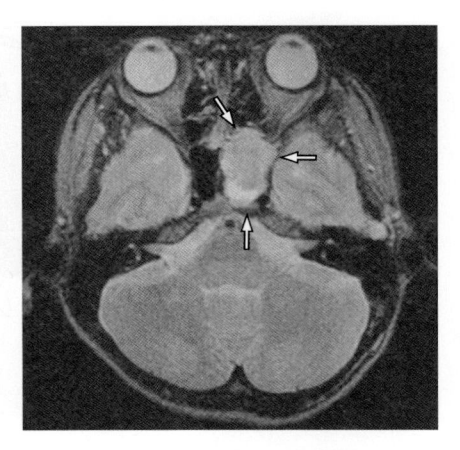

図 I-5.46　鼻咽腔血管線維腫
血管性腫瘍は富血行性腫瘍であり T2 強調で特徴的な高信号（↑）となる

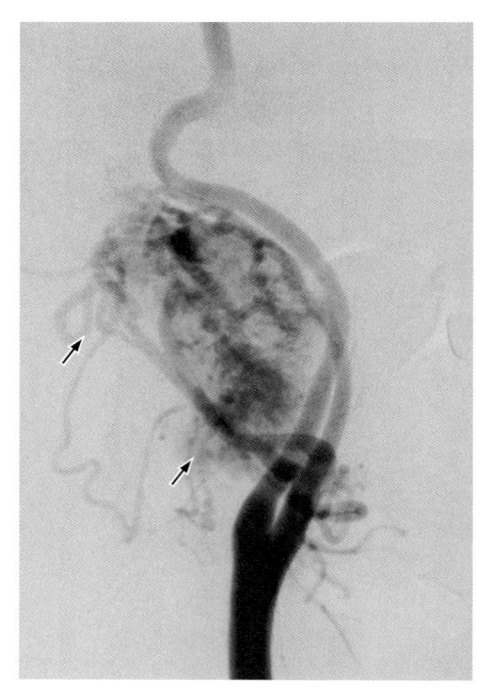

図 I-5.47　glomus 腫瘍
↑：外頸動脈より栄養される富血行性腫瘍

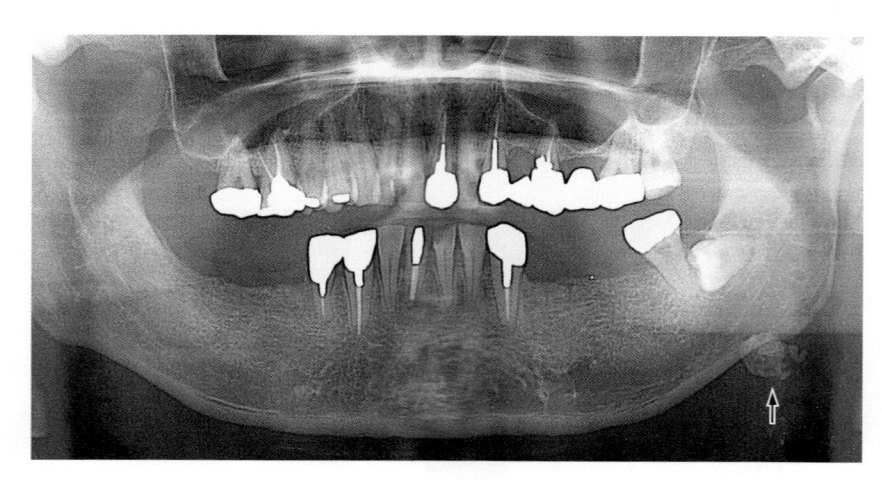

図 I-5.48　唾石症

Check Test 5

○×をつけよ．

- (1) 頭部単純写真で Towne 法は顔面頭蓋，Waters 法は神経頭蓋の診断に用いられる．
- (2) 頭蓋内生理的石灰化のうち松果体石灰化は正中，脈絡叢石灰化は左右対称に認められる．
- (3) 腫瘍内石灰化を起こす3大脳腫瘍は下垂体腺腫，乏突起膠腫，松果体腫瘍である．
- (4) 脊索腫は斜台と仙骨に多い骨腫瘍である．
- (5) Sturge-Weber 病は後頭部，結節性硬化症は脳室表面に石灰化を起こす疾患である．
- (6) 脳梗塞の MRI での確定診断には発症後3～6時間経過することが必要である．
- (7) 下垂体の ballooning は頭蓋咽頭腫，open type sella は下垂体腺腫にみられる．
- (8) 髄膜腫ではしばしば中硬膜動脈溝の拡大と頭蓋骨の硬化を認める．
- (9) Towne 像は上顎癌の診断に用いられる．
- (10) 硬膜動脈はすべて外頸動脈から分枝する．
- (11) Willis 動脈輪は動脈瘤の好発部位である．
- (12) 若年性 SAH（クモ膜下出血）の最大要因は動脈瘤である．
- (13) もやもや病は日本に多い Willis 動脈輪付近の動脈閉塞症である．
- (14) 小児脳腫瘍では血流の豊富なものが多い．
- (15) 松果体腫瘍の場合，第3脳室や中脳水道に近いため早期に脳室拡大を起こしやすい．
- (16) ほとんどの脳腫瘍は造影剤で enhance されるため，脳腫瘍が疑われるときは必ず enhance CT をとった方が見逃しが少ない．
- (17) 脳出血では CT，MRI ともに経時的に信号や density が変わる．
- (18) 脳腫瘍は MRI T1 強調で高信号となる．
- (19) 脱髄疾患は T2 強調での描出能が高い．
- (20) 転移性脳腫瘍は原発として胃癌が最も多い．

Answer

- ×(1) ＜チャート44＞参照。Towne法は神経頭蓋, Waters法は顔面頭蓋の診断に用いられる。
- ○(2) 松果体はその正中からの偏位が, 脈絡叢の石灰化は左右の非対称性が診断に利用される。
- ×(3) ＜チャート45＞参照。石灰化を起こす脳腫瘍は頭蓋咽頭腫, 乏突起膠腫, 松果体腫瘍, 脳室上衣腫, 髄膜腫, 星細胞腫の順である。
- ○(4) 内部に粗な石灰化をもつ骨腫瘍である。
- ○(5) Sturge-Weber病は顔面の血管腫, 結節性硬化症はやはり顔面の皮脂腺腫, 腎過誤腫などを合併し, ともに精神レベルの低下をもつことが多い。
- ×(6) 拡散強調画像によって発症3時間以内の超急性期の診断が可能となった。
- ×(7) ＜チャート46＞参照。下垂体腺腫ではballooning, 頭蓋咽頭腫ではopen type sellaと石灰化を認める。
- ○(8) 中硬膜動脈の怒張と反応性の骨肥厚による所見である。
- ×(9) 上顎洞の側壁や内壁の破壊はWaters法像で診断できる。
- ×(10) 中硬膜動脈（顎動脈から）, 後硬膜動脈（上行咽頭動脈から）は外頸動脈から出るが, 前硬膜動脈は内頸動脈から出る眼動脈の分枝から出, また椎骨動脈からも髄膜枝が出ている。
- ○(11) ＜チャート51＞参照。
- ×(12) 若年性のSAHでは動静脈奇形が原因となりやすい。
- ○(13) 側副血行路の発達がもやもやした像を作るところから, この名が付けられた。日本人の付けた名前である。
- ×(14) ＜チャート53＞参照。富血行性の腫瘍である多形性神経膠芽細胞腫, 髄膜腫, 血管芽細胞腫はともに成人に多い脳腫瘍である。
- ○(15) 松果体腫瘍の場合, 側脳室シャントを作ってから治療を開始することが多い。
- ○(16) ＜チャート48＞参照。
- ○(17) ＜チャート52＞参照。CTでの経時的変化はヘマトクリット値の変化, MRIでの経時的変化はヘモグロビンの変成による。
- ×(18) ＜チャート50＞参照。造影しなければ脂肪腫と悪性黒色腫を除くほとんどの脳腫瘍はT1強調で低信号となる。
- ○(19) 脱髄疾患はT2強調で描出能がよく, Gd-DTPAでよく造影される。
- ×(20) 転移性脳腫瘍での原発巣は肺癌, 乳癌, 胃癌の順である。

6 骨・関節・軟部の診断

総　　論

▶正常 X 線解剖

骨皮質
骨髄質
関節 (epiphysis)
骨端 (physis)
成長板（骨端線）
骨幹端 (metaphysis)
骨幹 (diaphysis)

長管骨
成長板（骨端線）で骨の長軸方向への成長が行われる

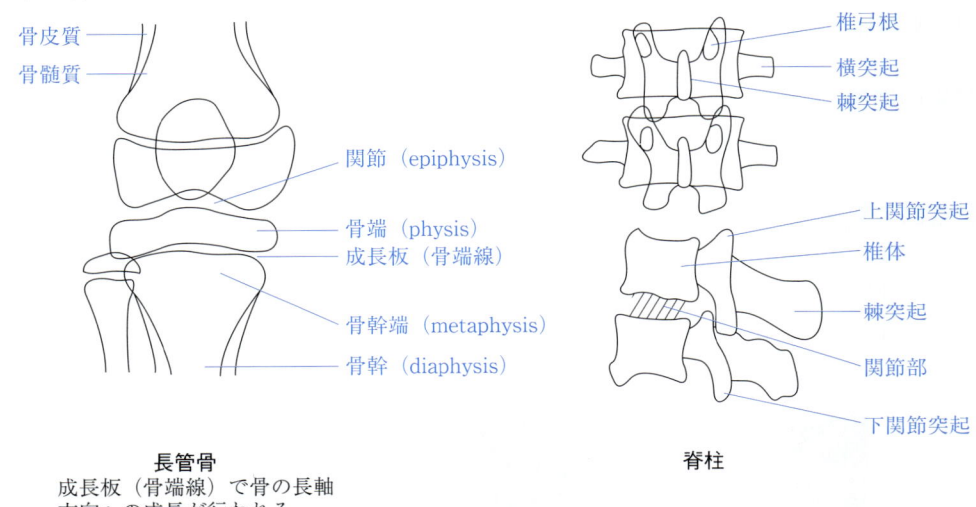

椎弓根
横突起
棘突起
上関節突起
椎体
棘突起
関節部
下関節突起

脊柱

図 I-6.1　長管骨と脊柱の正常 X 線解剖

▶X 線 CT

コントラスト分解能が単純 X 線より良いので骨変化を伴う異常所見の把握によい。またわずかな石灰化も検出ができる。CT は特に骨の破壊性病変である骨転移の診断に優れている。

▶MRI

骨髄では脂肪髄が T1 強調で高信号となるため，その中の低信号域が診断の目安となる。また腱や靱帯損傷，骨髄炎，骨壊死，筋損傷，筋炎，関節炎，神経疾患，血管病変（MRA）の診断に特に有用であるが，骨折には適応がなく，術後の金属付近の病変の診断には向かない。

▶血管造影

腫瘍の診断，血管の疾患の診断に使われる。疼痛の少ない低浸透圧造影剤を使用する。

I　画像診断

骨の異常所見

1 骨陰影の変化

a．陰影の減弱

骨粗鬆症：類骨組織の減少，骨の化学的組成の変化はない。
　　　　　老人性骨粗鬆症，Cushing 症候群，廃用萎縮
骨軟化症：骨の石灰化の低下，骨の有機質は形成されるが，骨塩の沈着が低下する。
　　　　　くる病，胃性骨軟化症，肝硬変
副甲状腺機能亢進症：破骨細胞の機能亢進により石灰化と類骨組織の両者の減少。

b．陰影の増強

造骨性の骨転移（前立腺癌の骨転移），骨髄炎，大理石骨病，ビタミン D 過剰症，Paget 病。

c．骨端部の異常

骨端の成長による形状の変化は年齢により一定しているので単純写真から患者年齢を推定できる（骨年齢）。骨端は無腐性壊死，骨幹端は腫瘍の好発部位であり，また外傷炎症，くる病，ビタミン C 欠乏，若年性リウマチで骨吸収や透亮像となる部位である。

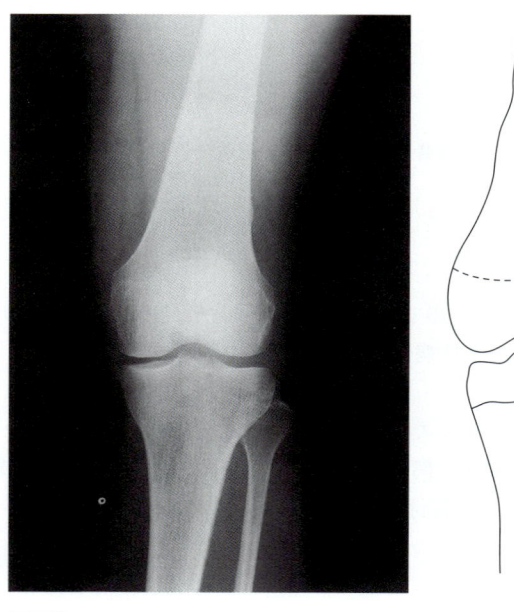

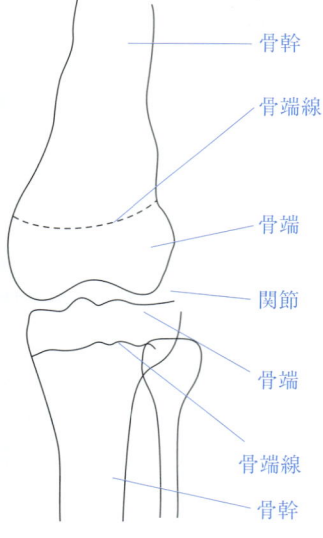

正面像

図 I-6.2　膝関節正常像（成人）

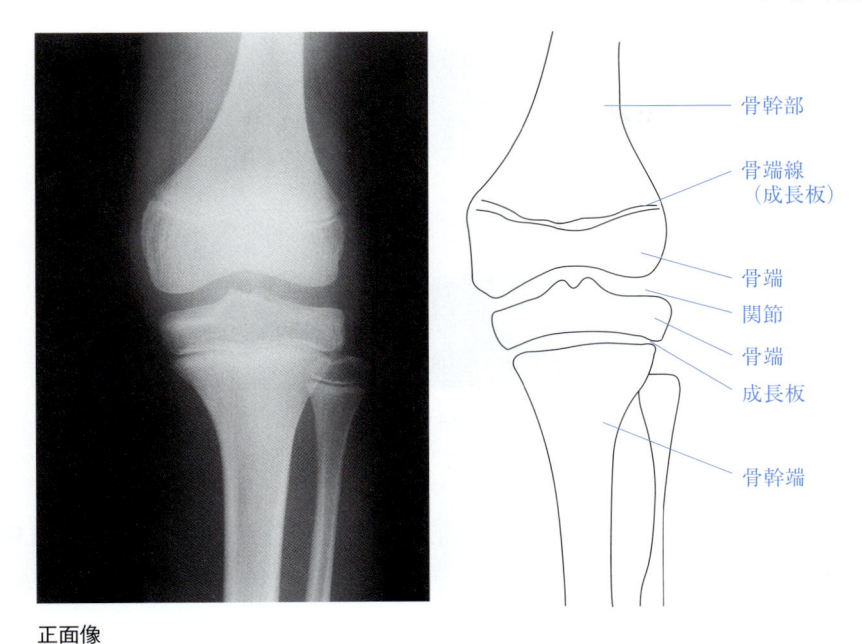

図 I-6.3　膝関節正常像（小児）

2 骨膜反応の臨床

a. 骨膜肥厚〔良性〕

骨折，骨髄炎，骨梅毒，肥厚性骨関節症（多くは肺疾患に伴う）（図 I-6.4A）。

b. spicula〔悪性〕

sunburst ともいう（図 I-6.4B）。骨肉腫，Ewing 肉腫。

c. Codman 三角（periosteal lipping）〔悪性〕

骨膜断端の骨膜反応が三角形の骨化を呈したもの（図 I-6.4C）。骨肉腫，Ewing 肉腫。

d. onion skin〔良性・悪性〕

骨皮質に平行な層状の骨膜反応（図 I-6.4D）。外傷，骨膜下出血などの良性疾患でも起こる。骨肉腫，骨悪性リンパ腫。
※軟骨肉腫，転移性骨腫瘍などでは骨膜反応は少ない。

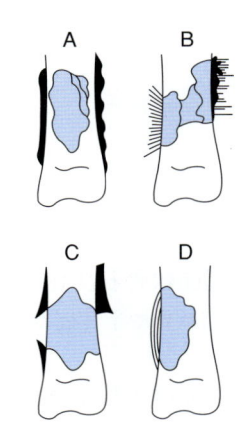

図 I-6.4　骨膜反応
A：骨髄肥厚　　B：spicula
C：Codman 三角　D：onion skin

Ⅰ 画像診断

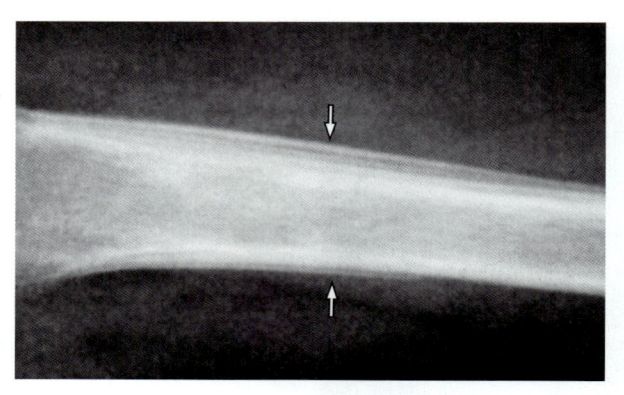

図Ⅰ-6.5 急性骨髄性白血病
白血病細胞の浸潤による著明な onion skin の所見

| CHART 54 |

【骨膜反応】
　　肥厚……………良性
　　spicula…………悪性
　　（sunburst）
　　Codman 三角……悪性
　　onion skin ………良・悪性

関節・軟部の異常

1 関　節

a．関節軟骨石灰化
関節軟骨や半月板の表面に沿った線状の石灰化。変形性関節症，副甲状腺機能亢進症，痛風。

b．関節腔の狭小化
変形性関節症，関節リウマチ，Charcot 関節（糖尿病，梅毒などの痛覚障害に伴う関節の変形の総称），関節結核。

c．関節遊離体（関節鼠）
膝関節に最も多く，外傷性が多い。軟骨外傷や半月板損傷では初めは石灰化していない。離断性骨軟骨症，滑膜骨軟骨腫症，外傷（スポーツ肘など）。

2 軟　部

▶石灰化を起こす疾患
- 血管性……動脈硬化，副甲状腺機能亢進症，静脈結石，血栓，動脈瘤
- リンパ節……結核
- 皮膚・筋肉……膠原病（強皮症，皮膚筋炎），外傷や炎症（化骨性筋炎）
- 腫瘍……皮膚囊腫，乳癌，滑膜肉腫，線維肉腫

> **CHART 55**
> 【軟部石灰化を示す疾患】
> 　副甲状腺機能亢進症，結核，膠原病，化骨性筋炎，乳癌

奇形・系統性・代謝性およびその他の疾患

1 大理石骨病 (osteopetrosis)

　全骨格の硬化性変化が特徴（図Ⅰ-6.6）。通常は無症状だが，骨髄腔が狭くなるため，貧血，肝脾腫を伴うことがある。遺伝性である。

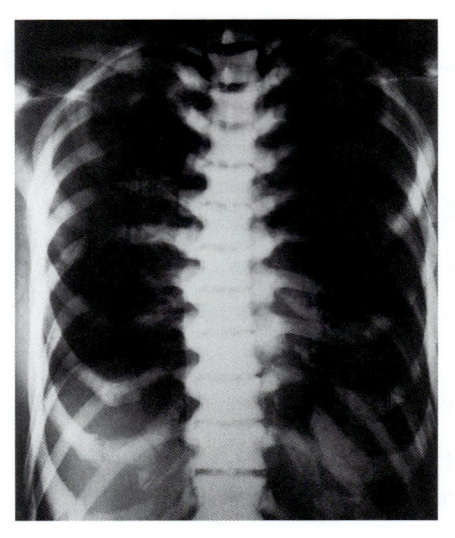

図Ⅰ-6.6　大理石骨病
全骨格の硬化性変化が特徴的である

2 線維性骨異形成症 (fibrous dysplasia)

嚢腫性，スリガラス様の骨変化を特徴とする。多発性の 30％は Albright 症候群（皮膚色素沈着，性早熟を伴う）である。

3 Marfan 症候群

クモ状指（arachnodactylia），心血管異常（心房中隔欠損症，解離性大動脈瘤），漏斗胸，水晶体脱臼をみる。

4 くる病，骨軟化症

ともに類骨組織はできるが，骨塩基沈着が障害される疾患である。一言でいうと石灰化しない。
- くる病（rickets）……小児の骨軟化症。手足の成長骨の骨端線が拡大して盃状となる。
- 骨軟化症（osteomalacia）……骨皮質の菲薄化，変形，偽骨折を起こす。

5 副甲状腺機能亢進症 (hyperparathyroidism)

骨膜下骨吸収，歯槽骨皮質消失（linea alba の消失），嚢腫状の骨破壊（brown tumor），腎結石などを起こす。

6 末端肥大症

下垂体前葉腫瘍による成長ホルモンの過分泌による。成人では頭蓋冠の肥厚，下顎突出，四肢指骨などの末端肥大症（acromegaly）を起こす。若年者では巨人症となる。

7 強直性脊椎骨増殖症 (ankylosing spinal hyperostosis)

椎体前面に過剰骨硬化を示す骨性強直のない疾患。半数に糖尿病を合併し，後縦靱帯骨化症などの合併も多い。

8 脊椎分離症および脊椎すべり症 (spondylolysis and spondylolisthesis)

脊椎の上下関節突起間部に骨欠損があり分離するもので下部腰椎に多い。腰痛の原因となる。すべり症は分離症を原因として上部の椎体が前方にすべるものをいう。

染色体異常，血液疾患

1 Down 症候群 (21 trisomy)

知能障害，心疾患（心内膜床欠損），消化器疾患（Hirschsprung 病），骨異常（骨年齢遅延，小頭，11 対しか肋骨がない，腸骨の広がり，胸骨柄の二分）などを認める。

2 Turner 症候群 (XO)

女性内性器不全（卵巣欠如，子宮発育不全），男性型骨盤，大動脈縮窄，骨異常（metacarpal sign：第 4 中手骨が短い），馬蹄腎などを認める。

CHART 56

【二大染色体異常】

	Down 症候群 (21 trisomy)	Turner 症候群 (XO)
骨	11 肋骨	metacarpal sign
心	心内膜床欠損	大動脈縮窄
他	Hirschsprung 病	女性内性器不全

3 血友病 (hemophilia)

伴性劣性遺伝で男性に出現する。
慢性血友病性関節症……反復する関節出血による変形性骨関節症を起こす。

4 多発性骨髄腫 (multiple myeloma)

扁平骨を中心に多数の打ち抜き像（punched out lesion）を伴う。骨膜反応はないのが特徴である。肋骨や胸椎に骨破壊に伴う軟部腫瘤影をみる。

骨の炎症

1 化膿性骨髄炎

▶部 位
大腿骨・脛骨＞上腕骨・腓骨の順に発生頻度が異なる。

Ⅰ　画像診断

▶急性骨 X 線所見
・感染後 1 週間は X 線に所見が出ないので，診断には骨シンチの方が有効である。
・骨膜反応（骨膜肥厚，onion skin 状）を示す。
・進行すると腐骨をつくる。

▶慢性骨 X 線所見
・ほとんどが濃厚硬化陰影となる。
・死柩形成（腐骨を新生骨が囲んだもの）

CHART 57
【骨髄炎】 初期の 1 週間は X 線上変化なし……この間はシンチグラムの方が有効

2 Brodie 膿瘍

限局性慢性骨髄炎の一種である。脛骨上下端，大腿骨下端の孤立性の囊腫様の骨吸収像を認める。

3 骨結核 (bone tuberculosis)

脊椎に多く，骨破壊による透亮像を認める。椎間腔は狭小化する。腸腰筋に沿って流注膿瘍を認めることがある（後に石灰化する）。

4 強直性脊椎炎 (ankylosing spondylitis)

リウマチ様の脊椎の炎症性疾患であるが男性に多く，リウマチ因子は陰性である。仙腸関節に始まりやすく脊椎は竹筒様脊柱 (bamboo spine) となる。

5 骨髄炎と骨肉腫の違い

骨髄炎に似た腫瘍には Ewing 肉腫（悪性）と類骨腫（良性）がある。

表 I-6.1　急性骨髄炎と骨肉腫

	急性骨髄炎	骨　肉　腫
年　　齢	10 歳以下	10 歳代
進　　行	急速	比較的緩慢
骨膜反応	平行型，肥厚型	放射型，Codman 三角
炎症症状	著明	軽度
病　　巣	骨髄中心型	皮質側に寄る

CHART 58
骨髄炎は骨肉腫よりも症状も激しく進行も速い

血行障害による骨疾患

1 Perthes 病

大腿骨頭の小頭化と扁平化を主とする。
4～10 歳の男子に多い。

2 Osgood-Schlatter 病

骨壊死で脛骨粗面の不整化を認める。
12 歳前後の男子に好発する。

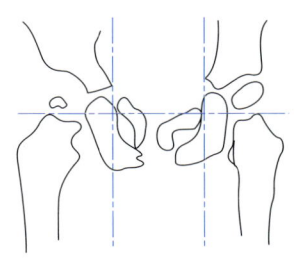

図 I-6.7　Perthes 病

3 Köhler 病

{ 第 1Köhler 病……足舟状骨の骨壊死。男子に多い。
{ 第 2Köhler 病……足第 2 中足骨の骨壊死。女子に多い。

4 Kienböck 病

手月状骨の骨壊死。青年男子に多い。

CHART 59
【血行障害による骨疾患】 　　Perthes　　　　　：大腿骨 　　Osgood-Schlatter：脛骨 　　Köhler　　　　　：足骨 　　Kienböck　　　　：手骨

I　画像診断

骨　腫　瘍

1　骨腫瘍と発生部位

骨腫瘍はほとんど骨幹端にできるもので，部位別の特徴ではむしろ骨端（良性軟骨芽細胞腫），骨幹（Ewing 肉腫，悪性リンパ腫，骨髄腫）にできるものを覚えた方が早い（図 I-6.8）。

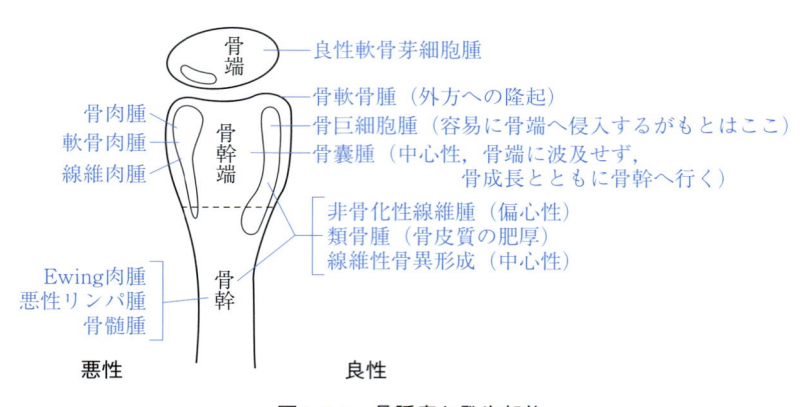

図 I-6.8　骨腫瘍と発生部位

CHART 60

【骨腫瘍】
　ほとんど骨幹端にできる。
　骨端：良性軟骨芽細胞腫
　骨幹：Ewing 肉腫，悪性リンパ腫，骨髄腫

2　骨腫瘍の鑑別

表 I-6.2　骨腫瘍の良性と悪性の鑑別

	良　性	悪　性
境　界	鮮明，硬化縁でふちどる	不鮮明で硬化縁なし
皮質の破壊	なし，骨膨隆している	浸潤性破壊，骨膨隆なし
骨膜反応	骨膜反応なし	あることが多い
骨外腫瘍陰影	ないことが多い	あることが多い
進　行	遅　い	速　い
転　移	な　い	あることもある

3 各骨腫瘍の特徴

a．良性および腫瘍類似疾患

①骨嚢腫

上腕骨，大腿骨に好発する。大きくなると皮質が薄くなり骨折する。骨の成長とともに骨幹部にもあることがあるが，骨端線は超えない。

②骨軟骨腫

原発骨腫瘍中，最も多い（30%）。遺伝性に多発性に発生するものあり。

③良性軟骨芽細胞腫

骨端に出る（図 I-6.9）。

④類骨腫

反応性骨肥厚の中の溶骨性病巣中心（nidus）が特徴。アスピリンが疼痛に有効である。

⑤骨巨細胞腫

30 歳代の大腿骨遠位，脛骨近位にしばしばみられる。偏心性の多嚢胞状骨溶解像（図 I-6.10）を示す血流の多い腫瘍である。進展すると骨端に侵入して骨端腫瘍にみえることがある。

⑥線維性骨異形成（fibrous dysplasia）

病変内に骨組織を含む線維成分が密に分布するため，単純 X 線でスリガラス状陰影となる（図 I-6.11）。多発性のものは Albright 症候群（思春期早発）を伴うことが多い。

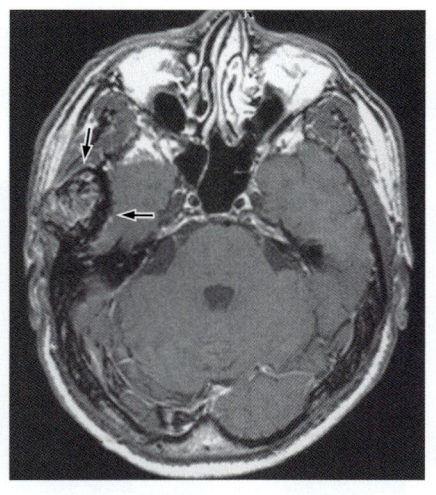

図 I-6.9　側頭骨良性軟骨芽細胞腫
↑：T1 強調で側頭骨を占拠する低信号と高信号の混在した腫瘍

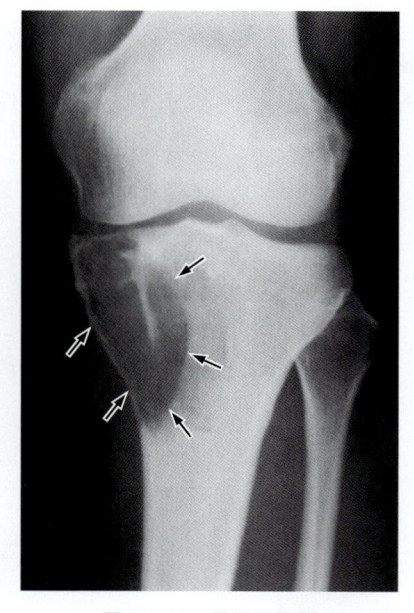

図 I-6.10　骨巨細胞腫
↑：脛骨骨幹端の溶骨性変化と腫瘍内 septum（隔壁）

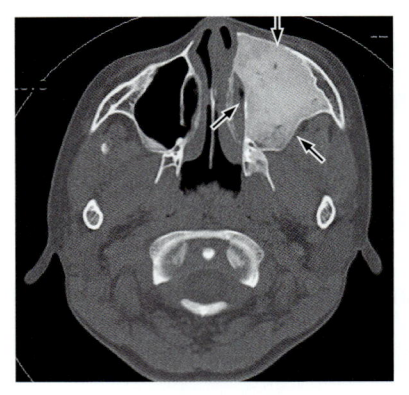

図 I-6.11　上顎線維性骨異形成の CT
↑：スリガラス状陰影

> **CHART 61**
> 骨巨細胞腫は膝の両方の骨に多く，血管造影で所見に富む。
> 　（良性では最も富血行性の腫瘍である）

b．悪　性

①骨肉腫（図 I-6.12）
　典型的な悪性所見をもつ骨腫瘍であり，悪性骨腫瘍の中で最も頻度が高い。10〜20 歳の男子に多い。

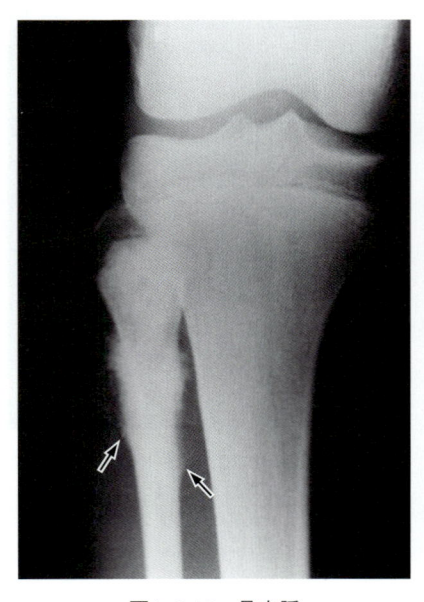

図 I-6.12　骨肉腫
↑：腓骨に著明な spicula と Codman の三角

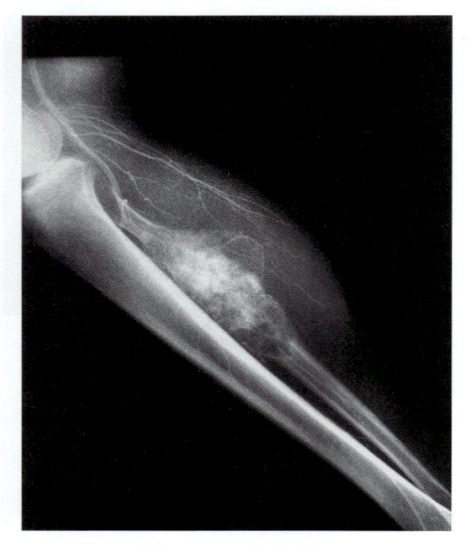

図 I-6.13　軟骨肉腫
脛骨の軟骨肉腫の斑点状，雪片状，石灰化が特徴になっている

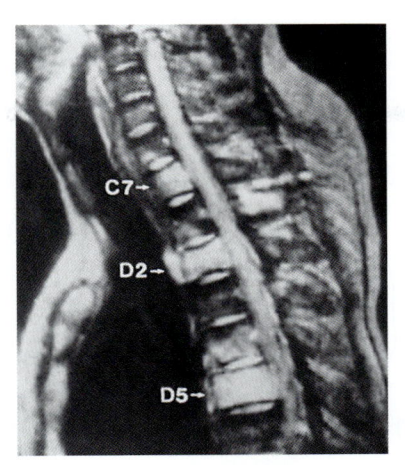

図 I-6.14　転移性骨腫瘍
T2 で高信号となる転移性脊椎腫瘍

②軟骨肉腫（chondrosarcoma）
　小児から成人まで広い年齢層に発生し，所見も軟骨腫状のものから雪片状石灰化を示すものまで多様である（図 I-6.13）。
③Ewing 肉腫
　骨髄炎様の所見をもつ肉腫。層状骨膜反応（onion skin）がみられる。化学療法や放射線治療によく反応する。
④転移性骨腫瘍（図 I-6.14）

- 溶骨性……甲状腺癌，腎癌
- 造骨性……前立腺癌
- 混合型……乳癌，肺癌

CHART 62

【肉腫の好発年齢】
　骨肉腫は子ども，軟骨肉腫は大人

骨折，外傷

1　骨折の種類（名前の特殊なもの）

a．若木骨折……柔軟性のある小児の長管骨に多い不完全骨折。
b．病的骨折……骨の炎症，腫瘍，萎縮性変化などを原因とする骨折。
c．疲労骨折……持続性の過重と疲労で，中足骨や肋骨に起こる。
d．Colles 骨折……橈骨遠位骨幹端の横骨折。老人が手をついて倒れたときに起きやすい。
e．battered child syndrome（幼児虐待症）……新旧の骨折と外傷が入り混じる。

Ⅰ　画像診断

② 骨折の合併症

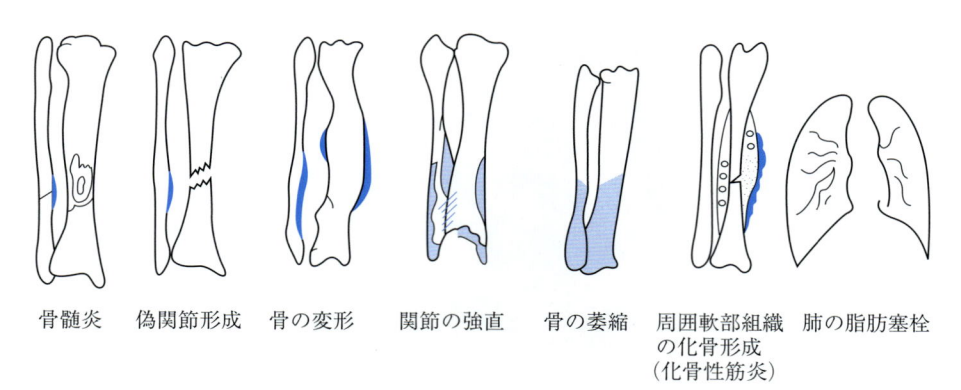

骨髄炎　偽関節形成　骨の変形　関節の強直　骨の萎縮　周囲軟部組織の化骨形成（化骨性筋炎）　肺の脂肪塞栓

図Ⅰ-6.15　骨折の合併症

③ スポーツ外傷

半月板断裂，靱帯断裂では MRI にて連続性の消失，信号強度の上昇，浮腫や血腫がみられる。離断性骨軟骨炎では骨軟骨折が確認され，T1 強調では等信号となり T2 強調で高信号となる肉芽が認められる。

骨　年　齢

① 骨年齢の促進

Albright 症候群，松果体部腫瘍，副腎性器症候群

② 骨年齢の遅延

クレチン症，下垂体機能低下症，性機能不全

CHART 63

【骨年齢の遅延】
　クレチン症（甲状腺機能低下）
　下垂体性小人症（下垂体機能不全）
　性機能不全

関節の疾患

1 先天性股関節脱臼 (congenital hip dislocation)

- 臼蓋角（aとbのなす角α）が大きくなる。
- 骨頭核 c の化骨遅延
- 大腿骨の外側偏位
  寛骨臼蓋外側縁からの垂線 P より外側になる。
- 滑らかな Shenton 線が描けない（e の線）。

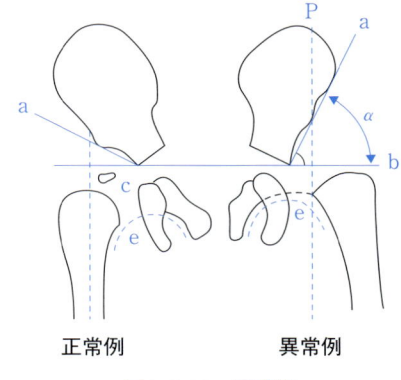

図 I-6.16　股関節

2 非感染性炎症性疾患

a. 関節リウマチ (rheumatoid arthritis：RA)

- 成人女性に多い。自己免疫による非化膿性慢性炎症性疾患である。
- 中手指節関節，中足指節関節に好発するが，腕，肘，膝関節にも出る。早期には関節腫脹と骨粗鬆化がみられ，進行すると関節の狭小化，骨破壊，骨性強直を起こし，手では指関節の ball and socket sign がみられる。（図 I-6.17）。

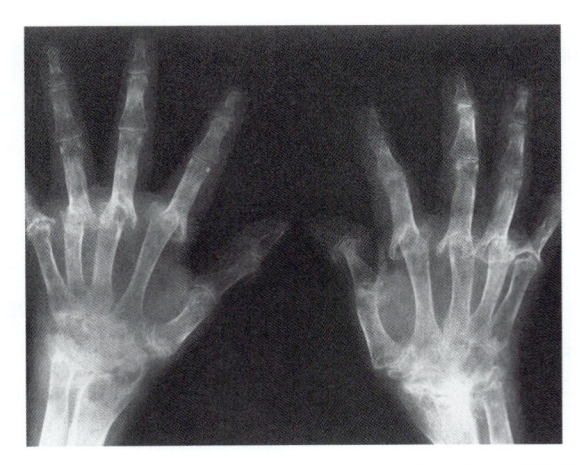

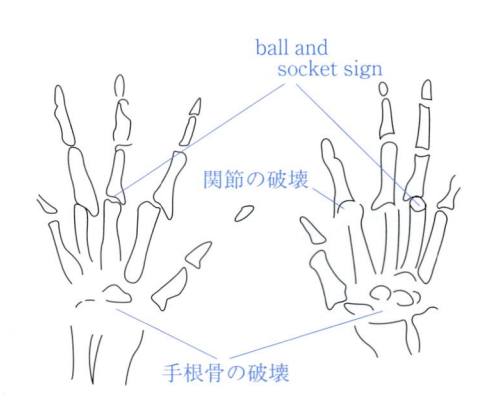

図 I-6.17　関節リウマチ
中手指節関節の破壊，ball and socket sign，手根骨の破壊を認める

b. その他の膠原病

　SLE，強皮症，皮膚筋炎などでも関節リウマチ様の関節所見をみるが，SLE では脱臼傾向，強皮症では末節骨の吸収破壊，皮膚筋炎では軟部石灰化が特徴的。副腎皮質ステロイド薬による骨粗鬆症，関節の無腐性壊死を認める。

199

c．変形性骨関節症

長年の経時的刺激による変形性または退行性骨関節症。脊椎，膝関節，股関節に軟骨磨耗，骨棘，変形，囊胞形成を認める。

乳腺撮影の所見

1 正常像

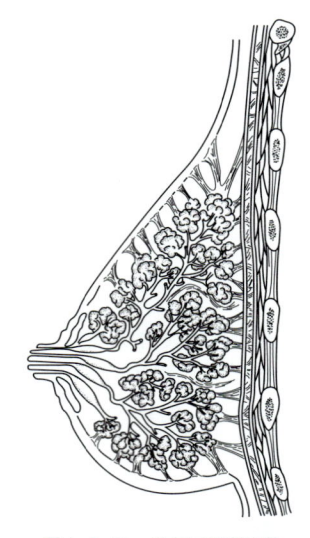

図 I-6.18　乳房の解剖図

乳腺軟 X 線撮影と超音波にて診断される。

2 乳腺の X 線撮影

乳腺撮影は低エネルギーの X 線（25～45kV）を使用するので専用の小焦点の軟 X 線管と専用の増感紙，フイルムを使用する。また詳細な所見をとるために拡大撮影や圧迫撮影が行われる。

乳腺腫瘤の良悪性の対比を表 I-6.3 に示す。この他に，マンモグラフィでは乳腺の腫瘤周囲を脂肪層が取り囲み，透亮像となってみえることがある。乳腺線維腺腫ではその幅が約 1 mm（benign halo），悪性のときは 5～10 mm のことが多い。

表 I-6.3 乳房腫瘤の悪性所見と良性所見

所見		悪性	良性
疾患		乳癌	乳腺線維腺腫, 乳腺葉状嚢胞肉腫
直接所見	腫瘤陰影	濃厚, 濃度不均一, 中心部濃厚傾向	正常乳腺か, やや淡い程度, 陰影不明の場合あり, 濃度均一
	形状	不規則, 塊状	円形, 楕円形, 分離状
	辺縁	不整, 不鮮明, 放射状突起（spicula）	平滑, 鮮明
	石灰化像	微細顆粒状, 多数, 限局性	粗大～中等大, 大小不定, 少数, 散在性
	陰影の大きさ	触診上より小さい	触診上と同じか, やや大きい
	comet sign	あり	なし
間接所見	皮膚肥厚	あり	なし
	皮膚牽引像, 乳頭陥凹	あり	なし
	梁柱構造	不規則, 屈曲	平滑
	血管拡張	あり	なし

梁柱構造の乱れ　　辺縁鮮明な限局型　　針状陰影型　　石灰化型

図 I-6.19 乳癌の X 線像

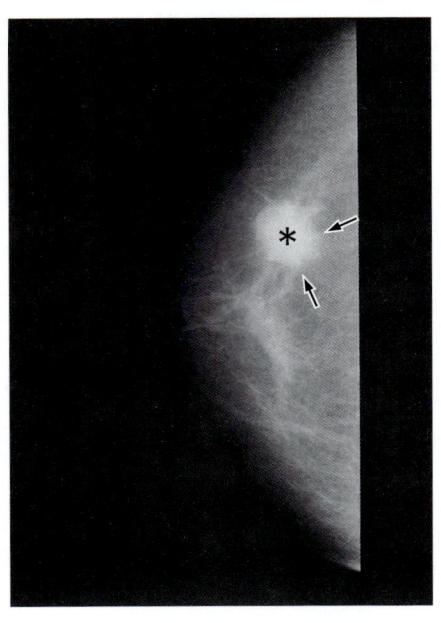

図 I-6.20 乳癌の乳房 X 線単純頭足方向撮影写真（国試 90D35）
右乳房外側に spicula（↑）を伴う腫瘤像（*）を認める

Ⅰ 画像診断

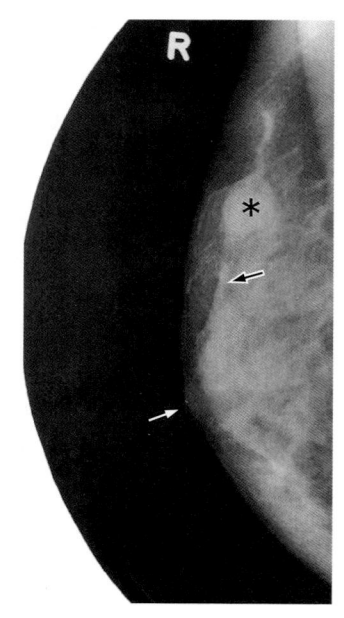

図Ⅰ-6.21 乳腺線維腺腫の乳房X線単純写真（国試83E15）
右腋窩線上にカセッテをおいて左から右へ撮影したものである。辺縁明瞭な腫瘤陰影（＊）があり，spicula，微細石灰化はみられない
↑：索状影　⇧：陥凹乳頭

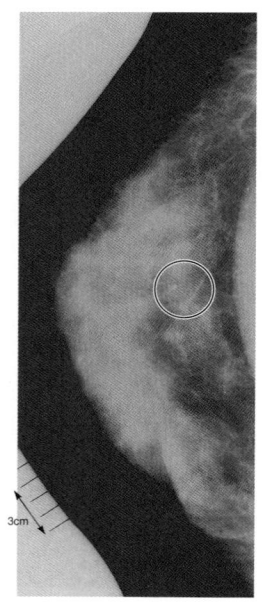

図Ⅰ-6.22 乳癌の石灰化（国試89D40）
○：粗大〜微細石灰化陰影

③ 石灰化所見

乳腺疾患，甲状腺疾患において単純X線撮影でみられる微細粒状石灰化（粒状石灰化，微細石灰化，微小石灰化）像は重要な悪性所見の一つである。

a．悪性石灰化所見

癌の石灰化像の特徴としては，数が多く，局在性，粒子は辺縁不整，大小不同，そして何より微細なことである。乳癌の石灰化は，癌巣の腺腔内の壊死物質に細かなCaなどが沈着して起こる現象である（図Ⅰ-6.22）。

b．良性石灰化所見

乳腺症に最も多く，正常乳腺，乳腺線維腺腫，乳腺葉状囊胞肉腫（葉状腫瘍）などでもみられる。石灰化像の粒子は均一，粗大ないし中等大のことが多い。ただし，乳腺症では乳癌との鑑別の難しい微細石灰化像をみることがあるので注意が必要である。

4 乳腺の超音波撮影

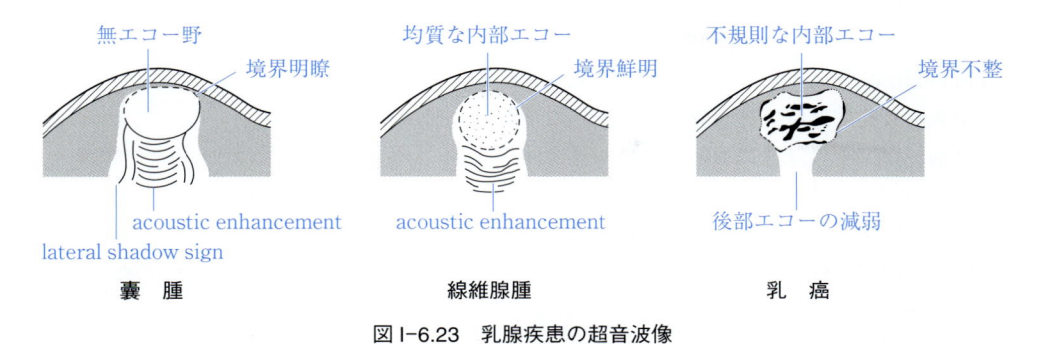

囊腫 — 無エコー野、境界明瞭、acoustic enhancement、lateral shadow sign

線維腺腫 — 均質な内部エコー、境界鮮明、acoustic enhancement

乳癌 — 不規則な内部エコー、境界不整、後部エコーの減弱

図 I-6.23 乳腺疾患の超音波像

5 乳腺の MRI

乳癌では造影 T1 強調の脂肪抑制画像で腫瘍の辺縁がよく造影される。

Check Test 6

○×をつけよ。

- □ (1) Cushing 病，大理石骨病，前立腺癌の転移では骨陰影の増強を認める。
- □ (2) onion skin は悪性腫瘍に特徴的な骨膜反応である。
- □ (3) 副甲状腺機能亢進症では溶骨性変化を起こすが，軟部は変化がない。
- □ (4) 膠原病では，その経過において関節所見を伴う。
- □ (5) 大理石骨病では骨髄腔が狭くなり，貧血とともに髄外造血としての肝脾腫を起こすことがある。
- □ (6) Down 症候群では中手骨サイン（metacarpal sign）が陽性である。
- □ (7) 一般に骨髄炎と骨肉腫を比べると，骨髄炎の方が症状も激しく幼児により発生しやすい。
- □ (8) Köhler 病は足骨の，Kienböck 病は手骨の壊死性変化である。
- □ (9) 骨腫瘍はほとんど骨幹部にできるものが主である。
- □ (10) 骨軟骨腫は最も発生頻度の高い骨腫瘍である。
- □ (11) 骨巨細胞腫は膝関節の両端の骨に多く，血管造影所見も多彩である。
- □ (12) 骨肉腫は成人の長管骨に多い肉腫である。
- □ (13) Ewing 肉腫は骨髄炎と似た像を呈し，化学療法や放射線治療が奏効する。
- □ (14) クレチン症では成長ホルモンの投与で骨年齢の回復がみられる。
- □ (15) 先天性股関節脱臼では滑らかな Shenton 線が描けない。
- □ (16) 強直性脊椎骨増殖症はしばしば糖尿病に合併する。
- □ (17) 関節リウマチは末梢関節のみを侵す疾患である。
- □ (18) 乳腺は脂肪に富むため MRI は診断に向かない。
- □ (19) 乳腺撮影では被曝線量を減らすためデジタル撮影を行う。

Answer

×(1) 前立腺癌の骨転移，大理石骨病は造骨性変化を起こす有名な疾患であるが，Cushing 病は副甲状腺機能亢進症とともに骨陰影の減弱を起こす有名な疾患である．

×(2) ＜チャート 54＞参照．onion skin は spicula, Codman 三角とともに骨悪性腫瘍にみられる所見であるが，他の 2 つと異なり良性疾患でも認められる．

×(3) ＜チャート 55＞参照．副甲状腺機能亢進症では骨膜下の骨吸収とともに腎結石，血管などの軟部の石灰沈着を特徴としている．

○(4) ＜チャート 55＞参照．強皮症や皮膚筋炎，全身性エリテマトーデスでは疾患独自の関節所見や副腎皮質ステロイド薬による関節所見をみることが多い．

○(5) 大理石骨病では骨硬化により骨髄腔が狭くなり，貧血，髄外造血を起こす．

×(6) Down 症候群では心内膜床欠損，11 肋骨などがあり，Turner 症候群では女性性器不全，大動脈縮窄，metacarpal sign などがある．

○(7) ＜チャート 58＞参照．ただし，Ewing 肉腫は所見が骨髄炎とそっくりである．

○(8) ＜チャート 59＞参照．Köhler 病は足（第 1 は舟状骨，第 2 は中足骨），Kienböck 病は手（月状骨）の壊死性変化である．

×(9) ＜チャート 60＞参照．骨腫瘍は良性も悪性もほとんど骨幹端にできる．むしろ，骨端にできるもの（良性軟骨芽細胞腫），骨幹部にできるもの（Ewing 肉腫，悪性リンパ腫，骨髄腫）を覚えた方がよい．

○(10) 外来で最も多くみられるものである．

○(11) ＜チャート 61＞参照．

×(12) ＜チャート 62＞参照．骨肉腫は子どもの長管骨に多いもので，成人に多いのは軟骨肉腫である．

○(13) Ewing 肉腫は診断の難しい疾患である．

×(14) クレチン症は甲状腺機能低下なので甲状腺ホルモンの投与が必要であり，下垂体性小人症では成長ホルモンの投与で骨年齢の回復をみる．

○(15) 先天性股関節脱臼では大腿骨頭が挙上するので，大腿骨内縁と恥骨を結ぶ Shenton 線が滑らかでなくなる．

○(16) 強直性脊椎骨増殖症は糖尿病，後縦靱帯骨化症を合併しやすい．

×(17) 関節リウマチは末梢関節に始まり，次いで躯幹寄りの関節を侵す．全身的にも肝脾腫，リンパ節腫大，心や肺まで侵す自己免疫疾患である．

×(18) 乳癌は造影脂肪抑制 T1 強調でよく進展範囲が診断できる．

×(19) デジタル撮影では微小な石灰化がとんでしまうため，今でも乳腺撮影は直接撮影で行われる．

7 泌尿・生殖器の診断

腹部単純撮影 (kidney ureter bladder：KUB)

a. **腎の大きさ・位置・形態**
   - 大きさ……右腎は左腎に比べて小さい。
   - 位　置……左が右よりわずかに高い（右は肝臓の圧迫のため少し低い）。
   - 形　態……そら豆形。長軸は腎上方において交差する。

b. **尿路結石**
   尿路結石の 90％は X 線陽性結石である。

c. **腫瘍，嚢胞内石灰沈着と頻度**

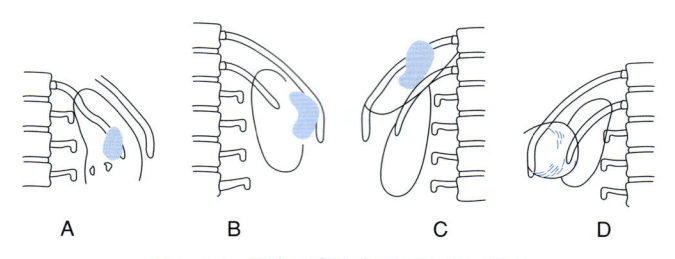

図 I-7.1　腫瘍の嚢胞内石灰沈着と頻度
A：腎癌（5〜20％）　B：Wilms 腫瘍（10％）　C：副腎神経芽腫（50％）　D：腎嚢胞

d. **血管の石灰化**
   腎動脈瘤（図 I-7.2）では腹部大動脈，腸骨動脈の石灰化が合併しやすい。

図 I-7.2　腎動脈瘤

e. **腎実質の石灰化**
   慢性腎盂腎炎，副甲状腺機能亢進症，海綿腎，尿細管アシドーシス，ビタミン D 過剰症。

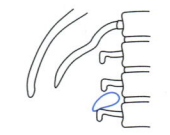

f. その他の尿路・生殖器の石灰化
①前立腺結石……恥骨結合部の粗大な石灰化（図 I-7.3A）。
②卵巣皮様嚢腫……中に歯や骨が入っている。
③子宮筋腫……桑の実状の石灰化を示す。
④Addison 病……両側副腎石灰化。腎も石灰化していることがある（結核に合併しやすい）。（図 I-7.3B）。
⑤副腎血腫……出血巣の石灰化。
⑥リンパ節……結核性腹膜炎の後に発生することが多い。

g. シルエットサイン
腸腰筋，側副線条に注意を払うと後腹膜の異常をとらえられる。

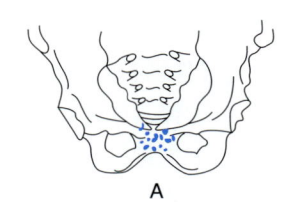

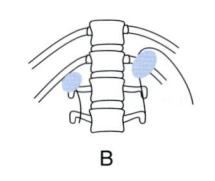

図 I-7.3　その他の石灰化
A：前立腺結石　　B：Addison 病

CHART 64

【泌尿器腫瘍の石灰化】

神経芽腫	50％以上	2 歳半まで	腎外	細かい
Wilms 腫瘍	10％	2〜5 歳	腎内	細かい
腎　癌	5〜20％	大人の腎腫瘍	腎内	粗である

経静脈性腎盂造影 (intravenous pyelography：IVP)

1 正常像

a. 腎
そら豆形。腸腰筋と平行にある。左がやや高く，右が左よりやや小さい。造影剤の急速静注法では皮質と髄質が分離する（CT でも）。

b. 尿　管
3 つの生理的狭窄部がある。
①腎盂尿管移行部
②腸骨動脈との交叉部
③尿管膀胱移行部

c. 膀　胱
充満すると辺縁平滑な円形〜楕円形となる。

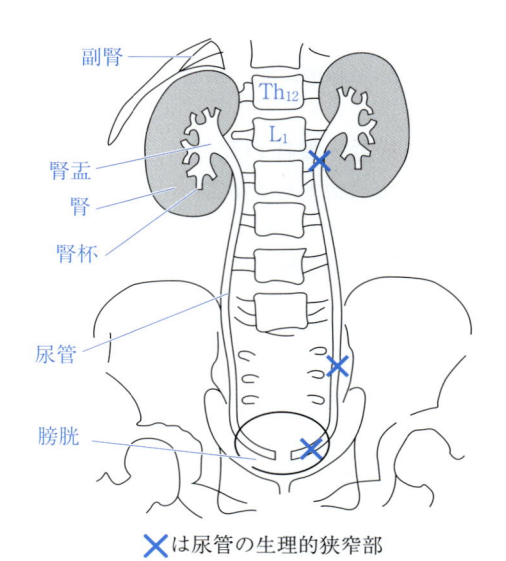

✕は尿管の生理的狭窄部
図 I-7.4　経静脈性腎盂造影の正常像

Ⅰ　画像診断

| CHART 65 |

【尿管結石の引っかかるところに 3 つの生理的狭窄部】
　①腎盂尿管移行部
　②腸骨動脈との交叉部
　③尿管膀胱移行部

2 異常像

a. 腎の下方偏位
肝腫，脾腫，副腎腫瘍などにより腎は下方へ偏位する。

b. 腎の左右偏位
後腹膜腫瘍の位置により腎は左右に偏位する。

c. 腎の大きさ・形の異常
・腎腫大，腎萎縮
・**腎囊胞**……IVP では円形の実質欠損が認められる。
　　　　　　　超音波，CT, MRI で確定診断が可能。
・腎梗塞……梗塞部位の陰影欠損がみられる。
　　　　　　RI 診断が有用。
・腎裂傷……断裂部位が認められる。
　　　　　　CT や超音波でよく診断される。

d. 尿路閉塞
・尿路腫瘍，尿路結石，尿路の先天異常

e. 腎盂・腎杯の変形
・**腎囊胞**または**腎癌**……腎の腫大と腎盂・腎杯の圧排所見がある。
・腎結核……腎盂・腎杯の破壊，尿管の狭窄
・**慢性腎盂腎炎**……腎萎縮

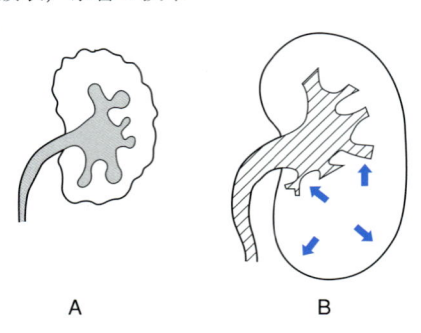

図 I-7.5　腎の腫大と萎縮
A：慢性腎盂腎炎　　B：腎囊胞または腎癌

超音波，CT，MRI

a. 超音波
▶中心エコー（central echo complex）
腎盂・腎杯系のエコーの集合であり，上部尿路，血管，腎洞などからなる。腎は比較的エコーレベルの低い長円として描かれる。

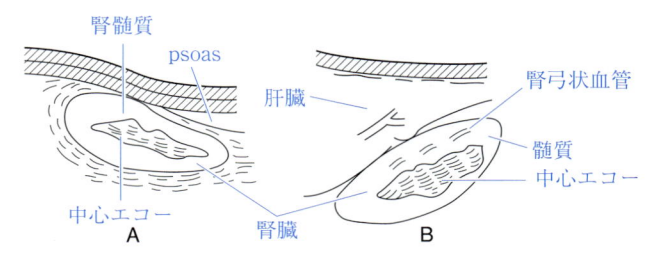

図 I-7.6 腎の超音波検査正常像
A：背からの走査　　B：肝臓を音響窓（acoustic window）にした走査

b. CT
ダイナミック CT で腎の皮質と髄質の分類が可能となる。また尿管は造影 CT で造影剤の排泄に伴い，膀胱まで追跡できる。膀胱腫瘍は膀胱内にオリーブ注入して CT をとるとコントラストの良い像を得られる。

c. MRI
MRI は優れたコントラスト分解能をもち，前立腺疾患，子宮疾患の診断に欠かせなくなっている。しかし腎疾患は超音波，CT 診断法がまだ主流となっている。MRI で腎は T1 強調で中等度の信号を示し，辺縁は明瞭に描出できる。腎髄質は皮質よりも T1 強調で低信号を示し皮質と区別される。T2 強調では皮質も髄質も高信号となり境界は不明瞭となる。MRA では非侵襲的に栄養血管や腫瘍が同定できる。

先天性疾患

1 馬蹄腎

馬蹄腎（horseshoe kidney）では腎の下極での融合が起こるため，腎軸は腎の下方で交叉する（図 I-7.7）。異常血管や腎により尿管が圧迫されるために水腎症や結石を合併しやすい。

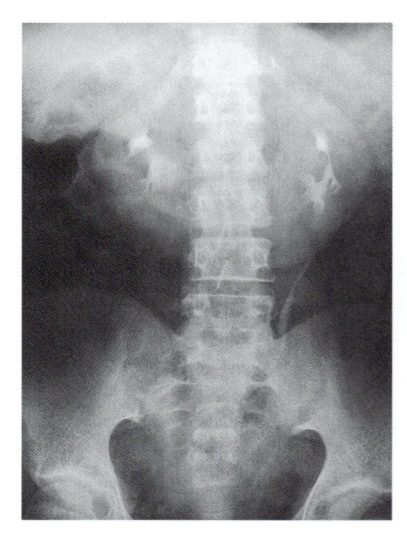

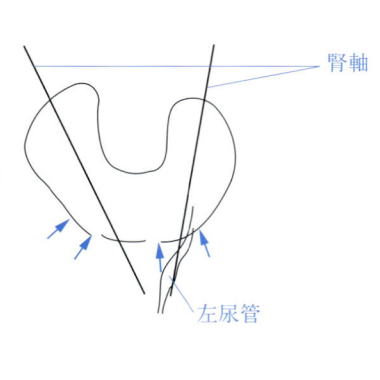

図 I-7.7　馬蹄腎
Turner 症候群に伴う馬蹄腎

2 多囊胞腎 (polycystic kidney)

常染色体優性遺伝の疾患である．腹部腫瘤，蛋白尿で発症する→腎機能も低下していく．
▶腎盂造影・CT・超音波
・両腎肥大（90％が両側性），囊胞多発所見
・腎盂・腎杯の伸展と変化……DIP ではドラゴン変形，クモ足状変形という名称がある．
・肝，膵にも囊胞を合併していることが CT や超音波で偶然みつかることがよくある．成人型では 15％に脳動脈瘤を合併する．

3 海綿腎 (medullary sponge kidney)

尿細管の拡張と石灰沈着を起こす疾患である．重症では尿細管の拡張が高度となり，断面が海綿状となる．

4 重複腎盂・尿管

ワイゲルト・マイヤー（Weigert-Meyer）の法則
　完全重複尿管（腎盂から尿管まで完全に 2 対あるもの）では，上から出たものが膀胱の遠位に開口する（図 I-7.8）。

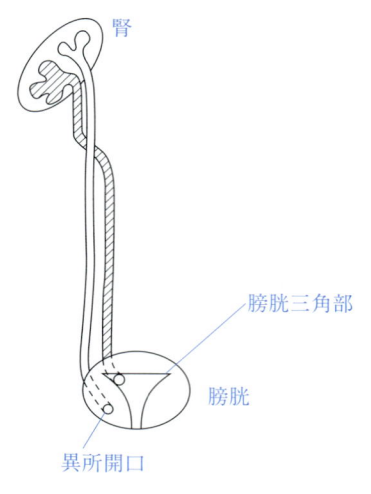

図 I-7.8　Weigert-Meyer の法則

5 腎無形成症 (aplasia)

肥大した一側腎しか認められない場合である。
腎動脈や尿管も1本ずつのことが多い。

> **CHART 66**
> 上にいくほど下手に出る Weigert
> 　重複腎盂・尿管では上の方の腎盂から出た尿管が正常口より遠位に開口する（Weigert-Meyer の法則）

水腎症 (hydronephrosis)

尿路に閉塞が起こり，腎盂・腎杯が拡大し，腎実質の破壊の進んだもの。
超音波では腎の腫大，腎盂・腎杯の拡大，中心エコーの減少，中心エコー部音響陰影の増強がみられる。

▶原　因
①先天性
　・先天性尿管狭窄症や血管や索状物による圧迫
　・**大静脈後尿管**（大静脈の発生異常による下大静脈による尿管の圧迫，図 I-7.9）
②後天性
　・尿路結石
　・腫瘍（尿管癌）
　・前立腺肥大
　・骨盤，腹部臓器腫瘍による圧迫，妊娠子宮による圧迫，大動脈瘤による圧迫

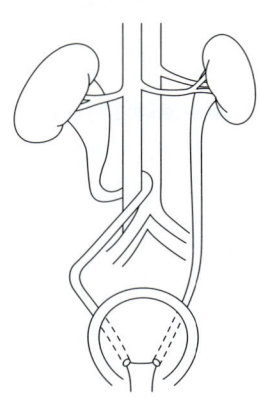

図 I-7.9　大静脈後尿管

I 画像診断

慢性腎盂腎炎 (chronic pyelonephritis)

下部尿路からの上行性感染によるものが多い。背部痛や発熱を起こす。
▶IVP 像（図 I-7.10）
　・腎の萎縮
　・腎の辺縁不整
　・腎杯の棍棒状変化
▶超音波像
　腎が萎縮すると，皮質のエコーレベルは上昇（中央エコーとの境界がはっきりしなくなる）。

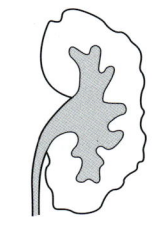

図 I-7.10　慢性腎盂腎炎の IVP 像

腎結核 (renal tuberculosis)

▶単純 X 線像
　腎の大きさの変化，腎内石灰化

▶点滴静注腎盂造影（drip infusion pyelography：DIP）
　腎杯，腎乳頭の虫喰い像変形が特徴的である（図 I-7.11）。
　尿管の変形や直線化もみられる。

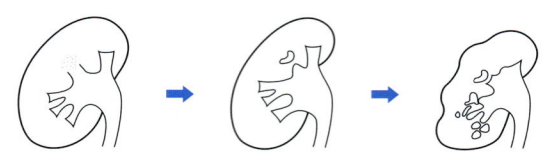

図 I-7.11　腎結核の DIP 像

▶腎　炎
　各種腎炎や多発性骨髄種では，エコー上皮質はびまん状に高エコーとなる。
　病変が進行すると皮質と中心エコーが不明となり，echogenicity となる。

腎腫瘍 (renal tumor)

1 単純性腎嚢胞 (simple renal cyst)

加齢とともに増える。断層で腎実質に囲まれた嚢胞像を作る。腎実質はカニ爪状所見 (crab's claw sign) またはくちばし状所見 (beak sign) を呈する（図 I-7.12）。

超音波では境界鮮明で音響陰影をもつ嚢胞像を認める（図 I-7.13）。CT では water density の mass である。MRI 上，T1 強調で嚢胞部は低信号，T2 強調で高信号となる。嚢胞内出血は T1 で高信号となる。

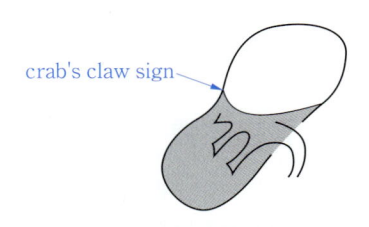

図 I-7.12　単純性腎嚢胞の断層像

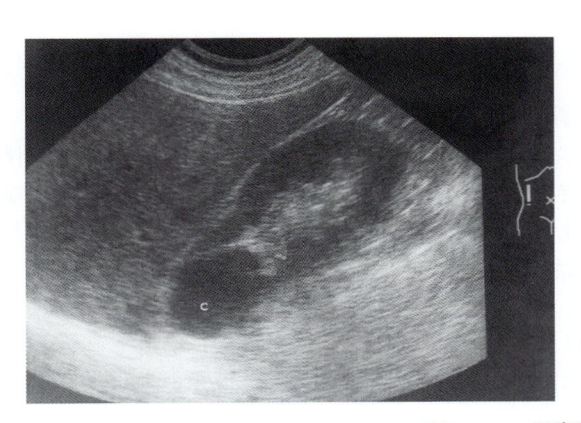

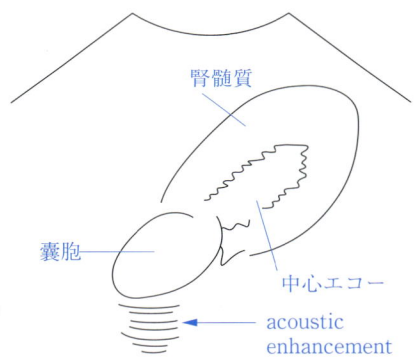

図 I-7.13　腎嚢胞
強い acoustic enhancement をもつ嚢胞である

2 多嚢胞腎 (polycystic kidney)

排泄性腎盂造影ではクモ足状（spider deformity）＝竜足状変形（dragon deformity）を示す。CT，超音波では菲薄化した実質と多発性の嚢胞を認める。

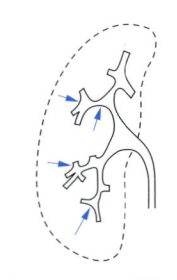

図 I-7.14　多嚢胞腎

> 【腎嚢胞のサイン】
> 　　crab's claw sign：腎嚢胞
> 　　　（beak sign）
> 　　spider deformity：多嚢胞腎
> 　　　（dragon deformity）

③ 腎過誤腫 (hamartoma)

平滑筋，脂肪組織，異常血管よりなる。脂肪のため CT 上は低 density となり超音波では高信号となる。MRI でも脂肪のため T1，T2 強調で高信号を認める。血管造影では hypervascular となる。

④ 腎　癌 (real cell carcinoma，図 I-7.15)

成人腎悪性腫瘍の 80％ を占める。
血管撮影で 90％ が富血行性の腫瘍である。腺癌で骨転移が多い。1～2％ が両側性。
目網膜の血管腫，小脳の血管芽細胞腫をもつ von Hippel-Lindau 症候群では 40～50％ は腎癌を伴う。
単純 CT で腎実質と等濃度，造影 CT では腎実質よりやや造影の弱い enhance される mass となる。MRI では T1 でやや低信号，T2 でやや高信号となるが，腎との信号差はわずか，造影でも皮質と同程度に信号を増す。静脈腫瘍塞栓診断に MRI は特に有用である。

表 I-7.1　腎嚢胞と腎癌の特徴

	腎嚢胞	腎癌
好発部位	腎表面に近い部位	中心側
石灰化	稀，弧状（周辺）	不規則斑状（中心性）
IVP	腎盂の圧排・偏位	腎杯の圧排，陰影欠損
超音波	辺縁鮮明，ecoh free lesion	実質性腫瘍，内部エコーがある
CT	辺縁鮮明，中は water density	enhance される腫瘍
血管造影	血管の圧排所見のみ	多血管性腫瘍，静脈内腫瘍血栓
RIAG	RI の欠損	RI の集積
MRI	T1 で低信号，T2 で高信号となる	T1，T2 とも正常腎実質と信号差少なく造影も必要となる

7 泌尿・生殖器の診断

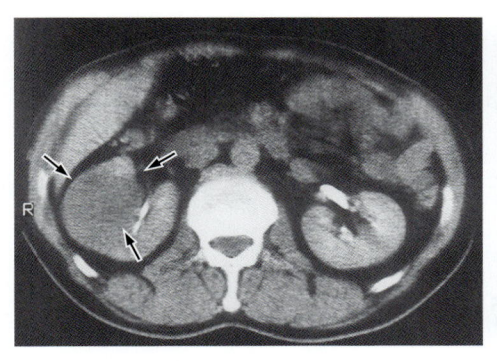

CT：腎外方の腫瘍

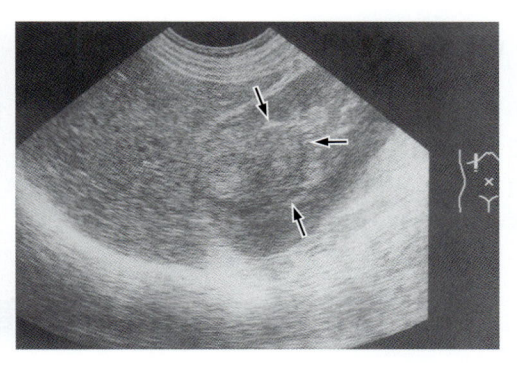

エコー：内部エコーのある腫瘍

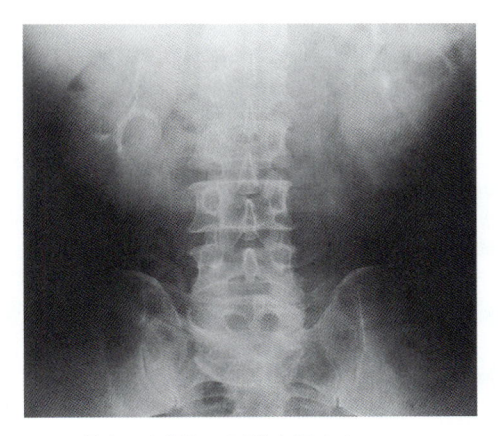

IVP：軽度の上腎杯の圧排を認める

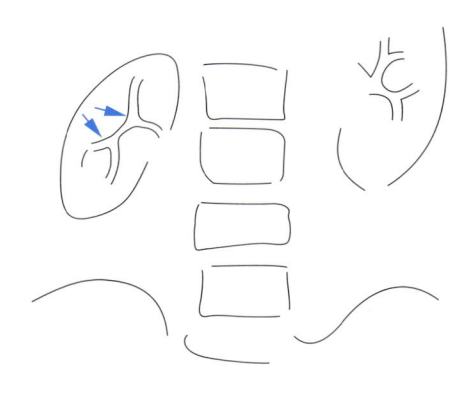

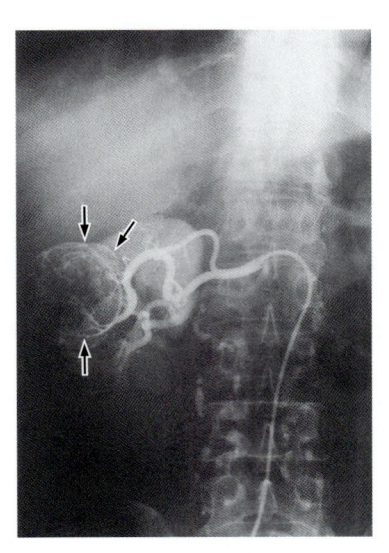

血管造影像：富血行性の腫瘍

図 I-7.15　右腎癌

I　画像診断

5　Wilms 腫瘍

　小児腎腫瘍（6 歳以下）で，肺転移が多い疾患。小児の腹部腫瘍では神経芽腫（neuroblastoma）についで多い。腫瘍の石灰化がみられる（5〜10%）。
　超音波では不均一な内部エコーと壊死による無エコーを認める。MRI では腫瘍内壊死，出血や脂肪，腫瘍塞栓を非侵襲的に診断可能。

腎盂・尿管・膀胱癌

　移行上皮癌である（80〜90%）。無症候性血尿を主訴とし，細胞診で診断がつきやすい。IVP では腎盂・尿管・膀胱内に欠損像を呈する（図 I-7.16）。尿管癌は水腎症・水尿管症となりやすい。血管撮影では比較的血管に乏しい腫瘍。血管増生などは少なく，動脈の腫瘤による侵蝕像が中心をなす。CT, MRI で浸潤の診断がなされる。

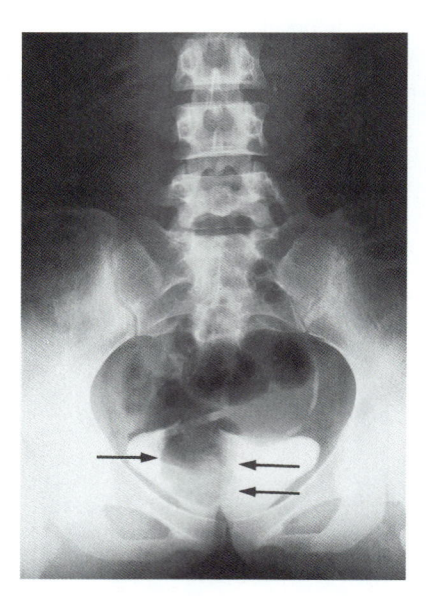

図 I-7.16　膀胱癌の IVP
右尿管口部の腫瘍（↑）のため右尿管は描出されていない

腎・尿路結石

　腎・尿路結石の 90% は X 線不透過性であるため単純 X 線で診断がつくことが少なくない。
　シュウ酸，リン酸，炭酸，尿酸石がある（頻度はリン酸・シュウ酸＞尿酸＞炭酸結石の順）。
　リン酸，シュウ酸塩結石は X 線不透過性，尿酸，キサンチン結石は X 線透過性である。シスチン結石は X 線吸収があまり強くなく，不透過性に入れられたり透過性に入れられたりする。
　シスチン尿症（腎尿細管異常），副甲状腺機能亢進症（副甲状腺腫瘍）には注意。

a. 腎結石（renal stone）
staghorn（サンゴ状）結石が有名である（図 I-7.17）。

b. 尿管結石（ureter stone）
生理的狭窄部に停滞しやすい。

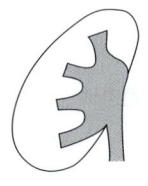

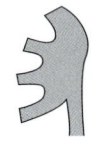

図 I-7.17　腎結石

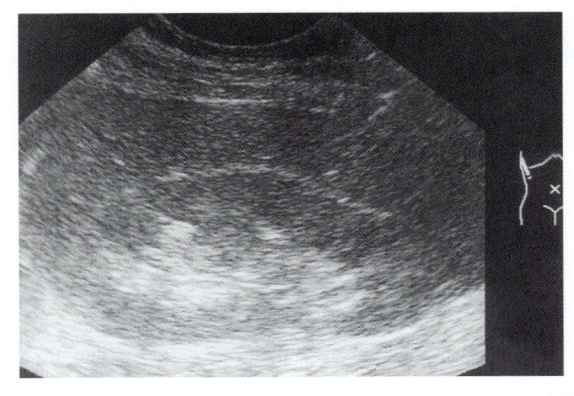

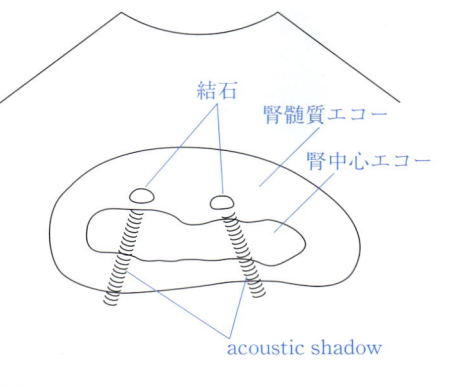

図 I-7.18　右腎結石
acoustic shadow をひく腎結石 2 個

CHART 68
腎の X 線陰性結石は尿酸結石とキサンチン結石だけである

前立腺疾患

a. 前立腺肥大症（prostatic hypertrophy）
尿道周囲腺（内腺の肥大）の疾患であり，尿閉を起こしやすい。

b. 前立腺癌（carcinoma of the prostate）
外腺由来の癌。硬化性の骨転移を起こす代表的な疾患である。ともに CT，エコー，MRI（図 I-7.19）でよく診断される。

Ⅰ 画像診断

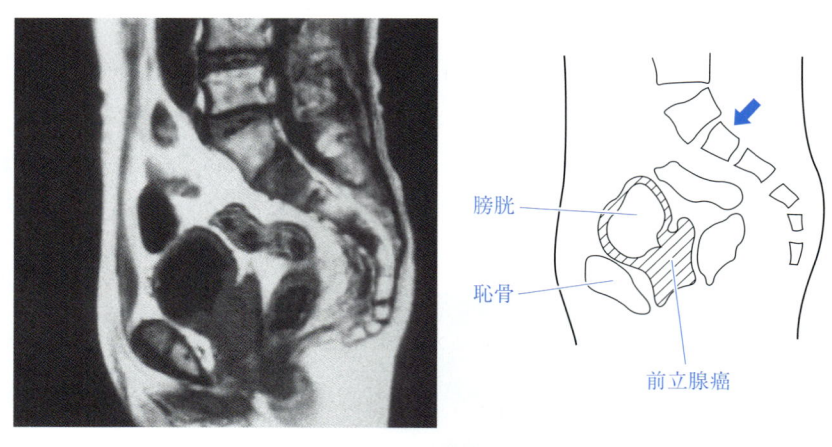

図Ⅰ-7.19　前立腺癌の MRI
膀胱頸部への浸潤がある。仙骨（↑）への転移もみる

CHART 69

【前立腺】
　　肥大症……尿道狭窄……内腺
　　癌…………尿は出る……外腺

副腎，後腹膜疾患

▶副腎の血管解剖（図Ⅰ-7.20）
　動脈が左右とも3本ずつあることに注意。

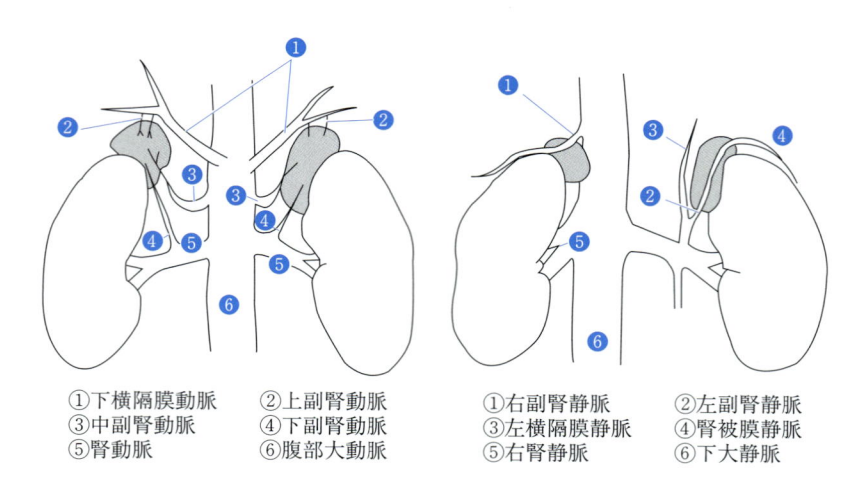

①下横隔膜動脈　②上副腎動脈
③中副腎動脈　　④下副腎動脈
⑤腎動脈　　　　⑥腹部大動脈

①右副腎静脈　②左副腎静脈
③左横隔膜静脈　④腎被膜静脈
⑤右腎静脈　　⑥下大静脈

図Ⅰ-7.20　副腎の血管系

・上副腎動脈……下横隔膜動脈から出る
・中副腎動脈……大動脈から直接出る
・下副腎動脈……腎動脈から出る
・右副腎静脈……大動脈へ直接入る ┐
・左副腎静脈……左腎静脈へ入る　┘ 静脈は左右差あり

1 副腎腫瘍 (adrenal tumor)

a. 皮質腫瘍

副腎静脈撮影とともにシンチグラム，選択的静脈採血によるホルモン定量が有用。CT では造影されない腫瘤として，MRI では T1，T2 強調像ともに肝や腎に比し低信号となる。

アルドステロン症（aldosteronism）……75％がミネラルコルチコイド産生。80％が 3 cm 以下。

Cushing 症候群……腺腫と過形成の鑑別は静脈撮影，デキサメサゾン抑制シンチが有用である。50％が腺腫。

b. 髄質腫瘍

褐色細胞腫（pheochromocytoma）……富血管性の腫瘍である。10％は副腎外に発生する（神経節から）。10％は多発性である。10％は悪性。10％は無機能。10％は両側性（＝褐色細胞腫の 10％法則）。両側性ではしばしば副甲状腺腫や甲状腺髄様癌に合併する（Sipple 症候群）。MRI では T1 強調で肝より低信号，T2 強調で著明な高信号となる。

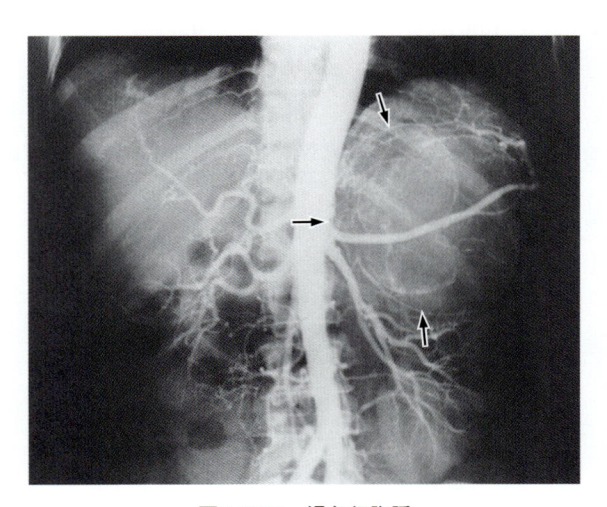

図 I-7.21　褐色細胞腫
巨大な褐色細胞腫を左側腹部（↑）に認める

| CHART 70

【副腎 3 大分泌性腫瘍】
　皮質
　　Cushing 症候群………ステロイド
　　アルドステロン症……アルドステロン
　髄質
　　褐色細胞腫……カテコラミン
　　　　　　10％則（10％悪性，10％副腎外，10％両側性）

2 神経芽腫 (neuroblastoma)

小児 2 大腹部腫瘍の 1 つで，Wilms 腫瘍より頻度が高い。50％に石灰化を認める。
80％は 2 歳半までに発見される。50％は副腎に，その他は交感神経系に発生する。血管造影では豊富な腫瘍血管が認められる。

表 I-7.2　神経芽腫と Wilms 腫瘍の鑑別

	Wilms 腫瘍	神経芽腫
部　位	腎	副腎または神経節
触　診	腹部正中を超えることは少ない	腹部正中を超える
石灰化	5〜10％	50％
IVP	腎盂・腎杯圧排	腎の偏位
転　移	肺	肝・骨
CT	被膜をもつ腫瘍	石灰化著明
血管造影	腎動脈より栄養，富血管性	副腎動脈が栄養，富血管性

CHART 71

	Wilms 腫瘍	神経芽腫
部　位	腎	副腎
石灰化	5～10％	50％
転　移	肺	肝・骨
栄養血管	腎動脈	副腎動脈

③ 後腹膜腫瘍

　後腹膜の臓器以外の軟部から発生する腫瘍で，脂肪肉腫がもっとも多く，次いで平滑筋肉腫，神経原性腫瘍，奇形腫となる．IVP，CT，MRI（図 I-7.22）による腎，尿管，静脈の圧排，偏位と腫瘍の性状によって診断される．

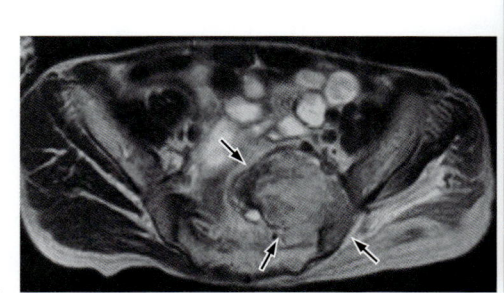

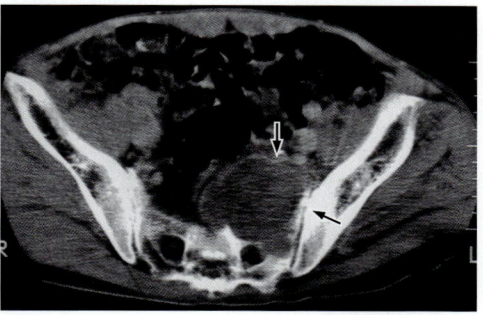

図 I-7.22　悪性神経線維腫
A：CT　　B：MRI

I　画像診断

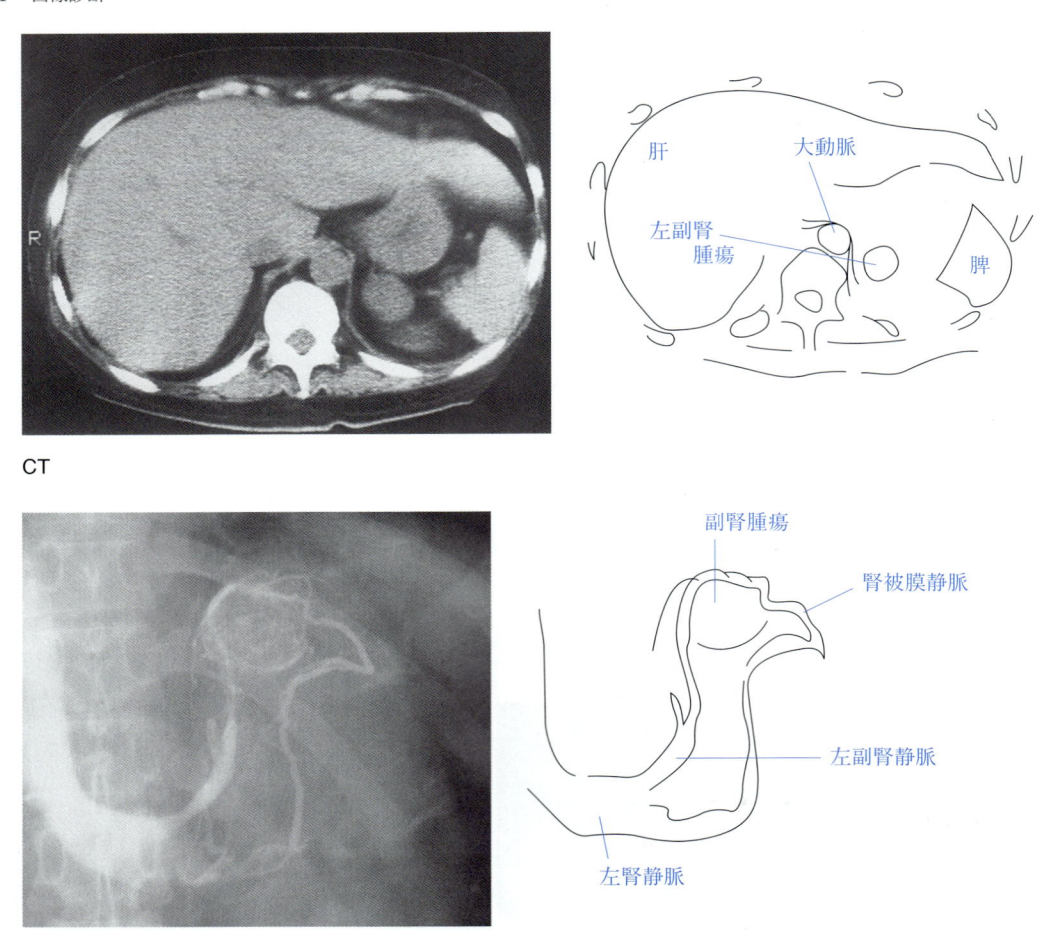

CT

肝　大動脈
左副腎腫瘍
脾

左副腎静脈造影

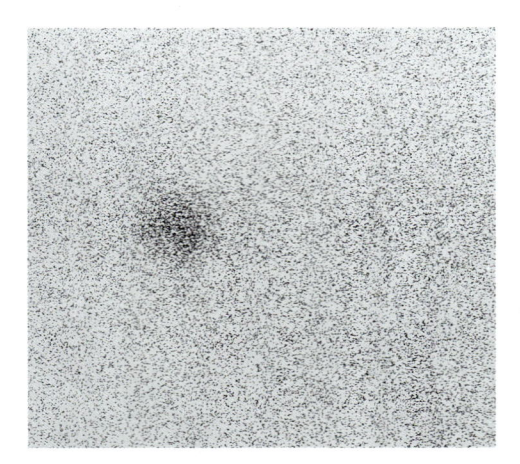

副腎腫瘍
腎被膜静脈
左副腎静脈
左腎静脈

^{131}I-アドステロールシンチグラム（背面像）

図 I-7.23　Cushing 症候群

女性生殖器疾患

女性生殖器での画像診断は，CT，エコー，MRI の画像診断法の改良とともに盛んになってきている。CT，MRI は特に卵巣腫瘍の診断，子宮癌の進展範囲の診断に徐々にその有用性が評価されている。

1 子宮筋腫 (uterine myoma)

単純 X 線にて桑実状の石灰化をみる（図 I-7.24）。超音波検査では子宮から連続する腫瘤状の突出をみる。
MRI では T1，T2 強調ともに低信号となる。

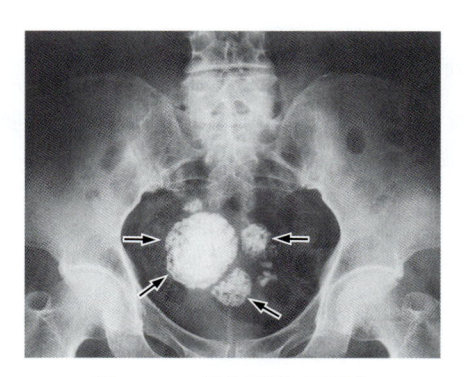

図 I-7.24　子宮筋腫の石灰化

2 子宮腺筋症

子宮腺筋症 (adenomyosis) は MRI で診断できるようになった。子宮筋腫との鑑別が必要である。T1 で筋層と等信号，T2 で高信号を示す異所性内膜，T1 で高信号を示す小出血巣などが認められる。

3 子宮体癌

子宮体癌 (carcinoma corporis uteri) は子宮頸癌と異なり，大半が腺癌で，CT，超音波，MRI（T2 強調画像が有用）での診断能が高い。造影 MRI の T1 強調画像では，子宮筋層の腫大より enhance されにくい子宮内膜の腫大を認める。

I　画像診断

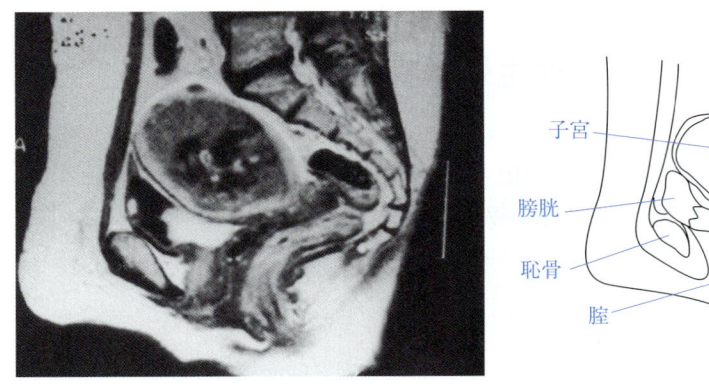

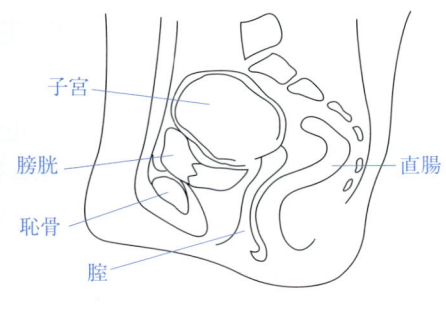

図I-7.25　子宮体癌の造影MRIのT1強調画像
不規則な信号強度を内腔にもつ子宮の腫大を認める

4 子宮頸癌 (carcinoma of cervix)

IVPでは尿管への浸潤を診断する。CT，エコー，MRIにて骨盤壁進展が診断される。
リンパ節転移……CT，超音波，MRIで診断する。

5 卵巣囊腫 (cystoma ovarii)

皮様囊腫（dermoid cyst）……1/3に石灰化をみる。骨や歯を中に含むことが多い。左右どちらかに寄ることが多いが，大きくなると正中へ寄ってくる。
脂肪を含むためX線透過性の増している部位がある。

血管性病変

1 腎血管性高血圧 (renovascular hypertension)

腎血管径が40％以下になったり，側副路ができると高血圧になりやすい。レニンで左右差1.5以上となると血管形成術，ステントや手術が必要となってくる。

- 動脈硬化性：狭窄は起始部より2cm以内に起きやすい（図I-7.26）。
- 線維筋性異形成(fibromuscular dysplasia)：腎動脈の遠位部2/3に起き，20〜50歳代の女性に多い。
- 大動脈炎症候群（高安病）：女性。大動脈近位の血管の狭窄を伴う。

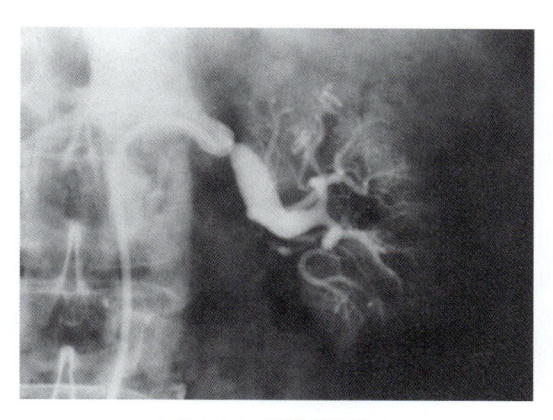

図 I-7.26　腎動脈狭窄症

2 腎梗塞 (renal infarction)

血管造影では閉塞，狭窄を認め，CT では梗塞部位は腎被膜動脈から血行が保たれる（皮質縁徴候＝cortical rim sign）。腎シンチグラムで明瞭な無血行野を認める。

3 腎動脈瘤 (renal artery aneurysm)

動脈硬化か fibromuscular dysplasia によることが多い（図 I-7.27）。

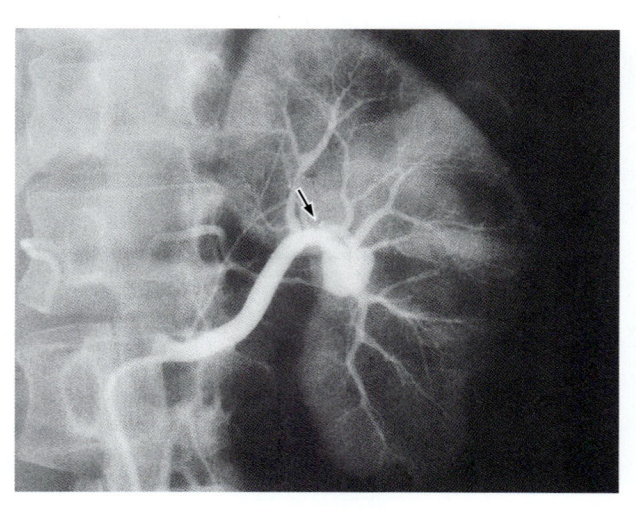

図 I-7.27　腎動脈瘤

4 大動脈，下大静脈の病変

大動脈の壁，石灰化などは CT，エコーでよく診断される。また下大静脈の血栓は超音波像にて，echogenic に描出される。腎静脈血栓も横断層でよく描出される。

Ⅰ　画像診断

Check Test 7
○×をつけよ。
- (1) 腎癌は脊椎にしばしば溶骨性の転移を起こし，前立腺癌は骨盤に造骨性の転移をする。
- (2) 泌尿器系の悪性腫瘍において腎癌は最も石灰化の頻度が高く，単純Ｘ線ではしばしば粗な石灰化を認める。
- (3) 腎門部の丸い石灰化は動脈瘤を疑い，血管造影などを施行すべきである。
- (4) 骨盤内腫瘍で中に歯や骨が認められたら子宮筋腫を疑うべきである。
- (5) 重複腎盂・尿管の場合，上の腎盂から出る尿管は正常位置に開口する。
- (6) 慢性腎盂腎炎では腎の萎縮，腎杯の棍棒状変化を示す。
- (7) 多嚢胞腎は両側性であり，IVP では claw sign を示す。
- (8) 腎尿路結石の 50% は X 線透過性であり，IVP で診断がつく場合が少なくない。
- (9) 前立腺癌は外腺より出るため尿道狭窄は起こしにくい。
- (10) 左副腎静脈は左腎静脈に注入する。
- (11) 副腎の皮質や髄質から発生する腫瘍は高血圧を伴うことが多い。
- (12) Wilms 腫瘍は骨に，神経芽腫は肺に転移を起こしやすい。
- (13) 右腎の超音波診断では肝をしばしば音響窓に使う。
- (14) 腎癌では CT，超音波で診断されるため，MRI 検査は適応とならない。
- (15) 小児の悪性腫瘍の中で最も多いのは神経芽腫である。
- (16) 褐色細胞腫はしばしば両側性にでる。

Answer

- ○(1) ともに著明な転移である。
- ×(2) ＜チャート64＞参照。泌尿器系の悪性腫瘍で最も石灰化頻度の高いのは神経芽腫で，細かい石灰化を起こす。CTで一層診断しやすい。腎癌は石灰化頻度が低く粗な石灰化を示す。
- ○(3) 腎動脈瘤は脾動脈瘤とともに頻度が高く，血管造影で診断がつく。
- ×(4) 歯や骨を認める骨盤内腫瘍は卵巣の皮様嚢腫であり，子宮筋腫は桑実状の石灰化を示す。
- ×(5) ＜チャート66＞参照。Weigert-Meyerの法則では上から出る尿管は膀胱の正常口の下に異所開口する。
- ○(6) 慢性腎盂腎炎の特徴的な像である。
- ×(7) ＜チャート67＞参照。多嚢胞腎の所見はspider deformityまたはdragon deformityであり，両側性を特徴としている。claw signは単純性嚢胞にみられる腎内所見である。
- ×(8) ＜チャート68＞参照。X線透過結石は尿酸結石とキサンチン結石のみであり，全体の約10％である。また，シスチン結石は腎尿細管の異常によって起こり，小児時から発生する尿路結石の代表的なものである。他のものは成人にならないと起こらない。
- ○(9) ＜チャート69＞参照。
- ○(10) 左副腎は右より大きいのだが，左副腎静脈は下大静脈に直接流入しないので，昔はいろいろなカテーテルを考案して造影した。
- ○(11) 原発性アルドステロン症や褐色細胞腫だけでなく，Cushing病や神経芽細胞腫でも高血圧をしばしば合併する。
- ×(12) ＜チャート71＞参照。Wilms腫瘍の転移は肺に多く，神経芽腫は骨や肝に転移しやすい。この他に2つの腫瘍は石灰化頻度（Wilms腫瘍：5～10％，神経芽腫：50％）や栄養血管（Wilms腫瘍：腎動脈，神経芽腫：副腎動脈）などで差がみられる。
- ○(13) 腎は普通背面より走査するが右腎は肝を窓にして走査可能である。
- ×(14) 腎癌は超音波，CTでほぼ診断可能だが，MRアンギオは栄養血管の同定が非侵襲ででき，またヨード禁忌，腎不全などで造影CTができない時にもMRIは有用である。
- ×(15) 小児の悪性腫瘍で最も多いのは白血病，次いで神経芽腫，Wilms腫瘍である。
- ○(16) ＜チャート70＞参照。褐色細胞腫の10％は両側性である。

8 インターベンショナルラジオロジー

interventional radiology（IVR）は放射線科診断の技術をそのまま治療に応用する技術であり，内視鏡的治療とともに低侵襲治療（minimally invasive therapy）として患者にとっては侵襲が少なく，治療期間，入院期間も短くしょうとする治療法である。

血管 IVR（vascular IVR）

血管撮影の手技を用いて腫瘍や血管性病変などの治療を行うもの。

1 経カテーテル動脈塞栓術

適　応
a．悪性腫瘍
膵癌，腎癌，肺癌，子宮癌など。
肝細胞癌ではほぼ100％肝動脈により栄養されているので，抗癌薬を含むゼラチンスポンジ，リピオドールにて塞栓する。正常肝細胞は門脈より70〜80％栄養され，肝動脈からは20〜30％しか栄養されていないので壊死を起こさない。腎癌，子宮癌では術中出血を少なくするために術前に行う。

b．良性腫瘍
血管腫の治療，髄膜腫などの術前に行う。

c．血管病変
動静脈奇形，動静脈瘻，動脈瘤などの治療を行う。

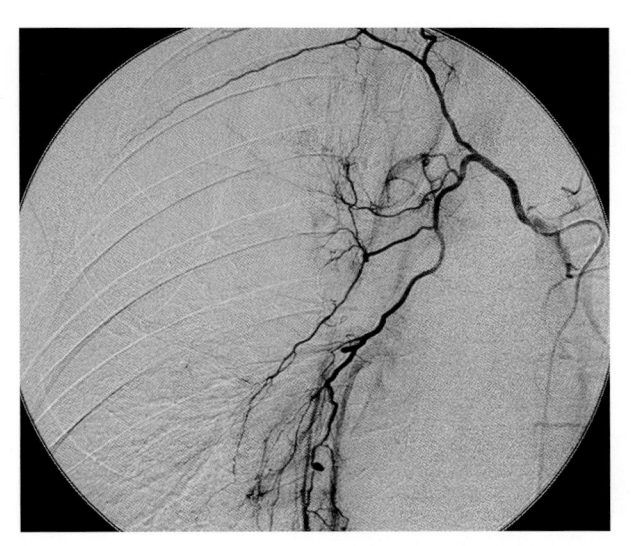

図 I-8.1　気管拡張症に伴う喀血を起こした気管支動静脈瘻
スポンゼルで塞栓治療を行った

d．出　血
消化管出血，喀血，骨盤外傷，腫瘍内出血の出血を止める。

塞栓物質
a．塞栓物質
ゼラチンスポンジ，自己凝血などで塞栓する。

b．永久的塞栓物質
離脱型コイルを利用する（図 I-8.2）。

c．液体物質
リピオドール，無水アルコール，ポリビニルアルコール（Ivaron®）など。

Ⅰ 画像診断

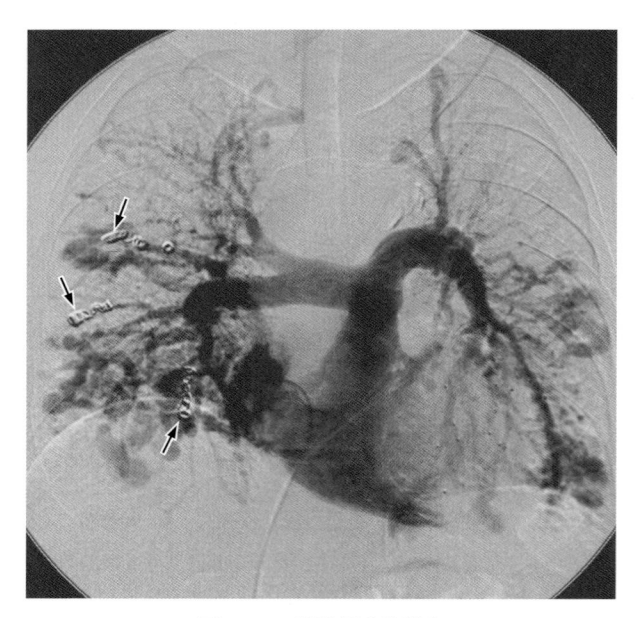

図 I-8.2 特発性肺動脈瘻
金属コイルを右上中下肺動脈（↑）に挿入して治療を行った

2 動脈内注入療法

a．悪性腫瘍
経カテーテル的にリザーバーを置いて持続的に抗癌薬を注入して治療することもある。

b．出　血
バソプレシンで血管を収縮させ消化管出血を止める。

c．血栓血管閉塞症
新鮮な血栓に対してウロキナーゼを投与する。
超急性期脳塞栓線溶療法では，神経細胞の細胞膜障害が起きる前の発症から5時間以内は症状が改善する可能性が高い（Golden time）。

d．潰瘍性大腸炎
ステロイド薬注入により症状の改善をみる。

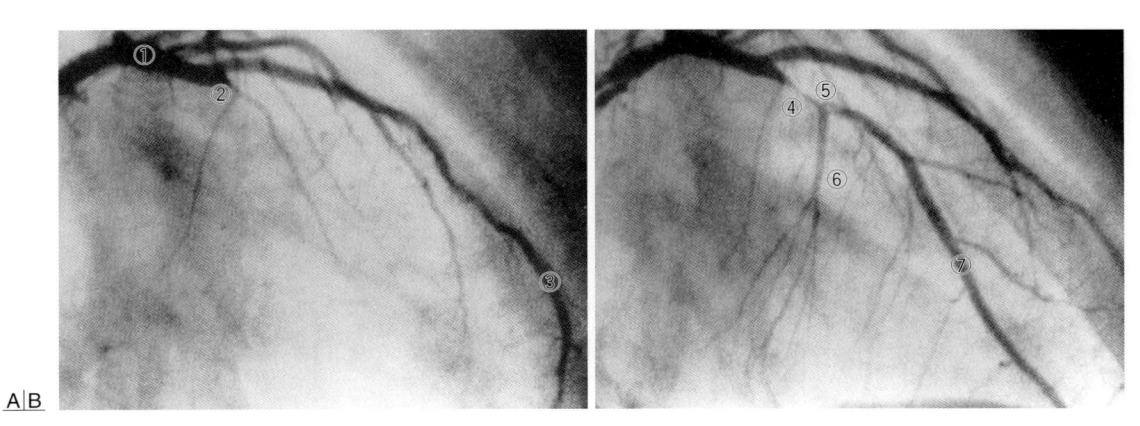

図 I-8.3　急性心筋梗塞（前壁中隔梗塞）の冠動脈造影（国試 88E7）
　A：ニトログリセリン冠動脈内注入直後　　B：ウロキナーゼによる経皮経管冠動脈血栓溶解療法 60 分後
　①：左冠動脈主幹部　　②：左前下行枝の完全閉塞　　③：左回旋枝　　④：左前下行枝の再開通による 95％以上の閉塞　　⑤：円形の陰影欠損（血栓の疑い）　　⑥：第 1 中隔枝　　⑦：左前下行枝

３　経皮的血管形成術　（PTA：percutaneous transluminal angioplasty）

　血管拡張用バルーンカテーテルを用いて狭窄・閉塞部位を拡張するもの。最近ではバルーンカテーテルだけでなくレーザーを使ったり，機械的に血栓を削って治療する。また PTA のあとに内腔保持のために金属ステントを挿入することも多い。

ａ．閉塞性動脈硬化症（ASO）

　腸骨動脈に多い（図 I-8.4）。

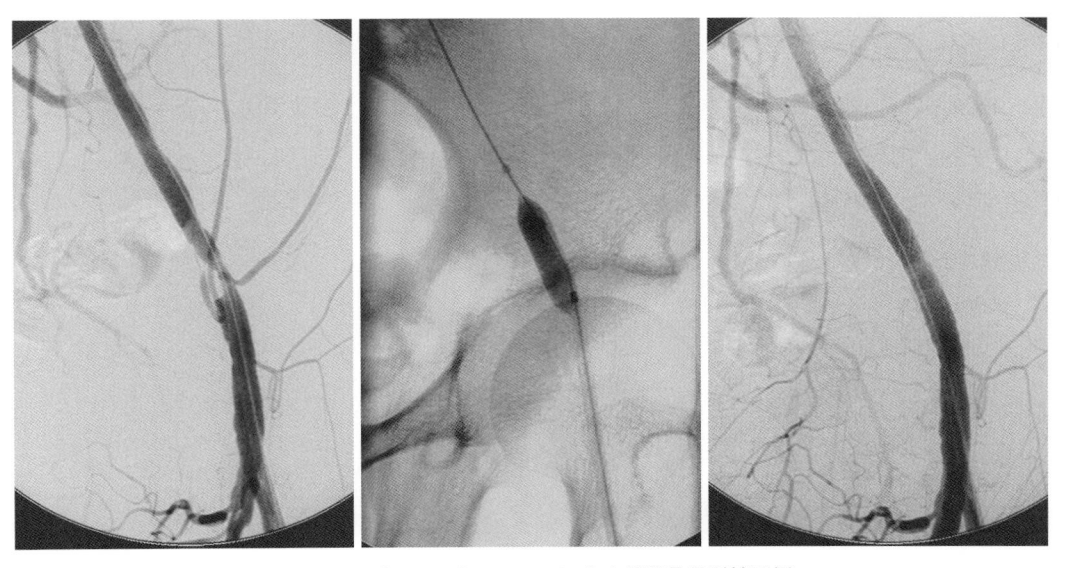

図 I-8.4　バルーンカテーテルによる総腸骨動脈拡張例

b．腎血管性高血圧

高安病，fibromuscular dysplasia，動脈硬化など適応となる。

c．冠動脈狭窄症

- PTCA（percutaneous transluminal coronary angioplasty）が治療法として確立してきている。
- レーザーやステントの使用も普及してきている。

d．その他

腎透析用血管シャントの拡張や腹部下大動脈閉塞症（Budd-Chiari 症候群）など。

4 その他

血管内異物除去や門脈高血圧にも IVR が行われることがある。

血管外 IVR (non-vascular IVR)

超音波や X 線透視下に血管を経由しないで行う IVR。

1 尿路 IVR

経皮的腎瘻造設術（PNS：percutaneous nephropyelostomy），バスケットカテーテルを利用して結石を除去する。

2 胆道系 IVR

手術不能胆管癌への拡張型金属ステント留置による内瘻化を行って減黄を図る。

3 気管・食道 IVR

拡張型ステント留置により QOL の改善を図る。

Check Test 8

○×をつけよ。
- □ (1) 閉塞性血栓血管炎（Buerger's disease）の治療でバルーン PTA やステント留置がよく使われる。
- □ (2) 腸骨動脈領域の狭窄にはバルーン PTA 単独よりもステントを併用した方が治療成績が良い。
- □ (3) 肝細胞癌に対する塞栓術にマイクロコイルを使用した。
- □ (4) 脳動脈瘤の治療にプラチナコイルで塞栓術を行った。
- □ (5) 脳塞栓の治療の経動脈的血栓溶解療法は発症後 1 日以内に行う。
- □ (6) 術後の消化管からの大量出血に対して金属コイルで塞栓を行った。
- □ (7) 精索静脈瘤の治療に対して精巣動脈塞栓術を行った。
- □ (8) 小腸出血に対する塞栓術に無水エタノールを使用した。
- □ (9) ゼラチンスポンジとは永久塞栓物質である。

Answer

- ×(1) 閉塞性血栓血管炎ではびまん性の狭窄を起こしているのでバルーン PTA やステント留置の適応となることは少ない。
- ○(2) バルーン PTA のみでは再狭窄が高頻度に起こるためステントを併用した方がよい。
- ×(3) 肝細胞癌の塞栓には抗癌薬を混ぜたりリピオドールやゼラチンスポンジを使う。
- ○(4) 脳動脈瘤の治療には離脱型バルーンやプラチナコイルが使われる。
- ×(5) 脳塞栓の経動脈血栓溶解療法は発症後 5 時間以内，できれば 3 時間以内が Golden time である。
- ○(6) 術後や外傷による大量出血に対してはしばしば金属コイルで塞栓術を行う。
- ×(7) 精索静脈瘤の治療には精索静脈の塞栓を行う。
- ×(8) 小腸の動脈には側副血行路がないため，永久塞栓物質などの無水エタノールは普通用いず，バソプレシンなどで血管を収縮させて止血する。
- ×(9) 無水エタノール，金属コイル，離脱型バルーンは永久塞栓物質だが，リピオドールやゼラチンスポンジは一時塞栓物質である。

II 核医学

1 核医学の基礎　237
2 ^{99m}Tc（テクネシウム 99m）　241
3 ^{67}Ga-citrate（クエン酸ガリウム）　246
4 その他の RI　248
5 PET（positron emission tomography）　250
6 放射性物質の半減期と至適検査時間　252
7 各臓器シンチグラフィの実際　254
8 内服療法　270
9 放射性医薬品のとり込み　271
10 試料測定　273

1 核医学の基礎

1 放射性同位元素

　原子番号が同じで中性子数が異なる元素を同位元素（アイソトープ）という。たとえば，^1_1H（普通の水素），^2_1H（重水素），^3_1H（トリチウム）はすべて水素の同位元素である。アイソトープは周期律表でも同じ位置を占め，生物学的にも化学的にも同一の性質を示す。重さが異なるだけである。

　同位元素のうち，放射線を出すものを放射性同位元素（ラジオアイソトープ，radioisotope）という。水素を例にとると ^3_1H（トリチウム）が放射性同位元素である。

　また原子番号や質量数が等しく，エネルギー準位が異なる核種を核異性体（nuclear isomer）といい，エネルギー準位の高い核種が γ 線を出してエネルギー準位の低い核種へ移ることを核異性体転移という。普通，エネルギー準位の高い核種の質量数のあとに m（metastable）をつける（$^{99m}Tc \rightarrow ^{99}Tc + \gamma$）。

2 放射能

　原子核が放射線を出して別の原子核になる性質を放射能（radioactivity）といい，放射能をもつ元素を放射性核種（≒放射性同位元素）という。放射性核種より出る主な放射線には α 線（^4_2He：ヘリウム原子核），β 線（電子），γ 線（電磁波）の 3 種類がある。

　γ 線はシンチグラム，β 線は内服療法や体外測定に利用される。

3 物理学的半減期

　放射性核種（親核）は時間とともに崩壊し，指数関数的に減少し娘核種となる。

$N = N_0 e^{-\lambda t}$
　　N：時間 t のときの親核種数
　　N_0 ＝時間 $t=0$ のときの親核種数
　　λ ＝親核種に特有な壊変定数

$N = 1/2 N_0$ となるときの時間 T を半減期という。

$1/2 N_0 = N_0 e^{-\lambda T}$

$T = \ln 2 / \lambda = 0.693 / \lambda$

4 放射能の量と測定

a．単　位

　放射能の量は一定時間に壊変する数で表示し，1 秒間に 1 個壊変する放射能を 1Bq（ベクレル）という。昔使われていた Ci（キュリー）単位は Ra（ラジウム）1g の放射能を基準としていたが，1Ci＝3.7×10^{10}Bq である。

Ⅱ 核医学

b．放射能の透過性

一般にエネルギーの高い放射線ほど物質の透過力は大きいが，γ線に比べてα線やβ線の透過力は著しく弱い（図Ⅱ-1.1）。ただし，α線などは生体内に入るとエネルギー付与が大きいので障害≒生物学的作用はγ線に比べて極めて大きい。α線は標準放射線による効果を基準としたときの生物効果比（RBE）が高く，透過性も悪いので核医学では利用されていない。

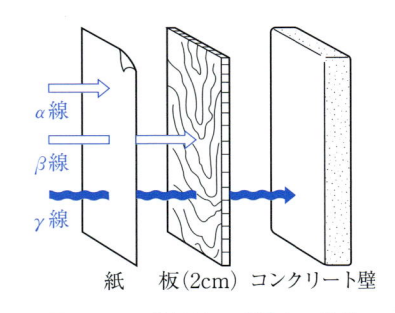

図Ⅱ-1.1 放射線の透過力の比較

c．計 数

放射能の量は放射性核種の出す放射線を検出することによって間接的に知ることができる。単位時間あたりのカウント数を計数率という。

5 放射線検出器

a．GM 計数管（Geiger-Müller counter）

エネルギーの高めのβ線測定用計数管である。γ線も測定できるが計数効率は低い。環境測定によく使われるが，核医学ではあまり使用されていない。

b．NaI シンチレーションカウンター

NaI（ヨウ化ナトリウム）の単結晶を検出器として利用するもの。

γ線の検出効率がよく，シンチカメラ，レノグラム，井戸型シンチカウンターに利用される。放射線が中を通ると発光するため，これを光電増倍管でとらえて計測する。

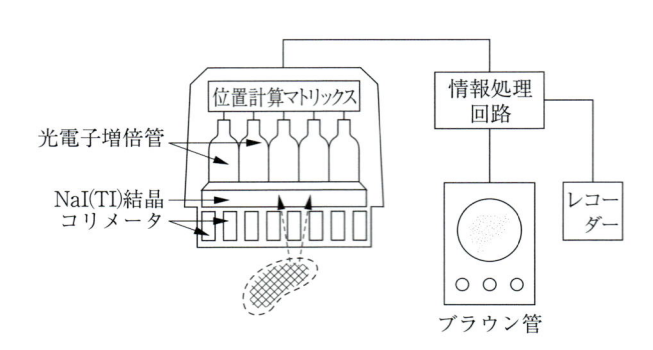

図Ⅱ-1.2 シンチカメラの原理図

c．液体シンチレーションカウンター

液体のベンゼン，トルエン，PPO などは放射線によって発光する性質があるため，これをシンチレーターに使用し，エネルギーの低いβ線を出す試料を中に混入して測定するものである。

インビトロ検査（生体外検査）はほとんど液体シンチで行われる。^{3}H（トリチウム）や^{14}C などがエネルギーの低いβ線を出すので核種として利用される。

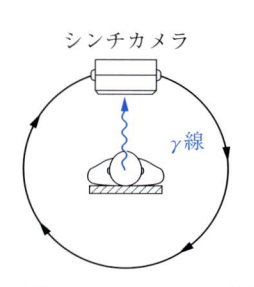

図 II-1.3　SPECT の模式図 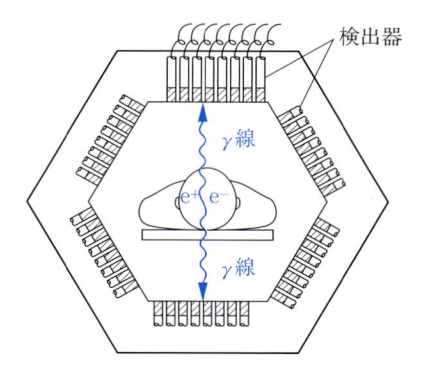　　　　　図 II-1.4　陽電子断層装置の模式図

6　3次元シンチ，RI 断層法

a．SPECT（single photon emission CT）：単一光子放射断層

被検者の回りをシンチカメラが回転移動し横断層をとるもの（図 II-1.3）。脳，心臓，肝などに行われる。^{99m}Tc，^{133}Xe など核種入手は容易である。

b．PET（positron emission tomography）：陽電子断層

^{11}C，^{13}N，^{15}O，^{18}F などのポジトロン（陽電子）放出核種で標識した化学物質を投与すると，ポジトロン核種から陽電子を放出する。この陽電子は組織中の陰電子（普通の電子）と結合し，全く逆方向（180°）に2本の消滅放射線を放出する。この放射線をとらえて分析し，陽電子の発生部位を決定する（図 II-1.4）。日本でも ^{18}F と ^{15}O は健康保険に収載され，メーカーによる供給が開始されて，検査が容易になった。最近では，PET と X 線 CT を組み合わせて合成像をつくる PET-CT がその有用性により普及してきている。

Ⅱ 核医学

7 RIの製造

a．原子炉
原子炉の中は核分裂による中性子（n）がとびかっているので，この中に元素化合物を入れると中性子をとり込み，その後γ線を出して中性子の1つ多い同位元素をつくる場合と，不安定となり陽子（p）を出して原子番号の1つ少ない同位元素になる場合がある。安く大量に作れる。

① (n, r) 反応
 $_Z^A X + n \rightarrow _Z^{A+1} X + r$, $_{79}^{197} Au$ (n, r) $_{79}^{198} Au$ など

② (n, p) 反応
 $_Z^A X + n \rightarrow _{Z-1}^A Y + p$, $_7^{14} N$ (n, p) $_6^{14} C$ など

b．サイクロトロン
陽子（p）などの荷電粒子はサイクロトロンなどで加速できるが，これらを加速して原子核の中に入れると中性子（n）やアルファ線（α）を出して別の物質に変わる。出来上がる核種は前のものと原子番号が異なり，化学的性質も変わってくるため，化学的に最初の物質から高純度に分離可能である。

$_7^{14}N$ (p, α) $_6^{11}C$ や $_8^{16}O$ (p, α) $_7^{13}N$ など

c．RIジェネレーター（ミルキング）
長い半減期の親核種から比較的短い半減期の娘核種RIを取り出して検査に使う（図Ⅱ-1.5）。この場合では，十分に時間がたつと親核腫と娘核腫の割合が一定になることを利用している。親を乳牛（cow）とみて，"牛乳をしぼる"（milking）の表現を使う。

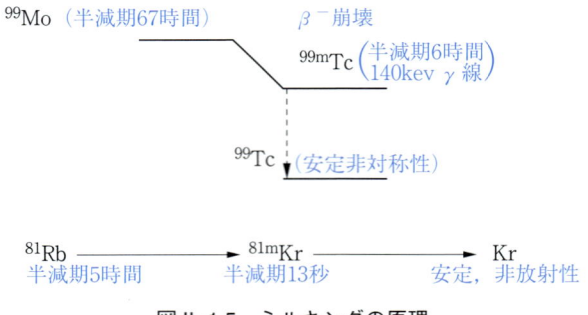

^{99}Mo（半減期67時間） β⁻崩壊
^{99m}Tc（半減期6時間, 140kev γ線）
^{99}Tc（安定非対称性）

^{81}Rb → ^{81m}Kr → Kr
半減期5時間　半減期13秒　安定，非放射性

図Ⅱ-1.5　ミルキングの原理

CHART 72

ミルクは新鮮さが命
　ミルキングで取り出される ^{99m}Tc, ^{81m}Kr は半減期が短い
　　^{99m}Tc ＝ 6時間
　　^{81m}Kr ＝ 13秒

2 ^{99m}Tc（テクネシウム 99 m）

^{99m}Tc の特徴

① γ線を出すが β 線を出さないので患者の被曝線量が少ない。
② 半減期が 6 時間なので患者の被曝線量が少ない。
③ γ線のエネルギーが単一（140KeV）であり，通常使用されている NaI（ヨウ化ナトリウム）シンチレーターで検出しやすい。
④ 容易に入手できる。
　^{99}Mo（モリブデン 99）があると崩壊して ^{99m}Tc となる。これは生理食塩水を加えると $^{99m}TcO_4^-$（過テクネチウム酸）の形で水溶液で容易に取り出せる（ミルキング）。
⑤ いろいろな物によくくっつくために標識化合物を容易に作れる。

^{99m}Tc パーテクネテート

^{99m}Tc パーテクネテート（$^{99m}TcO_4^-$ 生理食塩水）はいろいろな物にくっつけて使用されるが，単独（free）でも種々の臓器にとり込まれてしまう。
　⇨ 生理的に正常組織にとり込まれる，ないしは排泄される。
甲状腺：甲状腺シンチ。
唾液腺：唾液腺シンチ。Sjögren 症候群の診断に使用される。
胃粘膜：Meckel 憩室（胃粘膜が局所的に迷入していることが多い）の診断に使用される。
　⇨ 異常部位にとり込まれる。
脳　　：脳シンチ。BBB が破壊されて初めてとり込まれる。

CHART 73

パーテクネ交替だよとのおことづけ
　　（コータイダノ）
　　甲　　胃唾脳
　　$^{99m}TcO_4^-$（パーテクネテート）は RI の検査ではほとんど ^{131}I と置き換わってきており，単体でも甲状腺・胃・唾液腺・脳のシンチに使われる

標識化合物と^{99m}Tc

1 ^{99m}Tc-フチン酸，^{99m}Tc-スズコロイド

⇨肝シンチ
- 血中でコロイドをつくり，肝・脾・骨髄などの細網内皮系へとり込まれる。
- フチン酸は血中カルシウムと結合して初めてコロイドとなる（スズコロイドはその名のとおり初めからコロイド）。
- スズコロイドは脾にもよくとり込まれ脾シンチにも利用される。
- びまん性肝疾患が進行するにつれ，脾・骨髄への摂取が多くなる。

2 ^{99m}Tc-リン酸化合物（^{99m}Tc-MDP，^{99m}Tc-HMDP）

⇨骨シンチ
- 骨無機質（ハイドロキシアパタイト結晶）に吸着する（石灰化，転移性骨腫瘍にも集まる）。
- 良性でも骨代謝亢進部位に集まる（骨折・骨髄炎・むし歯）。

⇨心筋シンチ
- 早期心筋梗塞の部位へ集まる。

3 ^{99m}Tc-MAA（macroaggregated human serum albumin，大凝集アルブミン）

⇨肺シンチ
- 平均径 8 μm の肺毛細管へ塞栓を起こす粒子径（10～50 μm）をもつ。ただし量的に極めて少量であるので副作用は全くない。
- 肺塞栓症に非侵襲的で，簡単に早期診断が可能である。

4 ^{99m}Tc-HIDA（dimethyl iminodiacetic acid），^{99m}Tc-PMT（pyridoxyl-5-methyl triptophan）

⇨胆道シンチ
- 肝細胞へとり込まれ，胆汁中へ排泄される。

5 ^{99m}Tc-DMSA（dimercaptosuccinic acid）

⇨腎シンチ
- 近位尿細管へとり込まれ，尿中へは遅く出るために腎シンチに有用。

6 **⁹⁹ᵐTc-DTPA**（diethylene-triamine-pentaacetic acid）

⇨レノグラム
・糸球体で濾過され，尿中排泄される（¹²³I-OIH［ヒップラン］は尿細管から排出される）。

⇨腎シンチグラフィ
・排泄の過程で腎の形もみられるということ。タイミングが難しい。

CHART 74

デートは流れ　だ　め　細　君つかまえる
（DTPA）　　　（DMSA）（尿細管）
　DTPA は糸球体より流れ DMSA は尿細管へとり込まれる

---

7 **⁹⁹ᵐTc-RBC**（赤血球），**⁹⁹ᵐTc-HSA**（ヒトアルブミン），**⁹⁹ᵐTc-MAA**

⇨血流シンチグラフィ

⇨RI アンギオグラフィ
　500 MBq 前後の⁹⁹ᵐTc-RBC（-HSA や-MAA なども）を急速静注し，静脈や動脈を非侵襲的に画像化する方法（図 II-2.1）。

⇨胎盤シンチグラフィ
・ともに血流の流れや pool（胎盤の場合）がわかるということ。
・胎盤シンチグラフィもアイソトープの量が微量で被曝が少ないため診断できるから可能なのである（ただし，胎児被曝の問題が若干ある）。
・RI アンギオグラフィは動脈瘤，血管腫，出血部位の診断に有用なのである。

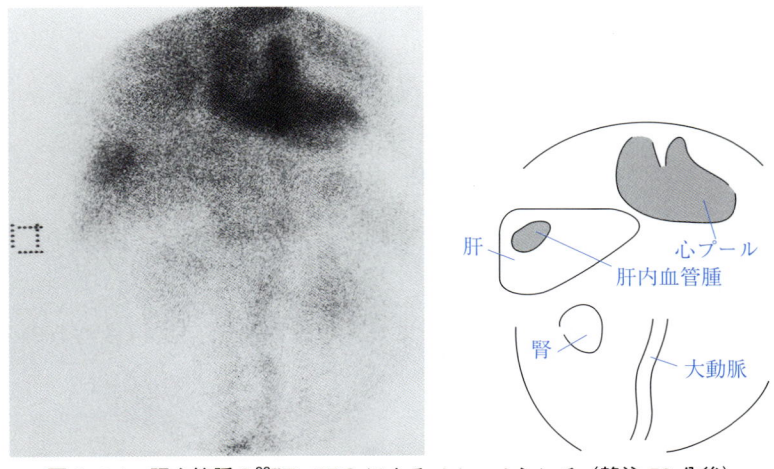

図 II-2.1　肝血管腫の⁹⁹ᵐTc-RBC による delayed シンチ（静注 50 分後）
心や血管以外に肝内にホット巣を認める。early シンチでは肝血管腫は描出されない

243

Ⅱ 核医学

8 ^{99m}Tc-加熱赤血球

⇨脾シンチグラフィ
・変性赤血球は脾に食作用で入る。

9 ^{99m}Tc-HM-PAO (hexamethyl-propyleneamine oxime)

⇨脳血流シンチグラフィ
・脂溶性製剤であり脳血流にのって運ばれ，脳血管関門（BBB）を越えて脳組織へ入り，さらに脳実質内へとり込まれて長時間留まる。

10 ^{99m}Tc-MIBI (methoxy isobutyl isonitrile), ^{99m}Tc-PPN

^{99m}Tc-MIBI，^{99m}Tc-PPN は正常心筋にとり込まれるため心血流シンチグラフィに利用される。
^{99m}Tc-MIBI は副甲状腺組織にとり込まれ，病変部では正常部より排泄が遅いので副甲状腺シンチグラフィにも利用される。

^{99m}Tc の検査と問題点

^{99m}Tc パーテクネテートはいろいろな物にくっつくが，一部くっつかないのがあって，単体で甲状腺や唾液腺などに貯留・分泌されていることがあるので注意する（特に骨シンチグラフィではしばしば間違える）。

1 骨シンチグラフィ

まずほとんどに骨転移の発見のために使用されると考えてよい。
骨の代謝亢進部位にとり込まれるため，炎症（むし歯・骨髄炎）や骨折（特に肋骨）に注意がいる。
静注後，検査まで3時間を要する（^{99m}Tc-MDP）。
尿よりたくさん出るため，特に骨盤部の検査では十分に排尿させないとだめ。

CHART 75

【骨シンチグラフィ】
骨折や炎症（むし歯・骨髄炎），また乳腺など骨外に集積されるので注意がいる

2 肝シンチグラフィ

肝硬変では肝外の細網内皮系の機能亢進のため，脾や骨髄のとり込みが増す。

3 放射線検査と被曝線量

同一の核種であっても投与法によって被曝線量は大きく変わる（表 II-2.1）。

表 II-2.1 放射線検査と放射線量

検査項目	放射線量（mSv）
胸の X 線集団検査	0.05
胃の X 線集団検査	0.6
核医学検査（SPECT）	0.3〜10
核医学検査（FDG-PET）	2.2
〔自然放射線（年）	2.4〕
胸部 X 線 CT	6.9

3 ^{67}Ga-citrate（クエン酸ガリウム）

1 特　徴

①半減期 78 時間（約 3 日）。
②静注後血中のトランスフェリンと結合して腫瘍細胞まで運ばれ集積するが，投与後 2～3 日で検査する。
③腸管内に多く排泄されるので検査前に糞便を出させる（下剤を投与しておく）。
④FDG-PET の普及とともに，非特異的であることもあり，急速に臨床の場から消えつつある。

2 とり込み

①陽性になる腫瘍
　悪性リンパ腫，肝癌，未分化甲状腺癌，肺癌（未分化癌＞扁平上皮癌＞腺癌）
②陽性になりにくい腫瘍
　消化器癌（胃癌など），膀胱癌，子宮癌
③陽性になるその他の疾患（炎症シンチグラフィなど）
　サルコイドーシス（図Ⅱ-3.1），肝膿瘍，珪肺症，肺炎，甲状腺炎

腫瘍にとり込まれるが，腫瘍の種類によってとり込みが異なり，また腫瘍以外の炎症でもとり込まれ^{67}Ga シンチでの特異性は低い。

Hodgkin 病では検出率 70％であり，1 cm 以下のものは検出困難。非 Hodgkin 病は Hodgkin 病に比べて劣る。肺癌ではリンパ節転移でもよく描出される。

3 ^{67}Ga-citrate(クエン酸ガリウム）

^{67}Ga シンチグラム

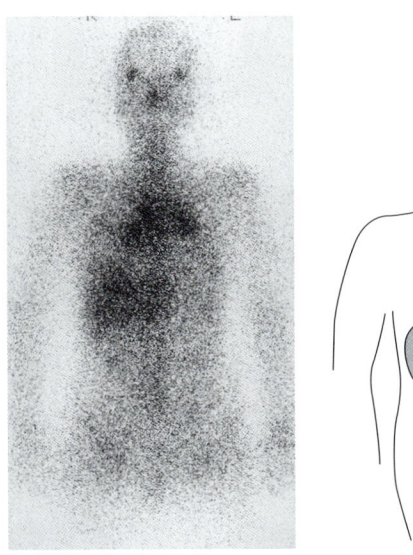

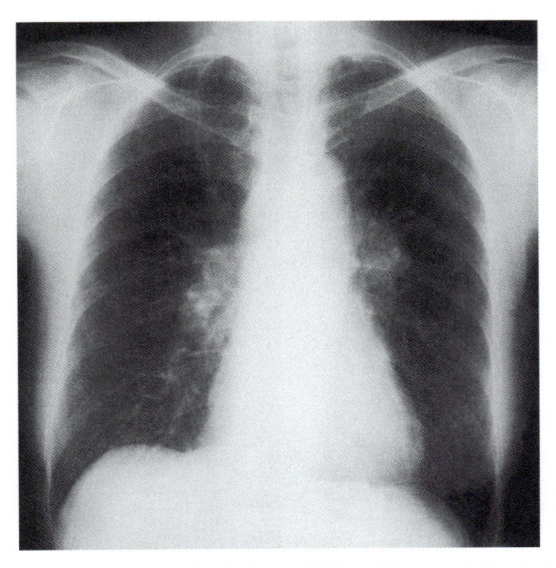

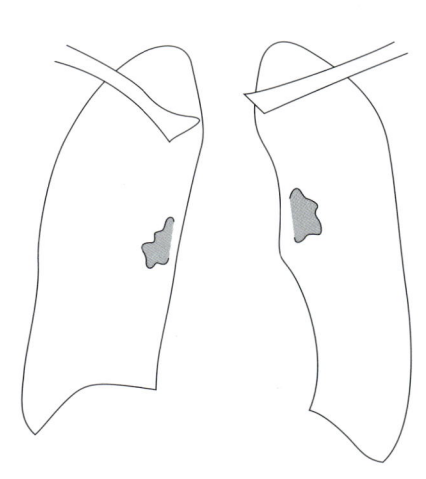

肺門リンパ腫大

正常肝への
とりこみ

胸部 X 線写真：両肺門リンパ節腫大（サルコイドーシス）

図 II-3.1　サルコイドーシス

CHART 76

^{67}Ga は癌にも良性にもとり込まれる
　癌　＝悪性リンパ腫，肺癌，肝癌
　良性＝サルコイドーシス，肝膿瘍

4 その他の RI

1 ²⁰¹Tl（タリウム 201）

⇨ ²⁰¹Tl-chloride（塩化タリウム）

- 心筋血流シンチグラフィ

 ²⁰¹Tl はカリウムに類似し，$Na^+ - K^+$ ATPase pump で心筋細胞にとり込まれる。

 ²⁰¹Tl は冠動脈を通るとき，その80％は心筋に生理的にとり込まれる（血流がない場所にはとり込まれないので虚血性の疾患の部分は欠損となる）。

 再分布現象（狭心症では運動負荷時に欠損した部位に，安静時に集積がある）を認めるので2回シンチグラムを得る（負荷時と安静時）。

- 腫瘍シンチグラフィ

 ²⁰¹Tl は腫瘍に入るため良性の副甲状腺腫，甲状腺癌やほかの癌に集積する。

 ²⁰¹Tl が集積しないと甲状腺腫瘍，肺腫瘍，骨腫瘍では悪性の可能性が低い。

 悪性病巣からの洗い出しは正常組織よりも遅いため，早期（10～20分）と後期（2～3時間）シンチの比較が良・悪性の鑑別に有用である。

- 門脈シャント・シンチグラフィ

 ²⁰¹Tl を直腸に投与すると門脈を経て肝にとり込まれる。一部大循環を経て心筋にとり込まれるが，門脈と大循環にシャントがあると心筋へのとり込みが増える。

CHART 77

【²⁰¹Tl】
　心筋梗塞──欠損する
　甲状腺癌──集積する

2 ¹³¹I と ¹²³I

¹³¹I は患者の被曝が多くなることから，特殊な検査を除き¹²³I など他の RI に置き換えられている。一応簡単に両方を知っておく必要があるかもしれない。

¹²³I は半減期が13時間，159KeV の γ 線を出し，被曝線量は¹³¹I の 1/50 くらいである。

⇨ Na¹²³I

ヨードは甲状腺ホルモンの基剤として甲状腺正常組織にとり込まれる。

¹²³I での甲状腺シンチグラムでは $3.7×10^6$ Bq の経口投与後3時間，24時間の摂取率，3時間後のシンチグラム検査が行われる。

⇨ ^{123}I-IMP（N-isopropyl-p-^{123}I-iodoamphetamine）
脂溶性製剤で BBB を通過して局所脳血流に従い正常脳に分布し，長くとどまる。異常では欠損となる。

⇨ ^{123}I-MIBG（meta-iodobenzylguanidine）
心筋交感神経機能製剤であり，MIBG はノルエピネフリンの類似物質である。体内ではノルエピネフリンと同じ動態を示す。心筋は交感神経に富み，異常では集積欠損となる。^{131}I-MIBG は褐色細胞腫，神経芽細胞腫，カルチノイド，甲状腺髄様癌など神経関連腫瘍に集積する。

⇨ ^{131}I アドステロール
副腎皮質腫瘍（原発性アルドステロン症，Cushing 症候群）の診断に利用される。
^{131}I の長い半減期を利用して，注射後 7 日で検査される。

⇨ ^{123}I-BMIPP
心筋シンチグラフィ。異常では低下。

⇨ ^{123}I-OIH（ヒップラン）
尿細管より分泌され，再吸収がないので腎シンチグラフィやレノグラムへ使用。

3 ^{133}Xe（ゼノン 133）または ^{81m}Kr（クリプトン 81m）

⇨ 肺換気シンチグラフィ
血液に溶けにくい希ガスなので，吸入によって肺局所の換気が分かる。

⇨ 脳クリアランス法
脳の血流をみる。

4 使用頻度の少ない核種

⇨ ^{111}In（インジウム 111）
・^{111}In-塩化インジウム骨髄シンチグラフィ：造血系の画像化（多血症や骨髄線維症など）。

⇨ ^{57}Co（コバルト 57）
・^{57}Co-ビタミン B_{12} ＝シリングテスト
ビタミン B_{12} の吸収テスト

⇨ ^{51}Cr（クロム 51）
・赤血球寿命
採血した赤血球に ^{51}Cr をラベルし，患者に戻す。経時的な ^{51}Cr のカウントの減少から赤血球の寿命をみる。

⇨ ^{59}Fe（鉄 59）
・鉄動態検査
採血した血漿に ^{59}Fe を加え，トランスフェリンと ^{59}Fe の結合を待ち静注する。経時的に血漿からの ^{59}Fe の減少をみる。

5 PET (positron emission tomography)

　陽電子放出核種では，陽電子（ポジトロン）が崩壊するときに180°方向に2本の消滅放射線を放出する。この陽電子線を検査の対象とするのがPETである。PET検査は癌，心，脳などの生理機能検査，定量的解析に利用される。臨床的に有用性が高く，^{18}Fと^{15}Oが健康保険に収載された。メーカーによる^{18}F-FDGの供給が始まるとともに，より診断能を高めたPET-CTが日本でも急速に普及してきている。

1 PETの特徴

①感度・分解能が良い。
②臓器内部の生理学的，生化学的な変化を画像化できる。
　有機物の骨格をなす炭素，窒素，酵素の同位体である^{11}C, ^{13}N, ^{15}O, ^{18}Fなどをポジトロン放出核種として有機物の標識に利用できる。
③サイクロトロン運用に薬学，理工学の専門家の関与が必要である。

2 ポジトロン核種

ポジトロン放出核種は半減期の短いものが多い。
^{11}C（半減期20分），^{13}N（半減期10分），^{15}O（半減期2分），^{18}F（半減期110分）

3 臨床応用

⇨腫瘍
　・腫瘍活性：^{18}F-FDG（図II-5.1, II-5.2）
　　　　　　悪性腫瘍でのブドウ糖代謝の亢進の反映。悪性腫瘍はほとんど陽性となり，悪性度や治療効果判定に利用可である。
　　　　　　脳はブドウ糖の最大の消費臓器のため，^{18}F-FDG-PETでは脳にFDGが集積される。
⇨脳
　・脳血流と酸素代謝の排泄：^{15}O標識ガス
　・ブドウ糖代謝の測定：^{18}F-FDG（フルオロデオキシグルコース）
　・脳腫瘍：腫瘍細胞の活発な糖代謝を反映し，^{18}F-FDGとり込みが高い。悪性度も反映する。
⇨心臓
　・心筋血流：^{13}N-アンモニアが正常心筋にとり込まれる。
　・心筋代謝：^{18}F-FDG

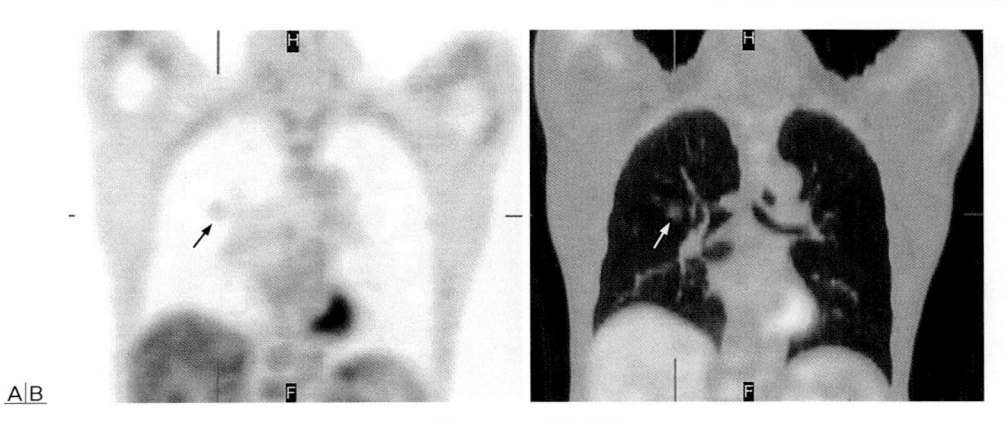

5　PET（positron emission tomography）

図 II-5.1　小肺腺癌
A：FDG-PET　　B：PET-CT

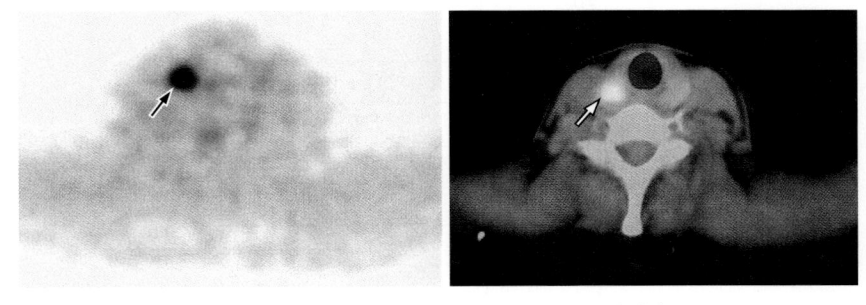

図 II-5.2　スクリーニングで診断された甲状腺癌
A：FDG-PET　　B：PET-CT

6 放射性物質の半減期と至適検査時間

1 半減期

大切な核種を覚えて，間をうめる形で覚えるとよい（表II-6.1）。

表II-6.1

核種	半減期	核種	半減期
^{81m}Kr	13 秒	^{133}Xe	5 日
^{15}O	2 分	^{131}I	8 日
^{18}F	110 分	^{51}Cr	28 日
^{99m}Tc	6 時間	^{59}Fe	45 日
^{123}I	13 時間	^{125}I	60 日
^{198}Au	2.7 日	^{75}Se	120 日
^{111}In	2.8 日	^{57}Co	270 日
^{201}Tl	3 日	^{3}H	12 年
^{67}Ga	3.3 日	^{40}K	12 億年

CHART 78

【RIの半減期】

^{81m}Kr	=	13 秒
^{18}F	=	110 分
^{99m}Tc	=	6 時間
^{123}I	=	13 時間
^{201}Tl	=	3 日
^{67}Ga	=	3.3 日
^{131}I	=	8 日

2 至適検査時間

a．投与直後
^{133}Xe ガス（脳血流，肺シンチ），^{99m}Tc-MAA（肺，心血流シンチグラフィ），^{99m}Tc-HSA（肺，心血流シンチグラフィ），^{99m}Tc-DMSA，DTPA（腎，レノグラム），^{99m}Tc-HIDA（胆道）

b．投与後1時間以内

^{99m}TcO$_4^-$（脳）	：20～30分後
^{123}I-IMP（脳血流）	：10分後
^{99m}Tc-HMPAO（脳血流）	：10分後
^{99m}TcO$_4^-$（甲状腺）	：30～60分後
^{201}Tl-Cl（心筋）	：10～30分後
^{99m}TcO$_4^-$（唾液腺 メッケル）	：直後～60分後
^{201}Tl-Cl（甲状腺）	：10～30分後

c．投与後1時間以上

^{99m}Tc-ピロリン酸（心筋）	：1時間
^{99m}Tc-リン酸化合物（骨）	：2～3時間
^{111}In-Cl（骨髄）	：2時間
Na^{123}I（甲状腺）	：4～6時間
^{123}I-MIBG（副腎髄質）	：1～3日
^{131}I-アドステロール（副腎皮質）	：6～9日

d．多相性シンチグラム

^{201}Tl-Cl（心筋）	：運動負荷時と安静時（狭心症の診断）
^{201}Tl-Cl（甲状腺）	：結節性甲状腺腫，甲状腺癌にとり込まれるが，排泄が遅いと癌の可能性が高い。
^{133}Xe ガス（肺）	：吸入と洗い出し検査
^{99m}TcO$_4^-$（唾液腺）	：平常時とレモン刺激

7 各臓器シンチグラフィの実際

脳

1 $^{99m}TcO_4^-$生食液 （パーテクネテート）

①血液脳関門（blood brain barrier：BBB）の破壊によって入る。
②CT や MRI の開発以来，検査は減っている。
③過塩素酸カリで脈絡叢からの^{99m}Tc の分泌を抑制して検査する。

2 脳血流シンチグラフィ

a．^{123}I-IMP 脳血流イメージ

^{123}I-IMP は脂溶性物質で初回循環で脳へとり込まれ，洗い出しが遅いので脳血流状態をよく反映し，SPECT での検査に用いられる（図 II-7.1）。脳の虚血性疾患の診断では CT より検出率が良い。

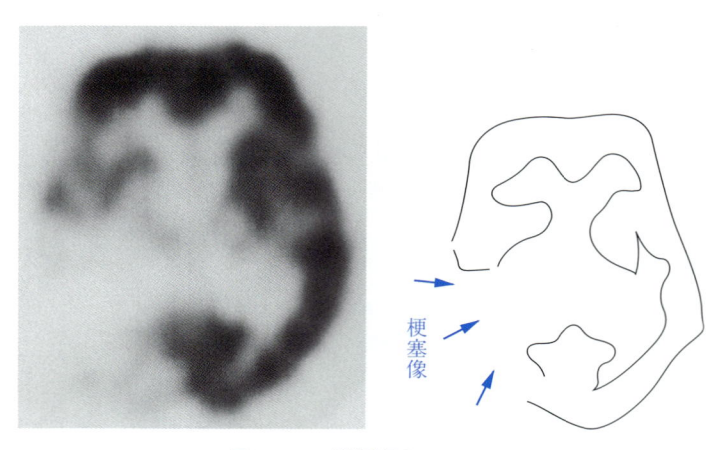

図 II-7.1　脳梗塞の SPECT

b．^{99m}Tc HM-PAO 脳血流シンチグラフィ，^{99m}Tc-ECD

やはり脂溶性製剤で^{99m}Tc は^{123}I より入手が容易で^{99}Mo ジェネレーターによっていつでも入手できる。静注により脳へ運ばれ脳血流関門を越えて脳実質に入り，脳内に長時間留まる。

c．^{133}Xe 脳クリアランス

^{133}Xe は血液脳関門（BBB）を通過し脳へ拡散するが，後に洗い出されるので^{133}Xe クリアランス曲

線をみて血流量を測定できる。頸動脈に注射したり，吸入法で検査を行う。

③ 脳槽シンチグラフィ

a．^{111}In-DTPA
①髄液内で代謝されず，被曝も少ない。
②髄液は脳室の脈絡叢より分泌され，傍矢状クモ膜顆粒から矢状静脈洞に吸収される。一部脊髄腔を下行して，また戻って矢状静脈洞に入る。この動態を経時的に追って異常をみる。
③水頭症，髄液漏の診断をしたり，シャントの通りをみる。

甲　状　腺

① ^{99m}TcO$_4^-$（パーテクネテート）

形態検査には，現在はこれが主体である。
静注後 30 分〜1 時間後にシンチグラムをとる。

② ^{123}I

投与の 1 週間前からヨード制限をする。
甲状腺の機能をみるときに使われる。
経口投与後 4〜6 時間でシンチをとる。

▶疾　患
　Basedow 病：びまん性腫大，均一な分布をする
　過機能性甲状腺結節（Plummer 病）：結節性腫大
　単純甲状腺腫：びまん性腫大，不均一な分布をする
　慢性甲状腺炎：びまん性腫大，不均一な分布が多い
　亜急性甲状腺炎：描出なし
　結節性甲状腺腫：欠損像

Ⅱ 核医学

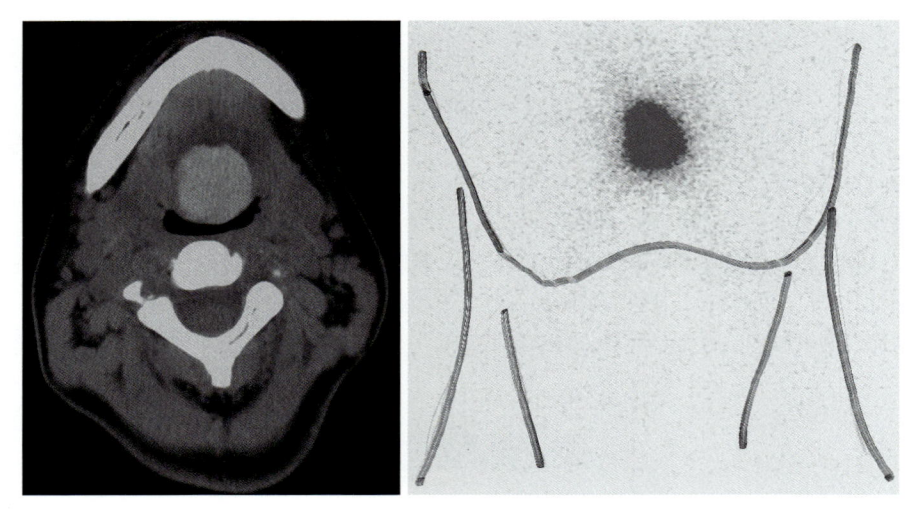

図Ⅱ-7.2 異所性甲状腺（舌根）
CTにて舌根部に高吸収部があり，頸部には左右甲状腺部に甲状腺がない。
^{123}I 甲状腺シンチグラムにて舌根部のみにとり込みがあり，通常位置にない

3 ^{201}Tl-Cl（塩化タリウム）

心筋シンチグラフィ用の標識化合物であるが，甲状腺腫，副甲状腺腫にとり込まれる。
良性，悪性ともに集積するが，delayed image にて集積がまだ認められれば悪性の可能性が高い。

CHART 79

【甲状腺癌】
^{99m}TcO$_4^-$，^{131}I …… 欠損する
^{201}Tl-Cl …… 集積する

心　臓

1 ^{201}Tl-Cl（塩化タリウム）

⇨心筋血流シンチグラフィ

　心筋へは血流を介していき，Tl 心筋には K と同じに Na$^+$-K$^+$ATPase ポンプで摂取され，心筋梗塞では欠損となる。
　二次元（planer）像と三次元（SPECT）像による断層の両者を併用することにより sensitivity を増す。
　安静時心筋シンチグラフィとエルゴメータないしはトレッドミルによる運動負荷の 2 回シンチグ

ラフィを行う。運動負荷時欠損した部位が，安静時に集積がみられることがある（狭心症での再分布現象）。

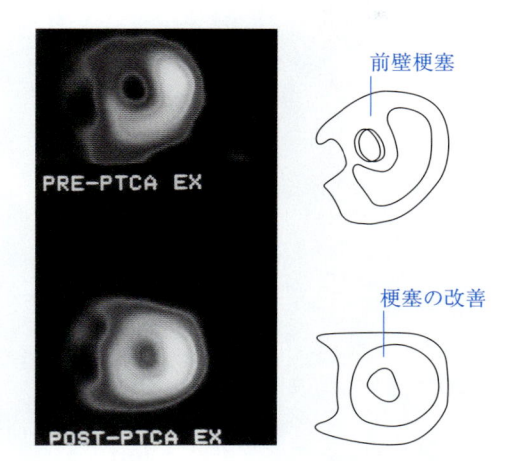

図II-7.3　前壁梗塞（上）とPTCA後（下）のSPECT

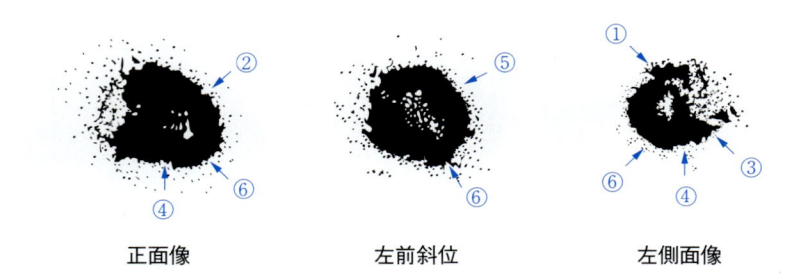

図II-7.4　^{201}Tl-chloride 正常心筋とシンチグラム
①：前壁　②：前側壁　③：後壁　④：下壁　⑤：後側壁　⑥：心尖部

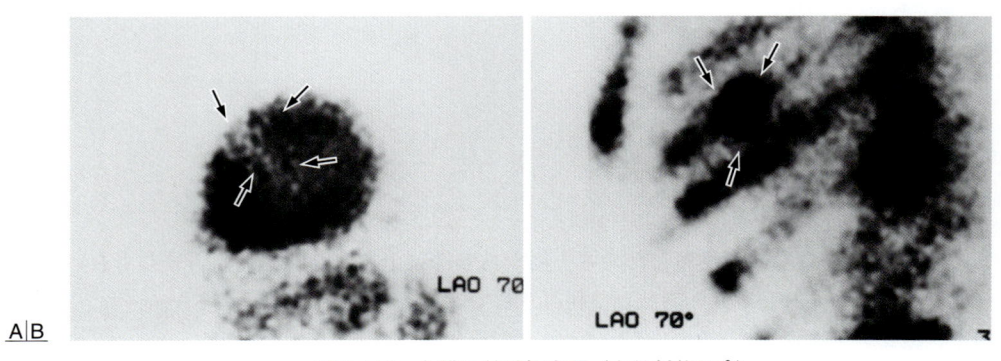

図II-7.5　心臓の前壁梗塞図（左前斜位70°）
A：^{201}Tl-Cl　　B：^{99m}Tc-PYP

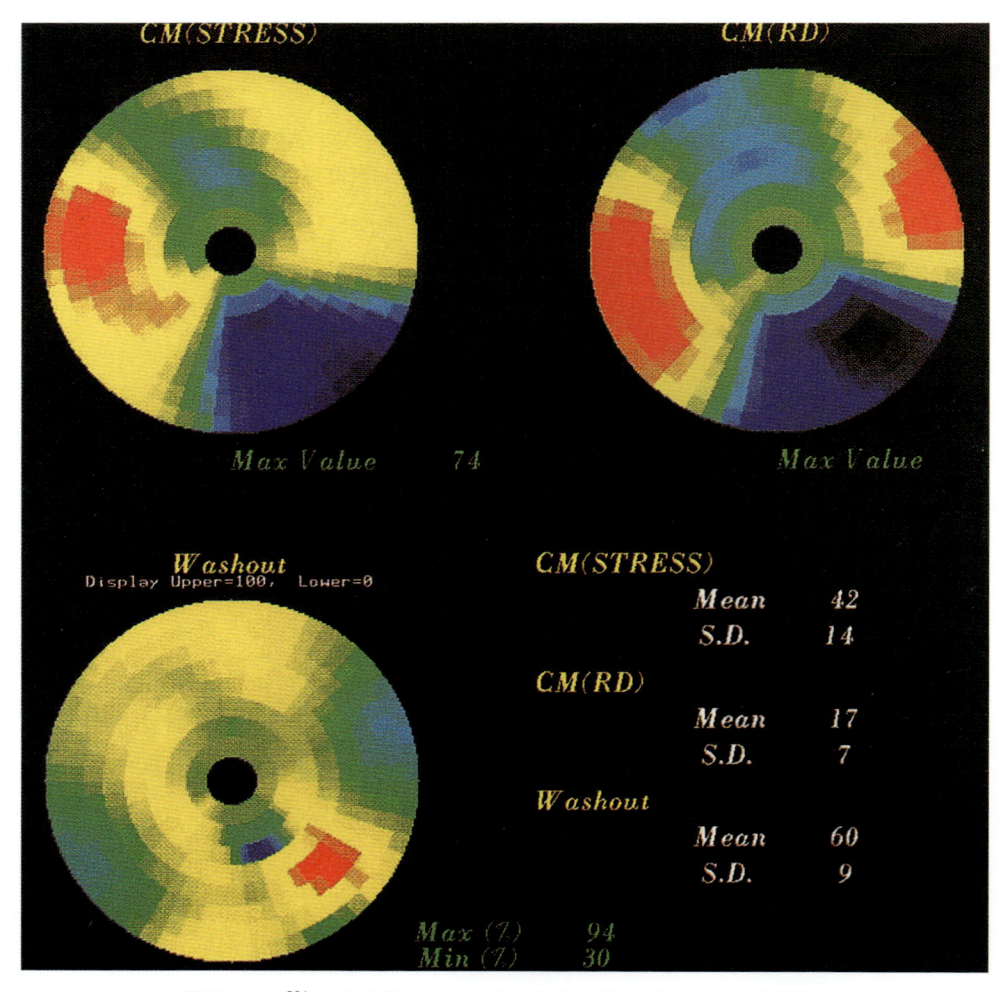

図 II-7.6 ²⁰¹Tl-Cl 心筋 SPECT の同心円表示法（bull's eye 表示法）
bull's eye では中心部が心尖，外側は心基部となる．図で上が前壁，右が側壁，下が下壁，左が中隔であり，この症例では，下後壁から側壁に高度虚血，その周囲に誘発虚血を認める

2 ⁹⁹ᵐTc-MIBI

⇨ 心筋血流シンチグラフィ

⁹⁹ᵐTc-MIBI は正常心筋に集積したのち心筋からの洗い出しが非常に遅く再分布もないため心筋イメージングに適し，心筋血流製剤として利用されている．

⇨ 副甲状腺シンチグラフィ

副甲状腺腫の診断に利用される．

3 99mTc-リン酸化合物 (99mTc-PYP を中心とする)

⇨心筋梗塞シンチグラフィ

　心筋梗塞でミトコンドリア内にハイドロキシアパタイトが生じ，骨シンチグラフィと同じにこの物質にリン酸化合物がよく結合する（ホット・スポット・イメージとなる）。
　集積は発症後 48～72 時間で最高になり以後徐々に減少するため，急性心筋梗塞の診断に用いられる。

4 99mTc-MIBG

⇨心筋シンチグラフィ

　心筋交感神経機能製剤で，ノルエピネフリンの類似物質である MIBG は交感神経に富む心筋にとり込まれ，異常部位では摂取が低下する。
⇨甲状腺髄様癌に選択的にとり込まれる。

5 99mTc-RBC，99mTc-HSA

⇨心プールシンチグラフィ

　心内の血流，内腔の突出（心室瘤），欠損像（血栓・腫瘍）をみる。
　RI の急速注入法（bolus injection）はヨード過敏症，poor risk のため血管造影のできない例や消化管出血，大動脈瘤破裂などの救急例などに施行される。合併症もないがやや診断能が落ちる。

CHART 80

【心筋梗塞部位】
　　201Tl-Cl ……………………………………………欠損する
　　99mTc-MDP …………………………………………集積する

肺

1 99mTc-MAA

⇨肺血流シンチグラフィ

　99mTc-MAA の微小塞栓を利用するが，量的に微量であり症状の悪化はない。
　肺血流シンチは患者に侵襲がなく，また99mTc のカウはほとんどの施設に置いてあるので，重症感のある肺梗塞患者の緊急検査に有用である。
　肺梗塞症，大動脈炎症候群では肺動脈病変の診断に，また肺門型肺癌，肺静脈高血圧，心臓での右左短縮（シャント）の診断にも有用である。肺塞栓は S_6，S_{10} に好発し，くさび形の欠損を示し，従来

Ⅱ　核医学

欧米に多く日本では稀とされていたが近年増加傾向にあり，3大胸痛疾患の1つとして重要である。特に婦人科手術や下腿手術後の胸痛や呼吸困難の時に注意が必要である。

2　^{133}Xe または ^{81m}Kr

⇨肺換気シンチグラフィ

　ともに血液に溶けにくい希ガスで，吸入量の 95％は血液中に移行せず呼出されるので，肺内の RI 分布が分かる。^{81m}Kr は半減期が短い（13秒）ので換気分布にしか使えない（容積分布や洗い出しには不可）。慢性閉塞性肺疾患や気管支異物の診断に利用される。

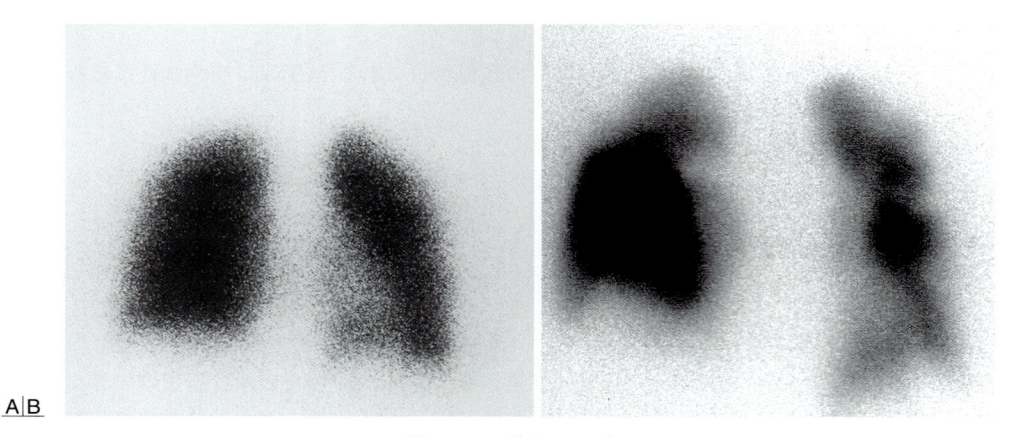

図 Ⅱ-7.7　肺シンチグラム
A：正常肺シンチ（正面像）　　B：肺塞栓症
右肺上下葉，左肺上下葉を中心とする肺塞栓症

3　^{67}Ga-クエン酸

　肺癌，サルコイドーシス，悪性リンパ腫で陽性。活動性の炎症でも陽性となるなど特異性は低い。肺癌全体では 80〜90％の陽性率だが，「未分化癌＞扁平上皮癌＞腺癌」の順にとり込みやすい。

CHART 81

【肺梗塞の肺シンチグラム】
^{99m}Tc-MAA ………………………………はっきりと欠損が出る
^{133}Xe ……………………………………………異常がない

4　^{201}Tl-肺縦隔 SPECT

　^{201}Tl-SPECT は癌細胞の活性を反映するので，化学療法や放射線治療効果の判定に有用である。

肝，胃

1 ^{99m}Tc-フチン酸，^{99m}Tc-スズコロイド

⇨コロイド肝シンチグラフィ

① フチン酸は血中カルシウムイオンと結合して初めてコロイドとなる。
② フチン酸，スズコロイドともに肝の Kupffer 細胞（細網内皮系）へとり込まれる。
③ スズコロイドは脾にもよくとり込まれる（コロイドの大きさがちょうどよい）。
④ 正常肝には生理的にとり込みの低い部位がある（図 II-7.8）。
⑤ 疾患
・急性肝炎：肝脾腫大，回復期に入ると正常化する
・慢性肝炎：左葉腫大，脾が大きくなる，骨髄を描出する
・脂肪肝：コロイド沈着低下，肝腫大
・肝硬変：肝腫大〜萎縮，脾腫（flying bat pattern）
・Banti 症候群：肝正常像，脾腫著明
・Budd-Chiari 症候群：肝腫大，肝辺縁の activity が低下する

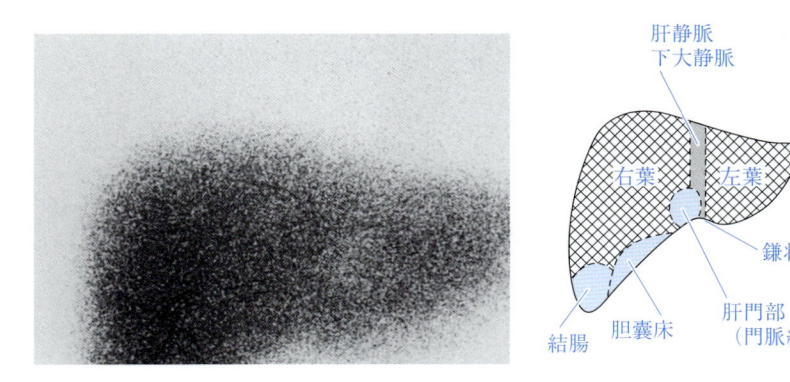

図 II-7.8　正常肝シンチグラム

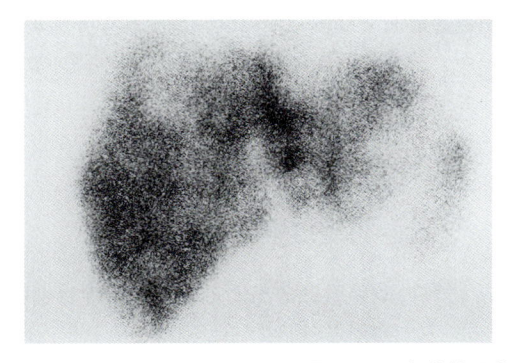

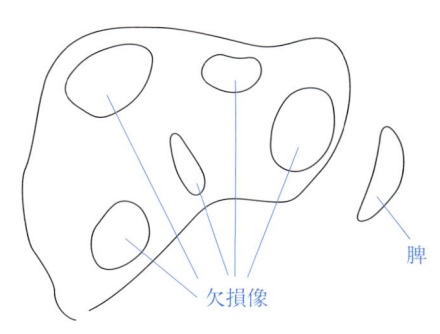

図 II-7.9　転移性肝癌のシンチグラム

・肝癌：肝硬変に合併すると検出されにくい。肝硬変がなくても，3 cm 以上にならないと肝シンチグラフィでは診断率が低い（図 II-7.9）

2 ^{99m}Tc-HIDA，^{99m}Tc-PMT

⇨肝・胆道シンチグラフィ
① 肝細胞へとり込まれ，胆汁中へ排泄される。
② 総ビリルビンが 5 mg/d*l* 以上だと胆道への排泄が極めて悪くなり，腎より出るようになる。
③ 経時的にみると体質性黄疸の診断が可能となる。
　　　Gilbert 症候群：肝へのとり込み，排泄ともに正常。
　　　Roter 症候群：肝へのとり込みが遅延し，肝が写らない。
　　　Dubin-Johnson 症候群：肝へは正常にとり込み，排泄の遅延。
④ 急性胆嚢炎
　急性胆嚢炎のほとんどの症例が胆嚢管の完全または不完全閉塞を起こし，総胆管や腸管排泄は正常パターンを示すが，胆嚢の描出はない（胆嚢が描出されると急性胆嚢炎は否定される）。

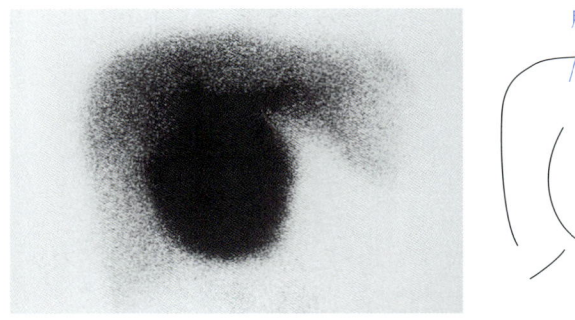

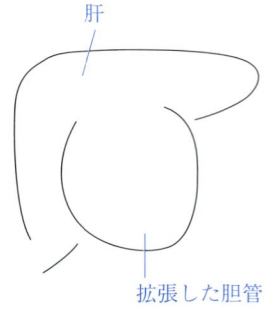

図 II-7.10　胆管拡張症の^{99m}Tc-HIDA シンチグラム

3 肝 RI アンギオグラフィ

^{99m}Tc-RBC，^{99m}Tc-アルブミンを静注する。
　肝癌，肝血管腫，一部の転移性肝癌，限局性結節性過形成では多くの場合，動脈相で非腫瘍部より高い放射能を示し，門脈相では血管腫以外はほぼ同一か，低い放射能となり，血管腫のみ高い放射能を示す。

4 ^{99m}TcO$_4^-$（パーテクネテート）

▶異所性胃粘膜
・Meckel 憩室：Meckel 憩室は回盲弁より 30 cm 口側の回腸壁に突出するが，異所性胃粘膜を 20〜50％に認めるため，パーテクネテートで診断される。
・Barrett 憩室：下部食道憩室。胃粘膜の上皮をもつため，やはりパーテクネテートで診断される。

7 各臓器シンチグラフィの実際

> **CHART 82**
>
> 【体質性黄疸と ^{99m}Tc-HIDA】
> Gilbert　　　　＝とり込み・排泄とも正常
> Roter　　　　　＝とり込みが遅れて写らない
> Dubin-Johnson＝排泄の遅れ

副　腎

1　^{131}I-アドステロール

　ヨードコレステロール（アドステロール）はコレステロール類似物質なので，ステロイドホルモン合成物質として副腎の皮質（ステロイド合成部位）にとり込まれる。原発性アルドステロン症（図II-7.11），Cushing 症候群に使用するとよい。アルドステロン産生でも腫瘍でもない場合は，デキサメサゾンで抑制され描出されなくなる（デキサメサゾン抑制テスト）。^{131}I-アドステロール静注 7 日後に撮像する。

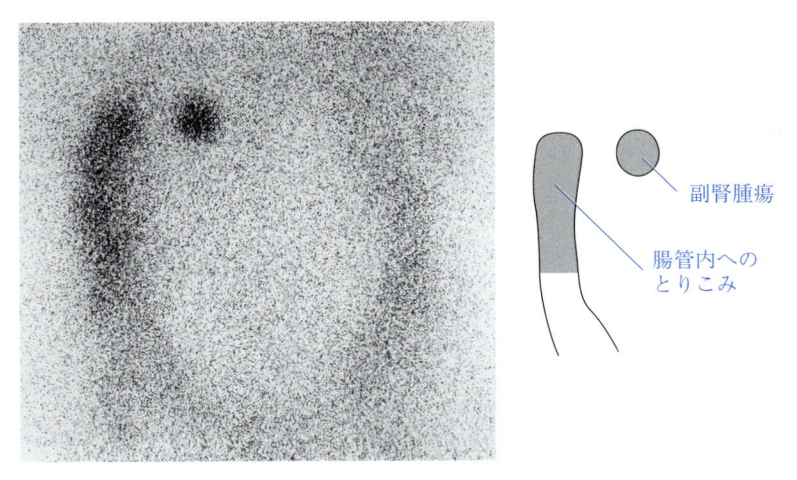

図II-7.11　原発性アルドステロン症の副腎シンチグラム

2　^{131}I-MIBG

　副腎髄質の腫瘍（褐色細胞腫），神経芽細胞腫，甲状腺髄様癌の診断に使われる。静注後 48 時間後にシンチする。MIBG（metaiodobenzyl-guanidine）はノルエピネフリンと構造が似ており，主として Na 依存性の neuronal uptake system により神経分泌顆粒に集積する。^{131}I-MIBG は大量投与による神経原性悪性腫瘍への治療効果を期待されている。

Ⅱ 核医学

腎

1 ^{99m}Tc-DMSA

静注後，腎近位尿細管へとり込まれ，腎実質だけを描出する。

2 ^{99m}Tc-DTPA

糸球体濾過物質で，尿細管で分泌・再吸収されない（^{131}I-馬尿酸ナトリウムは尿細管分泌であったのだ!!）。^{99m}Tc-DTPA の排泄は糸球体濾過機能（GFR）に影響を受ける。

腎の形態（腎シンチグラフィ）と機能（レノグラム）の両方を観察できる。

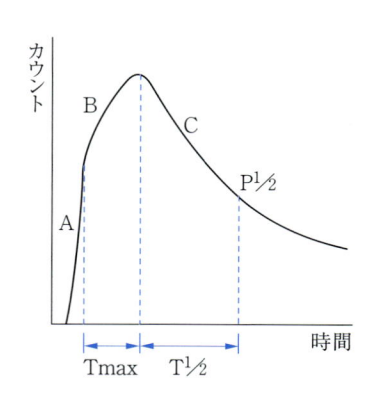

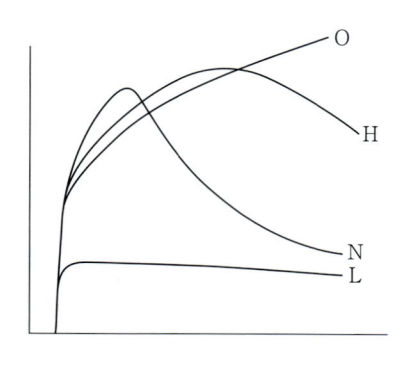

図Ⅱ-7.12　レノグラム

A：腎への血液相
B：腎内血流相と尿細管への分泌
C：腎盂・尿管への尿の排泄
N：正常型
L：無機能型（腎血流も減少）
O：閉塞型（尿管閉塞）
H：機能低下型（糸球体機能低下による尿細管への分泌の遅れ）

3 ^{123}I-OIH（orthoiodohippurate，ヒップラン）

主に尿細管より排泄され，再吸収や代謝を受けない。レノグラムに使われる。

骨

1 ^{99m}Tc-リン酸化合物 （MDP, HMDP, PPi）

①リン酸化合物は骨代謝や亢進したり，心筋がこわれた部位に増加するハイドロキシアパタイト結晶に結合して異常像としてとらえられる。

②尿に多く排泄されるので検査前に排尿させる。

③静注後，検査まで 3 時間を要する。HMDP などのように早く検査できるリン酸化合物も出てきている。

④疾患

・転移性骨腫瘍
単純 X 線写真による全身骨検索（bone survey）より数倍感度がよい（検出能は 95％以上である）。全身像を一度に検査ができる。また，全身骨，特に中軸骨格にびまん性に集積増強し，両側腎の描出がないときは，びまん性の骨転移を強く疑う（absent kidney sign）。

・原発性骨腫瘍
必ずしも必要な検査ではない……X 線で極めてよく診断できることが多い。

extended pattern：腫瘍のとき，病変の周囲の血流が増すため，骨シンチで実際の腫瘍の部分よりも広く異常所見を認める（図 II-7.13）。

・腫瘍外骨疾患
骨髄炎，骨折，むし歯，副甲状腺腫瘍，骨軟化症，変形性関節症，関節リウマチ，無腐性壊死，骨移植ではしばしば X 線より早期に所見が得られる（骨折の 80％では受傷後 24 時間で異常集積となるため，X 線ではっきりしない骨折の早期診断に有用である）。

Ⅱ 核医学

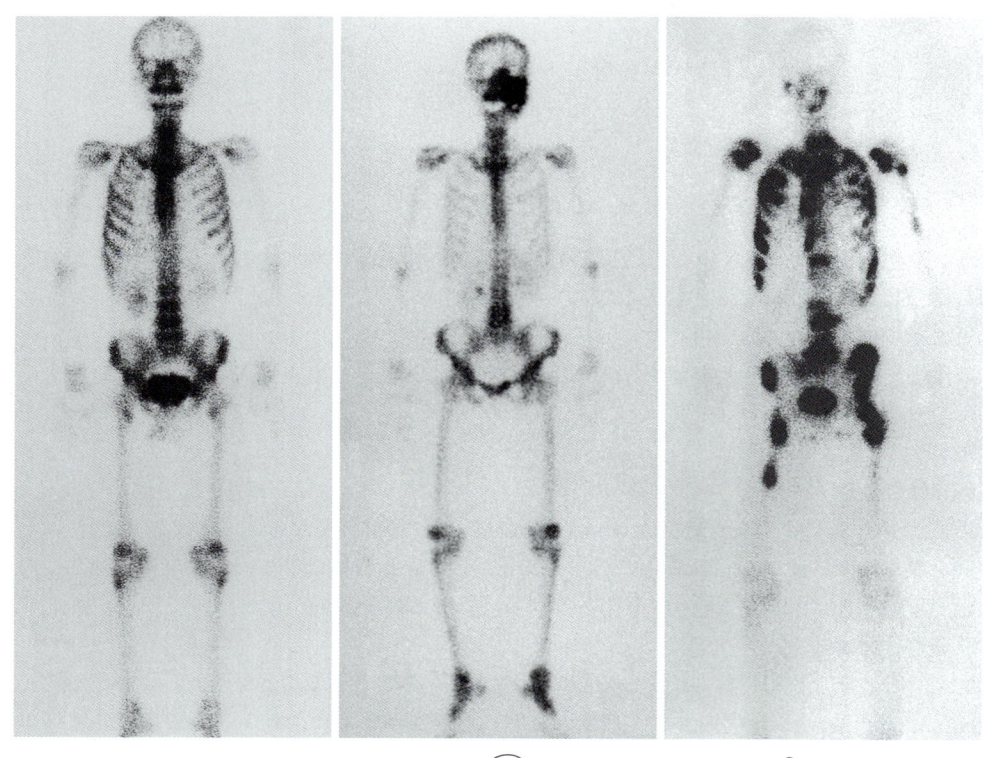

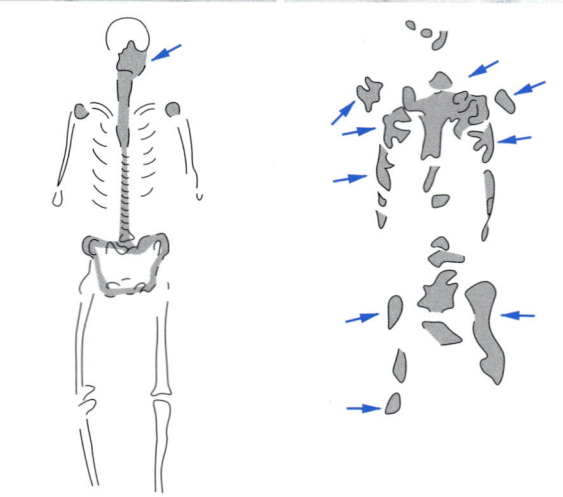

図 Ⅱ-7.13 骨シンチグラム
A：正常骨シンチグラム　　B：左上顎原発性骨肉腫　　C：前立腺癌の脊椎，肋骨などへの転移

＜骨シンチグラフィでの骨外への集積＞
　骨シンチグラフィでは病変描出感度（sensitivity）は高いが，特異度（specificity）に乏しく，骨折などの多くの骨疾患や細胞がこわれてハイドロキシアパタイトが生成されるあらゆる疾患を反映する。
　またフリーの^{99m}TcO$_4$は血流を反映する。
・脳梗塞，心筋梗塞

→ ^{99m}Tc-MDP は心筋梗塞の診断の目的にも使用される。
・乳癌,腎癌,甲状腺癌,骨肉腫の軟部組織への転移巣にも集積する。
・軟部組織の石灰化：化骨性筋炎
・正常乳房
・浮腫の部位

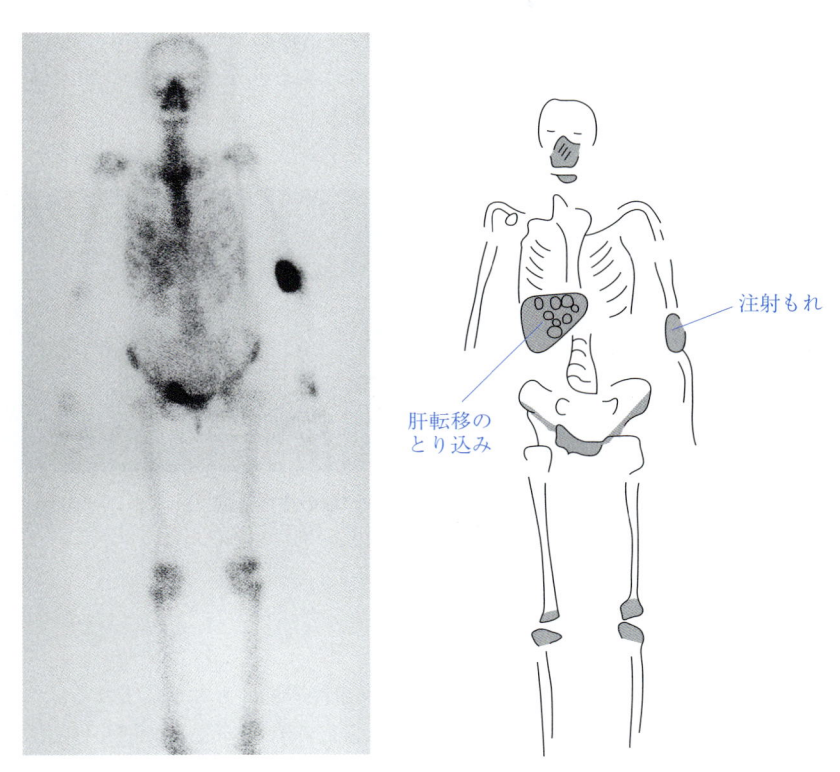

図 II-7.14　大腸癌肝転移部への RI の集積
大腸癌肝転移部への RI の集積のほか注射部にも一部もれがある

CHART 83

【骨シンチでの骨外集積】
　心筋梗塞，乳癌軟部転移
　乳房，化骨性筋炎

＜骨シンチグラフィでの cold spot＞
病巣によってむしろ正常骨より uptake が減少する所見。
・急速に進行する骨破壊を伴う転移性骨腫瘍，骨囊胞，多発性骨髄腫，Perthes 病，廃用萎縮，人工物（バリウムなど），放射線照射など。

Ⅱ　核医学

腫瘍シンチグラフィ

1　^{18}F-FDG

　PET 核種の^{18}F-FDG（fluorodeoxyglucose）はブドウ糖と類似体であり，ブドウ糖代謝亢進部位にとり込まれ，細胞の生理的活性を反映するので，腫瘍の悪性度や治療効果判定に有用である（図Ⅱ-7.15）。
　FDG-PET では診断目的とする癌以外の偶発癌が発見されることがある。その頻度は 0.5％前後とされ，甲状腺癌を中心とする頭頸部癌が最も多く発見される。

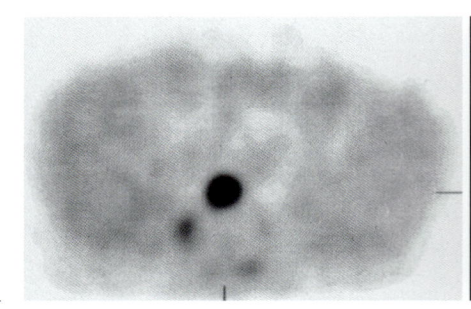

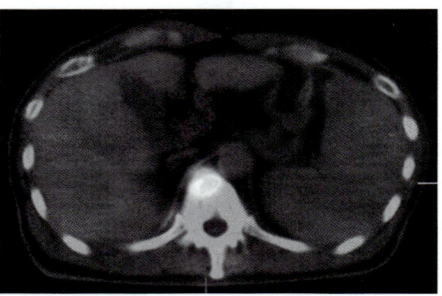

図Ⅱ-7.15　悪性リンパ腫の椎体進展
A：FDG-PET　　B：PET-CT

2　^{67}Ga-クエン酸

①静注後 2〜3 日で検査する。^{67}Ga は腫瘍のみならず炎症性病巣にもとり込まれる。
②腫瘍性疾患
　・悪性リンパ腫
　　Hodgkin 病では 70％の検出率であり，非 Hodgkin 病ではやや劣る。
　・肝癌
　　^{99m}Tc-コロイドで欠損，^{67}Ga で集積。
　　ただし肝膿瘍にもとり込まれる。
　・肺癌
　　未分化癌＞扁平上皮癌＞腺癌の順にとり込みがよい。
　　リンパ節転移の検出率はよい（図Ⅱ-7.16）。

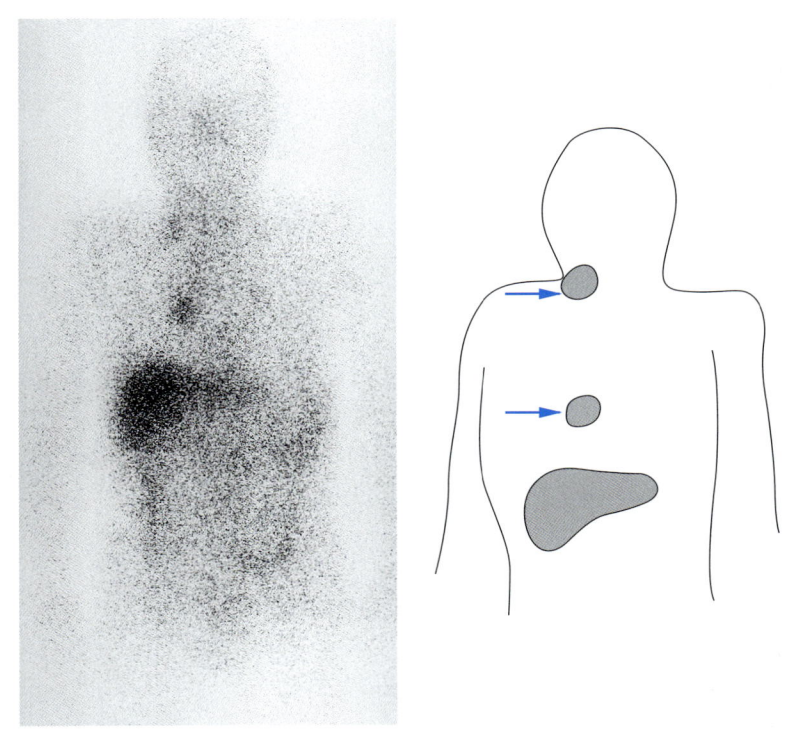

図 II-7.16　肺癌の^{67}Ga シンチグラム：原発巣と肺門リンパ節，頸部の uptake

3　^{201}Tl-Cl（塩化タリウム）

^{67}Ga と同様に第Ⅲ族に属する金属イオンである．心筋シンチグラフィによく用いられるが，甲状腺腫瘍，副甲状腺腫，胸腺腫，骨腫瘍などにもよくとり込まれる．

4　^{111}In-Cl（塩化インジウム）

造血機能部位（赤色骨髄）にとり込まれる．骨髄線維症や多発性骨髄腫の診断に利用される．

8 内服療法

1 ^{131}I

⇨ 甲状腺機能亢進症（女性中心の病気）
① ^{131}I は γ 線と β 線放出核種だが，このうち β 線（組織中では最大 2.2 mm しか飛ばない）を利用する。
② ^{131}I を 3.7×10^8 Bq 前後投与するが，投与後 4 週間で効き始め，4 か月で最高となる。
③ 十数年して機能低下をみることがある。
④ 適応はきちんと選ぶ。
・妊娠授乳中の女性は禁忌
　胎盤・乳汁から子どもに移行し，子どもの甲状腺機能低下や奇形を起こす。
・手術拒否または重症合併症のあるもの
　心不全合併，肝腎機能不全，眼球突出などが適応となる。
・抗甲状腺薬が無効

> **CHART 84**
> 【^{131}I 内服療法のトライアス】
> ① 妊産婦は避ける
> ② 手術拒否・手術不能例
> ③ 抗甲状腺薬が使えない例

⇨ 甲状腺癌転移……原発巣除去後
　甲状腺全摘後の甲状腺癌（濾胞状腺癌，乳頭状腺癌）の転移病巣は ^{131}I をとり込むものがある。投与量は機能亢進症の 10〜20 倍の 3.7×10^9〜7.4×10^9 Bq を投与する。

2 ^{89}Sr-Cl$_2$（塩化ストロンチウム）

カルシウム系列なので静注すると骨に選択的に摂取される。骨転移による疼痛治療に有用で，日本でも近日使用が期待されている。

3 radioimmunotherapy

癌抗原への抗体を RI で標識して抗原抗体反応を利用する癌治療法。理想的抗体の発見が将来の課題である。

9 放射性医薬品のとり込み

理屈を知っているとなかなか忘れないで済む。

1 生理的なとり込みや排泄

- ^{18}F-FDG : 腫瘍, 心筋, 脳
- ^{99m}TcO$_4^-$: 甲状腺, 唾液腺, 胃
- ^{99m}Tc-DMSA : 腎近位尿細管へのとり込み
- ^{99m}Tc-DTPA : 腎糸球体からの濾過
- ^{99m}TcHM-PAO : 脳血流シンチグラフィ
- ^{99m}Tc-HIDA : 肝胆道シンチグラフィ
- ^{123}I-IMP : 脳血流シンチグラフィ
- ^{99m}Tc-MIBI : 心血流シンチグラフィ

2 代謝過程へのとり込み

- ^{123}I : 甲状腺
- ^{131}I-アドステロール : 副腎シンチグラフィ, ステロイド合成系へのとり込み
- ^{18}F-FDG : 癌, 心筋梗塞シンチグラフィ

3 食作用

- ^{99m}Tc-フチン酸
- ^{99m}Tc-スズコロイド

 : 細網内皮細胞へのコロイドの貪食

4 拡 散

- ^{133}Xe
- ^{81m}Kr

 : 希ガスの肺胞気への拡散（血液に溶けにくい）
 血液に溶けにくいが, 血液脳関門を通過するので脳血流の測定にも使われる

5 毛細管塞栓

- ^{99m}Tc-MAA : 肺シンチグラフィ

6 管腔内分布

- ^{99m}Tc-赤血球または HSA ：RI-AG（アンギオグラフィ）
- ^{111}In-DTPA ：脳槽シンチグラフィ

7 血中や組織のイオンとの関係でのとり込み

- ^{99m}Tc-MDP ：骨無機質との関連でとり込まれる（Ca や P のイオン），骨シンチグラフィ
- ^{201}Tl-Cl ：K イオンと似ているので心筋のナトリウム-カリウムポンプでとり込まれる

8 血液脳関門の異常

- ^{99m}TcO$_4^-$
- ^{99m}Tc-DTPA

：脳の血液脳関門の破壊によって入る

10 試料測定

生体内にRIを投与する方法（インビボ, *in vivo*）とRIを体内に入れない方法（インビトロ, *in vitro*）の2種があるが，生体内投与法は行われなくなっている。シンチグラムはインビボ法に入る。

インビトロ＝体外測定

1 RIA（ラジオイムノアッセイ）＝放射免疫法

酵素免疫測定法，蛍光免疫測定法，化学発光免疫測定法での検出感度もよくなり，RIAは臨床検査からは後退してきている。

▶原　理

微量の蛋白質物質を抗原抗体反応を利用して測定する。

目的のホルモンなどで動物に抗体をつくる一方，RIで標識したホルモンを作成し，この両者の一定量と検体を混ぜて，結合型と遊離型の比から検体の濃度を測定する（図II-10.1）。

▶測定物質

・ホルモン：インスリン，GH，TSH，PSA，ステロイド，ACTH，ガストリン
・薬剤：ジゴキシン，ジギトキシン，モルフィン
・抗原：α-フェトプロテイン，Au抗原，Au抗体，CEA

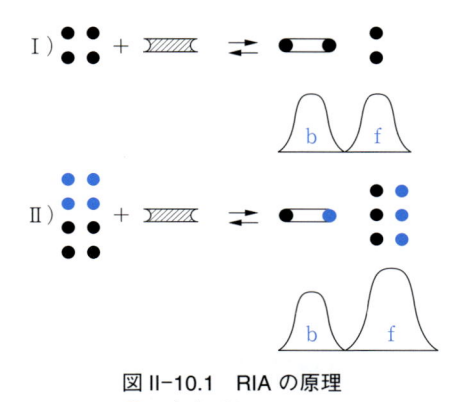

図II-10.1　RIAの原理
● ：ホルモン
● ：^{131}I-ホルモン
▧ ：ホルモンに対する抗体

CHART 85

【RIAで測定する物質】
　　ホルモン：インスリン，GH，ACTH，TSH，PSA
　　薬　　剤：ジゴキシン，モルフィン
　　抗　　原：AFP，Au抗原，CEA

▶RI核種

^{125}Iが頻用される。

- γ線がウェル型（井戸型）シンチレーションカウンターによく合う。
- 半減期（60日）が測定保存に適している。
- 純度の高いものが得られる。

2 飽和分析法 （DSA：direct saturation analysis）

▶原　理

鉄，T_3などは特定の血中結合蛋白と結合している。その不飽和結合蛋白にRIを結合させ，残りをレジンに吸着させて不飽和結合能を知る。

<^{131}I-T_3レジン摂取率試験>

血清に一定の^{131}I-T_3を加え，未結合部分に結合させ，残りの^{131}I-T_3をレジンスポンジに吸着させて除いたあとの放射能（TBPに結合した^{131}I-T_3）を測ることによりTBPの不飽和度を知る（図II-10.2）。

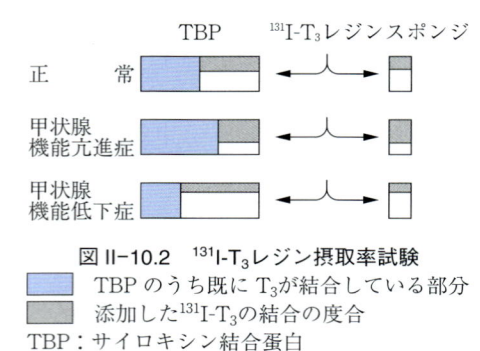

図II-10.2　^{131}I-T_3レジン摂取率試験

TBPのうち既にT_3が結合している部分
添加した^{131}I-T_3の結合の度合
TBP：サイロキシン結合蛋白

インビボ＝体内投与

現在あまり行われていないが，たまにテストに出るから覚えておくとよい。

1 代謝検査法

a．鉄代謝

^{59}Feクエン酸にヘパリン血漿を加えたものを静注後，経時的に採血し，血漿からの^{59}Fe消失率をみる。

鉄欠乏性貧血では早くなくなる。

b．シリングテスト

^{57}Co-ビタミンB_{12}を経口投与した後，大量の非放射性ビタミンB_{12}を筋注し，尿中の^{57}Coを測定する。

悪性貧血ではビタミンB_{12}の腸管からの吸収が少ないため，シリングテストで洗い出され，尿中へ出る^{57}Co-ビタミンB_{12}も少ない。

Check Test 9

○×をつけよ。

- □ (1) ^{99m}Tc は半減期が短く，標識化合物を作りやすいので最もよく使われている。
- □ (2) free の ^{99m}Tc は甲状腺・脳・唾液腺・小腸から分泌される。
- □ (3) ^{99m}Tc-リン酸化合物は骨シンチにも使われるが，心筋シンチにも用いられることがある。
- □ (4) ^{99m}Tc-MAA は肺塞栓や高安病による肺動脈狭窄の診断に用いられる。
- □ (5) ^{99m}Tc-DMSA はレノグラム，^{99m}Tc-DTPA は骨シンチに使われる標識化合物である。
- □ (6) 骨シンチはアイソトープ注射後 30 分で行う。
- □ (7) ^{131}I が使われなくなったのは半減期が 20 日と長いためである。
- □ (8) ^{131}I の γ 線は RI 検査に，β 線は内服療法に利用される。
- □ (9) レノグラムに使われる ^{123}I-ヒップランと ^{99m}Tc-DTPA は同じルートで排泄される。
- □ (10) ^{67}Ga-クエン酸は悪性腫瘍に特異的な RI である。
- □ (11) 塩化タリウム（^{201}Tl-chloride）は心筋梗塞では欠損となり，甲状腺癌などの癌では集積する。
- □ (12) 甲状腺癌はすべての RI をとり込まない。
- □ (13) 心筋梗塞では ^{201}Tl で欠損像をつくり，^{99m}Tc-MDP では集積像をつくる。
- □ (14) 体質性黄疸は ^{99m}Tc-HIDA にて同じ所見を呈する。
- □ (15) ^{131}I-アドステロールでは副腎分泌性腫瘍の診断が可能である。
- □ (16) 心筋梗塞，乳癌，癌の軟部転移，化骨性筋炎は骨シンチで骨外集積を起こす。
- □ (17) ^{131}I 内服療法では妊産婦は避けなければならない。
- □ (18) ^{99m}Tc，^{81m}Kr はミルキングにて入手する。
- □ (19) RIA ではすべての物質の測定が可能である。
- □ (20) RI アンギオは診断能がよいため行われている。

Ⅱ 核医学

Answer

○(1) ^{99m}Tc の１つの特徴となっている。

×(2) ＜チャート 73＞参照。^{99m}Tc パーテクネテートは脳・甲状腺・唾液腺から出る。また，胃粘膜からも出るため，小腸にあるものの異所性胃上皮迷入性である Meckel 憩室の診断に使われる。

○(3) ^{99m}Tc-リン酸化合物は早期心筋梗塞にとり込まれる。

○(4) ^{99m}Tc-MAA は非侵襲的な肺塞栓症の診断法である。

×(5) ＜チャート 74＞参照。^{99m}Tc-DMSA は尿細管とり込みの化合物，^{99m}Tc-DTPA は糸球体濾過の標識化合物である。後者は腎シンチに使われることもある。

×(6) 骨シンチは ^{99m}Tc-リン酸化合物の多くがハイドロキシアパタイト結晶に結合する注射後 2〜3 時間に行う。

×(7) ^{131}I が使われなくなったのは半減期が長い（8 日）こともあるが，$β$線を出すためでもある。

○(8) 文章通り。

×(9) ^{131}I-馬尿酸ナトリウムは尿細管から，^{99m}Tc-DTPA は糸球体から分泌される。

×(10) ＜チャート 76＞参照。クエン酸ガリウムはサルコイドーシスや肝膿瘍・珪肺症などにもとり込まれるため，悪性腫瘍特異性の RI ではない。

○(11) ＜チャート 77＞参照。とり込みのメカニズムが違うのでこのようなことが起こる。

×(12) ＜チャート 79＞参照。甲状腺癌は ^{99m}TcO$_4^-$，^{131}I では欠損像をつくり，^{201}Tl では集積像をつくる。

○(13) ＜チャート 80＞参照。

×(14) ＜チャート 82＞参照。^{99m}Tc-HIDA は Gilbert 症候群は正常所見，Roter 症候群はとり込み異常，Dubin-Johnson 症候群は排泄異常を示す。

×(15) ^{131}I-アドステロールはステロイド代謝に関係する皮質の腫瘍の診断に用いられるが，髄質の診断には向かない。

○(16) ＜チャート 83＞参照。

○(17) ＜チャート 84＞参照。子どもの甲状腺機能低下や奇形への注意がいる。また，なるべくなら若い人は避けたい（長期を経た後での甲状腺の発癌が心配なので）。

○(18) ＜チャート 72＞参照。現在，多くの施設では ^{99m}Tc はミルキングにてとり出している。

×(19) ＜チャート 85＞参照。RIA で測定できるものは動物に抗体をつくり得る分子量をもった蛋白質物質だけである。

×(20) RI アンギオの最大の利点は非侵襲で poor risk の患者に使用できる点である。

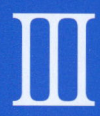

III 放射線治療

1. 放射線の種類と線源 *279*
2. 深部線量率，線量分割法 *282*
3. 放射線感受性 *284*
4. 放射線治療の適応 *286*
5. 腫瘍組織型と放射線感受性 *290*
6. 併用療法 *291*
7. 放射線治療法の選択 *294*
8. 放射線治療と合併症 *300*
9. 放射線治療各論 *303*

1 放射線の種類と線源

1 放射線の種類

a．α線（アルファ線）
放射能の核崩壊によって出るヘリウム原子核の粒子である。

α線は組織中 μ（ミクロン）m の最大飛程しかないので外部からの照射は無理。線質は高い（高 LET）ので効果は大きい。

中性子捕獲療法　$^{10}_{5}B$（ホウ素）＋n（中性子）→ $^{7}_{3}Li$（リチウム）＋$^{4}_{2}He$（α線）

腫瘍にとり込まれたホウ素に原子炉から出る中性子をぶつけ，α線を出させる方法であり，悪性脳腫瘍（glioblastoma）の治療に利用されている。α線は飛程が短く，ほとんど腫瘍内で停止する。

b．β線（ベータ線）
放射能の核崩壊によって出る電子の流れ。

^{131}I のβ線は組織中で最大飛程 2.2 mm しか届かないので周辺他臓器の障害は少ない。

^{131}I より出る放射線エネルギーの 90％はβ線である。

⇨ ^{131}I-甲状腺機能亢進症（^{131}I を $3.7×10^8$Bq 前後を投与する），甲状腺癌の肺・骨転移の治療に用いられる。

c．γ線（ガンマ線）
放射能の核崩壊によって出る電磁波。

・小線源治療

　^{192}Ir 線源，^{137}Cs 針，^{198}Au 粒子（グレイン），^{60}Co（テレコバルト）線源，^{125}I シードなどから出るγ線が舌癌，食道癌，子宮癌や前立腺癌の組織内照射や腔内照射に利用されている。

・外照射

　^{60}Co のγ線はテレコバルト外照射にも利用されていた。

CHART 86

【放射線α，β，γ】
　　α＝組織内で数μしか飛ばない
　　　　効果は他の 10 倍
　　β＝組織内で数 mm 飛ぶ
　　　　外照射は向かないが，他への障害は少ない
　　γ＝エネルギーによって大部分届く
　　　　外照射，組織内照射

d．電子線

真空管内で電子を加速してそのままとり出す。β線との違いは1個1個の電子のエネルギーが電子線ではほぼそろっていることである。
・リニアック（直線加速器）で作る。

e．高エネルギーX線

真空内で電子を加速し，陽極にぶつけると出てくる人工的に発生させる電磁波。
・リニアックでは，γ線と変わらない高いエネルギーのX線を作れる。

f．中性子線

サイクロトロンで陽子などの荷電粒子を加速し，ターゲットに当てて作る。

g．陽子線，重粒子線

サイクロトロンで炭素イオンなどの荷電粒子を作り照射する。ブラッグピークを利用する。
陽子線はRBEが低い（ほぼ1）が重粒子線では高い（3前後）。

2 高LET治療

放射線は物理的に同じ吸収線量でも，その種類や性質によって異なった生物学的効果を示す。

H（線量当量）＝D（吸収線量）×Q（線質係数）×N（修正係数）

普通N＝1として扱い，Q値はICRPでは

X線，γ線，電子線，β線	Q≒1
陽子	Q≒5
中性子	Q≒10
α粒子，重粒子	Q≒20

と勧告している。

　同じ吸収線量でも陽子，中性子，重粒子は効果が大きい。線質係数が大きいと，治療効果が高いので高LET（linear energy transfer）治療と呼ばれている。高LET治療では酸素効果（OER）も少ないので低酸素細胞の治療にも有効である。

　なお種々の放射線による効果の程度を示したものが生物効果比（relative biological effectiveness：RBE）であり，RBEが大きいほど，癌の治療効果は大きい（図III-1.1）。

$$\text{RBE}=\frac{\text{ある生物効果を生じさせるのに必要な標準放射線の線量 [Gy]}}{\text{同一の効果を生じさせるのに必要な問題とする放射線の線量 [Gy]}}$$

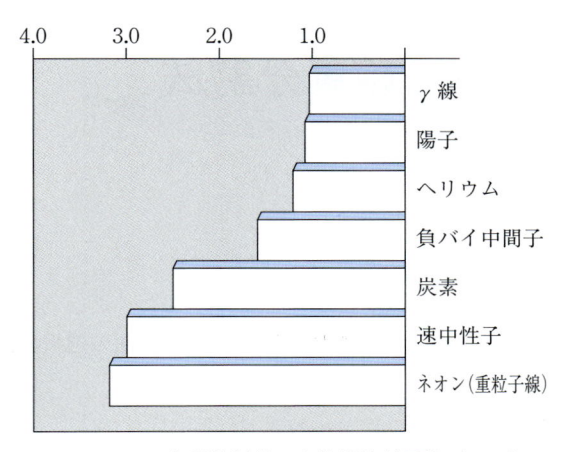

図 III-1.1　各種放射線の生物学的効果比（RBE）

3　小線源治療線源

治療に使われている線源は多くない。
- ^{137}Cs（セシウム）　　半減期：30 年（低線量率小線源治療に使われている）
- ^{60}Co（コバルト）　　半減期： 5 年（腔内照射に主に使われている）
- ^{192}Ir（イリジウム）　半減期：74 日（腔内照射と組織内照射に使われている）
- ^{125}I（ヨード）　　　半減期：59 日（前立腺癌低線量率小線源永久刺入用）
- ^{198}Au（金）　　　　半減期： 3 日（永久刺入小線源治療に使われる）

CHART 87

【治療用 RI の半減期】
　セシウム　＝30 年
　コバルト　＝ 5 年
　イリジウム＝74 日
　ヨード　　＝59 日
　金　　　　＝ 3 日

281

2 深部線量率，線量分割法

1 深部線量率

外部照射による放射線は各々特有の深部線量率をもつため，治療法の選択には注意が必要(図III-2.1)。

a．200kV X 線
400kV 以下の X 線は表面線量が最大。最近はあまり使われない。

b．^{60}Co γ 線
1.25 MV の γ 線では入射した γ 線と γ 線によって生じた散乱線が加わるビルドアップ効果のための皮下 5 mm くらいに最大線量域をもつ。

c．20 MeV 電子線
電子線の最大飛程はエネルギー値（MeV）の 1/2 値に cm を付けたもの

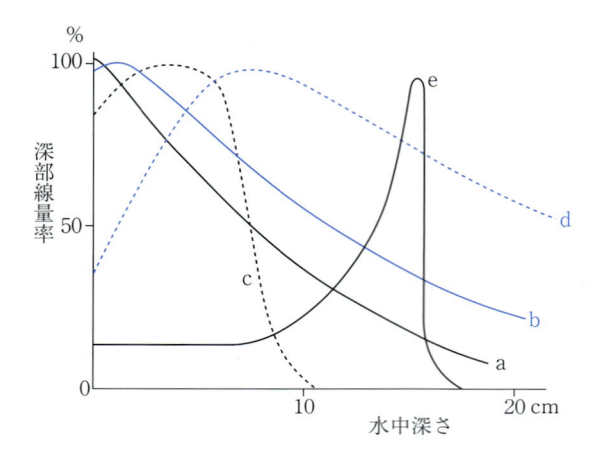

図 III-2.1　各種放射線の深部線量率

であり，深部率 80％の領域は表面からおよそエネルギー値の 1/3 の深さまでである。20 MeV 電子線ではそれぞれの値で 10 cm，6.7 cm となる。

d．高エネルギー X 線（25 MV）
高エネルギーの X 線では深部線量が高くなるが，表面線量は著しく低くなる。

e．荷電粒子線
荷電粒子線（陽子線，炭素線などの重粒子線）は表面からある深さまでは吸収線量が小さく，一定の深部で急に大きくなり（ブラッグピーク），それ以遠には届かない。

2 治療法の選択

a．表在治療に使われる放射線（200kV X 線，電子線）
皮膚癌，口腔癌の腔内照射，術中照射

b．深部治療に使われる放射線（高エネルギー X 線，^{60}Co γ 線）
皮膚の近くまで病変があると ^{60}Co 遠隔照射が高エネルギー X 線よりもよい（表面に近いところに高

い線量があるからである）。

c．中心性病変によい放射線（陽子線，重粒子線）
眼悪性黒色腫，下垂体腫瘍（良性腫瘍だからなるべく途中の障害を少なくしたい）。

CHART 88

【外照射放射線の特徴】
　200kV X 線　＝表面が最大線量
　電子線　　　＝1/2・1/3 ルール
　超高圧 X 線＝深部に高線量
　荷電粒子　　＝ブラッグピーク

---

3 時間的線量配分

治療は腫瘍の致死と正常組織の回復を目的としている。このため時間的線量配分が大切となる。

a．1 回照射
1 回で治療を終了する方法は腫瘍への効果が大きいが，正常組織への障害も大きいため，外照射ではやむをえず行われる開創照射などに限られる。小線源治療では線源周囲の線量勾配が大きいので 1 回照射が可能である。

b．分割照射
分割照射では照射の合間に，照射された組織細胞に回復がみられる。ただし回復は照射容積，総線量，分割回数などとともに変化する。普通の外照射がこれである。

c．低線量率連続照射
密封小線源による照射で，約 1cGy/分くらいの線量率で 7 日前後連続照射するもの。治療可能比の高い照射である。舌癌では 1 回照射，子宮癌では分割照射となる。

d．高線量率連続照射
アフターローディング法を用いて，数 10 Gy/分単位の線量率で照射する方法。通常，分割照射で行う。

e．線量率効果
同じ線量を照射しても，線量率（Gy/分）が大きいと一般に効果が大きい。ただし，コバルト外照射のように半減期に従って線量率が減り，照射時間が数倍になるくらいの条件下では効果に差はない。

3 放射線感受性

1 Bergonié-Tribondeau の法則

細胞の放射線感受性については Bergonié-Tribondeau（ベルゴニー・トリボンドー）の 3 つの法則が有名である。
1) 分裂の頻度の高いもの
2) 再生能力の盛んなもの ｝ほど放射線感受性が高い
3) 形態・機能の未分化なもの

> **CHART 89**
>
> 【Bergonié-Tribondeau の法則】
> ① 分裂頻度が高いもの
> ② 再生能力が盛んなもの ｝ほど放射線感受性が高い
> ③ とにかく未分化なもの

2 正常組織の放射線感受性

Bergonié-Tribondeau の法則から類推すると簡単に理解できる。
1) 高感受性（細胞再生部位）のもの：骨髄，リンパ節，精巣，卵巣，腸上皮
2) 中感受性のもの：粘膜，皮膚，血管，唾液腺
3) 低感受性のもの：骨，結合織，筋，神経

3 放射線感受性を高めるもの

1) 酸素：無酸素状態と空気酸素状態では感受性が数倍異なる。
2) BUdR（放射線増感剤）や 5-FU（抗癌剤）は放射線感受性を上げる。
3) 温熱：温度が上昇すると放射線の治療効果が上がる。

4 細胞分裂

放射線による細胞死には①間期死と②増殖死がある。間期死は G_1 期（DNA 合成準備期）あるいは G_0 期（機能細胞期）に起こる細胞死で，末梢血リンパ球や卵母細胞に起こり，照射後すぐ細胞が死ぬ。

増殖死は細胞分裂が障害されて起こる細胞死であり，照射後 1 回から数回分裂を経た後に M 期（細胞分裂期）を経て死滅する。大多数の正常細胞や癌細胞は増殖死をとるため，細胞は照射を受けてもすぐには死亡せず，それまで機能と形態を維持する。

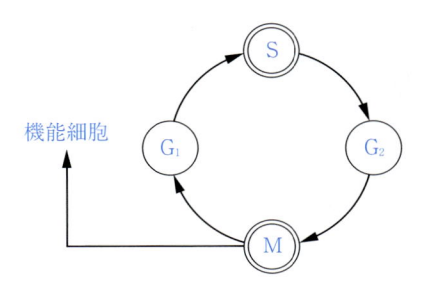

図 III-3.1　細胞周期
S：DNA 合成期　　M：分裂期　　G_1, G_2：休止期

5　放射線障害からの回復

a．Elkind 回復（SLD 回復）

同一線量を分割して与えると，効果は 1 回照射よりも小さい。これは細胞に回復がみられるためであり，これを SLD 回復という。

b．PLD 回復

照射後，適当な条件下（栄養欠乏状態など）におかれると，死ぬはずの細胞が回復して生き返ってくることをいう。

c．4R

分割照射を行うと，腫瘍細胞でも正常細胞でも回復（repair：分割照射では正常組織は回復しやすい），再増殖（repopulation：照射により分裂が停止するが，ある時間の後で再分裂し始める），再酸素化（reoxygenation：血管周辺の細胞が放射線で死ぬと，それまでより血管に近くなり放射線感受性が高くなる），細胞周期の同調（redistribution：照射で一度同調された細胞群も時間とともに前の細胞同期に戻っていく）が起こる。この 4 つを 4R と呼ぶ。

6　アポトーシス

細胞死を細胞核変化に着目したもの。細胞が核濃縮を起こして縮小して消滅する細胞死で，細胞群の中で散発的に起きる。放射線，温熱，抗癌剤で起きるが，発生分化の過程でもみられる機能終了細胞の自己排除機構でもある。

4 放射線治療の適応

1 腫瘍の発育環境

治療には腫瘍の周囲の放射線耐容度が大切であり，周囲の放射線耐容度が高いと多くの線量を腫瘍に与えられる。

正常組織の放射線耐容度

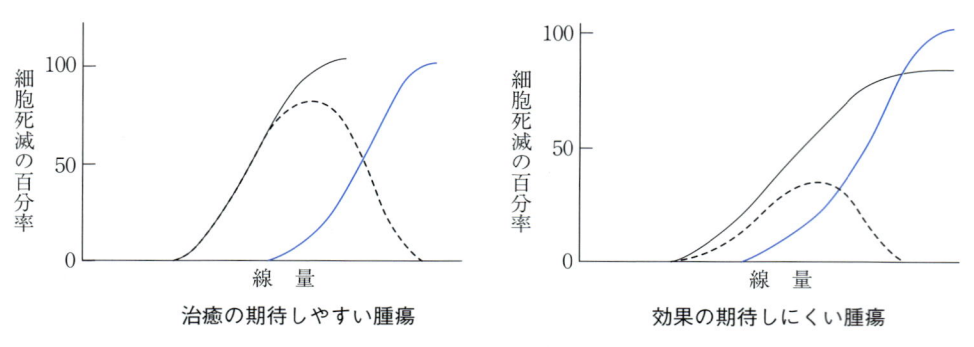

$$治療可能比（\text{therapeutic ratio}：\text{TR}） = \frac{正常組織耐容線量}{腫瘍致死線量}$$

図III-4.1 放射線による癌治療と正常組織の障害
―――：癌細胞の破壊 　―――：正常細胞の破壊　―――：全く障害なく治癒する割合

TR が 1 以上にならないと通常の放射線治療はできない。
TR＞1：セミノーマ，悪性リンパ腫（腫瘍が高感受性のためにこうなる）
TR＜1：骨肉腫，線維肉腫，悪性黒色腫（腫瘍が低感受性のためにこうなる）

2 悪性度

a．臨床的悪性度（進展度）

悪性腫瘍の進展度には WHO の **TNM 分類**があり，最も新しいものは 2002 年に発表されている。

　T（tumor）　　　：原発腫瘍の拡がり
　N（node）　　　：所属リンパ節転移の有無と拡がり
　M（metastasis）：遠隔転移の有無

> CHART 90
>
> 【stage 分類 TNM】
>   T＝原発巣（tumor）
>   N＝リンパ節（node）
>   M＝遠隔転移（metastasis）

3 全身状態，年齢

乳幼児の骨・筋の放射線感受性は成人に比べて高い。
高齢者や全身状態の悪い患者では，患者の放射線耐容が低く，根治治療となりにくい。

4 腫瘍の放射線感受性

a．高度放射線感受性腫瘍

①外科手術より周囲組織への侵襲が少ないので原発巣も放射線根治照射を行う腫瘍
　・松果体腫瘍，髄芽腫
②照射が行われるが，化学療法併用でさらに成績が良くなる腫瘍
　・悪性リンパ腫
③放射線高感受性だが，化学療法の進歩で徐々に照射しなくなってきている腫瘍
　・精上皮腫，ディスゲルミノーマ（卵巣未分化胚細胞腫），網膜芽細胞腫，Wilms 腫瘍，神経芽腫

> CHART 91
>
> 【高感受性の 3-2-3 腫瘍】
>
> | ［泌尿生殖系］ | ［小児系］ | ［神経系］ |
> |---|---|---|
> | 精上皮腫 | Wilms 腫瘍 | 髄芽腫 |
> | 卵巣未分化胚細胞腫 | 神経芽腫 | 松果体腫瘍 |
> | Wilms 腫瘍 | | 網膜芽細胞腫 |
> | | | （または脳室上衣腫） |

b．中等度放射線感受性腫瘍

①周囲に十分な健常組織があるか，治療しやすい部位にあるため放射線で治療成績が良いもの
　・口腔癌（舌癌など），喉頭癌，皮膚癌，子宮癌
②腺癌であるが放射線感受性も中等度で治療しやすい部位にあるため，放射線でも治りやすい腫瘍
　・乳癌，前立腺癌
③進行して発見されることが多いか，治療しにくい部位にあるためいずれの治療法でも治療成績が悪いもの
　・肺癌，食道癌
④上記疾患の骨転移では除痛のため照射が行われる。

c．低度放射線感受性腫瘍
①あまり根治治療が行われないもの。
・消化器癌（胃癌，大腸癌，肝癌，膵癌），骨肉腫，線維肉腫，メラノーマ（悪性黒色腫）
②上記の疾患の骨転移では除痛のため照射が行われる。

d．再発癌
根治的放射線治療後の局所再発癌は，①前治療の放射線による局所の血流障害，②放射線抵抗性の細胞の増加，③周囲組織の耐容の低下などによって治療率は低下する。

5 腫瘍致死線量

放射線による腫瘍致死線量は悪性リンパ腫，扁平上皮癌，腺癌などの著明なものを中心に覚えてから，その前後を覚えるとよい。なお，同一組織でも未分化なものの方が高分化なものより感受性が高い。未分化癌は扁平上皮癌よりやや感受性が低い。

```
セミノーマ，Wilms腫瘍————20～30 Gy/2～3週
悪性リンパ腫，神経芽腫————30～45 Gy/3～4週
髄芽腫————————————35～40 Gy/5～7週
扁平上皮癌————————————60～70 Gy/6～7週
腺　癌——————————————60～80 Gy/6～8週
黒色腫，骨肉腫——————————80～100 Gy/8～10週
```

6 放射線根治照射の適応

1) 機能温存の点から根治照射が行われる疾患
   早期喉頭癌，早期舌癌，子宮癌，前立腺癌
2) 形態温存の点から根治照射が行われる疾患
   ①照射のみにて治療される疾患：上咽頭癌，皮膚癌
   ②手術と併用して根治照射が行われる疾患：乳癌，上顎癌
3) 放射線感受性が高いため根治放射線治療が行われる疾患
   悪性リンパ腫，松果体腫瘍
4) 外科治療より体に対する侵襲が少ない
   高齢者や心肺機能不全患者，腎透析患者でも放射線根治治療は可能なことが多い。
   口腔癌，子宮癌，前立腺癌，食道癌など。

| CHART 92

【3 大放射線根治扁平上皮癌】
　口腔癌（舌癌など）
　喉頭癌
　子宮癌

5 腫瘍組織型と放射線感受性

発生部位の近い腫瘍でも組織型により放射線感受性が異なる。

a．脳
松果体部腫瘍＞髄芽腫＞脳リンパ腫＞膠芽腫，下垂体腺腫，血管芽腫，髄膜腫＞星細胞腫，乏突起神経膠腫，脳室上衣腫，頭蓋咽頭腫

b．目
網膜芽細胞腫＞＞＞悪性黒色腫

c．上咽頭，扁桃
非 Hodgkin リンパ腫＞扁平上皮癌

d．口腔
悪性リンパ腫＞扁平上皮癌＞腺様嚢胞癌，粘液表皮癌

e．肺
小細胞未分化癌＞扁平上皮癌＞腺癌

f．子宮
扁平上皮癌（子宮頸癌）＞腺癌（子宮体部癌）

g．精巣
精上皮腫＞胎児性癌＞悪性奇形腫・絨毛上皮腫

h．卵巣
未分化胚細胞腫（ディスゲルミノーマ）＞胎児性癌，絨毛上皮腫，肉腫

i．前立腺
腺癌＞肉腫

j．小児腹部
Wilms 腫瘍＞神経芽腫＞胎児性横紋筋肉腫

6 併用療法

　悪性腫瘍の放射線治療の3原則は，①治癒率，②機能保存，③形態保存（美容）であるが，これらすべての治療成績の向上のためにしばしば併用療法が行われる．

手　術

1 術前照射

　手術が主となる治療．腫瘍を小さくし，手術しやすくするための照射である．扁平上皮癌では30 Gy～40 Gy照射し，2～3週間待って手術する．
・食道癌，進展口腔癌，下咽頭癌，直腸癌

2 術中照射（開創照射）

　根治切除不能であり，また外部照射では治療が不十分である腫瘍や腫瘍床へ，開腹して電子線の1回大量照射を行う．手術によって腸管などをよけて患部のみを照射する（図III-6.1）．
・前立腺癌，膵癌，胃癌，膀胱癌

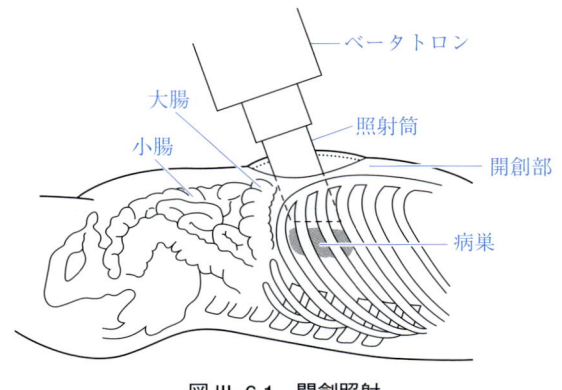

図III-6.1　開創照射

3 術後照射

原発巣手術後，ミクロレベルの腫瘍残存や所属リンパ節への予防照射をする。
・肺癌，食道癌，子宮癌，乳癌，脳腫瘍

化学療法

1 放射線増感剤

BUdR，ミソニダゾールが開発されたが，効果については不明で，臨床使用は行われていない。

2 抗癌薬同時併用

放射線と薬剤の併用による効果にはいくつかのパターンがある。
- 相加外用（1＋1＝2）：アルキル化薬（エンドキサンなど），アクチノマイシン D
- 相乗作用（1＋1＞2）：メトトレキセート，5-FU，ブレオマイシン，CDDP
- 増感作用（それ自体に抗癌作用はないが放射線の効果を高める）：BUdR

代表的な同時併用療法
①5-FU：上顎癌の三者併用療法
　　　　手術＋放射線＋5-FU 持続動注
②ブレオマイシン，シスプラチン，タキソテール：頭頸部癌，食道癌

3 抗癌薬異時併用

化学療法の前または後に照射する。
・悪性リンパ腫：併用により治療成績の著しい向上をみる（非 Hodgkin 病）。
・白血病：小児急性白血病で化学療法による寛解導入後，全脳へ予防照射を行う。
・骨髄移植：白血病や再生不良性貧血のときエンドキサン大量投与療法の前や後に全身照射を行い，recipient（受血者）幹細胞（stem cell）を根絶してから donor（供血者）の末梢血幹細胞や骨髄液を輸血する。

温熱療法

癌は温度が上昇すると細胞や組織の破壊を起こす。温度は 43℃前後（42～45℃）から上がよく，熱の腫瘍に対する効果は放射線と併用すると一層増強される。

1 温熱の生物学的効果

温熱は放射線や抗癌薬と異なり発癌性がなく，放射線や抗癌薬の効果を増強させる。
熱は細胞周期ではS期に効果が大きい。また分裂の早い細胞，低酸素細胞に効果が大きい。
放射線の併用では熱と照射の組み合わせによってSLD回復，PLD回復を抑制する。

7 放射線治療法の選択

1 電子線治療

電子線
- 表在治療となり，深部へ障害を起こさない。
- エネルギー値（MeV）の 1/2 値に cm を付けたものが最大飛程，MeV の 1/3 値が 80%線量域である（図 III-7.1）。
- 皮膚癌や頸部リンパ節転移に直接電子線の照射筒を当てて治療を行う。
- 進行胃癌や膵癌，前立腺癌などでは開創して直接電子線を照射する（術中照射）。
- 口腔癌では口腔内へ照射筒を入れて直接腫瘍を治療する（腔内照射）。

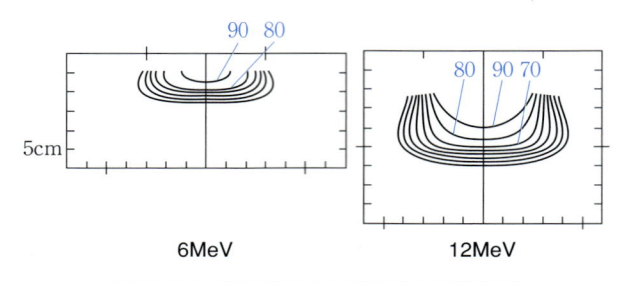

図 III-7.1　電子線の中心深部率と等量曲線

CHART 93

【電子線の 1/2・1/3 ルール】
　　最大飛程：エネルギーの 1/2 値
　　80%線量域：エネルギーの 1/3 値

2 外照射治療 （超高圧 X 線，コバルト γ 線）

a．固定照射

▶wedge filter（楔フィルター）

直交 2 門で wedge filter（鉛製）使用の照射

　　wedge filter は一端が厚く，他端が薄い構造の鉛板で，曲面部の線量分布をよくするために使われる。上顎癌，喉頭癌，乳癌が適応となる。（図 III-7.2）。

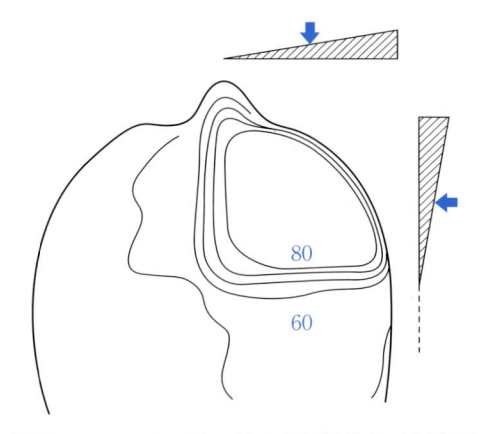

図 III-7.2　wedge filter による線量分布（上顎癌）

CHART 94
【上顎癌の治療法トリオ】 　①三者併用（手術＋放射線＋動注化学療法） 　②wedge filter 　③腔内照射

▶接線照射

　乳癌温存治療では，肺や心臓の障害を避けるため側方から接線照射を行う（図 III-7.3）。

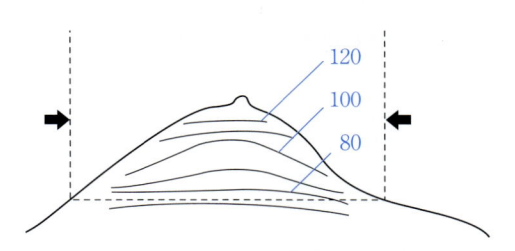

図 III-7.3　乳腺の接線照射による線量分布

▶マントル・逆 Y 照射

　Hodgkin 病は非 Hodgkin 病と異なりリンパ節を順次に系統的に進展するので，横隔膜より上はマントル照射野（外套照射野），下部は逆 Y 照射野で根治治療できる（図 III-7.4）。

　ただし化学療法で極めて成績が良いため，最近ではマントル＋逆 Y 照射まで行うことは少なくなってきた。

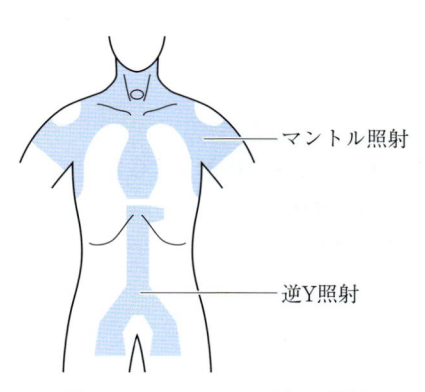

図 III-7.4　マントル・逆 Y 照射

b．運動照射
▶回転照射
　体の中心部にある病変では全線量を回転照射で投与すると円筒形の等線量分布が得られる。病巣を中心として線束を体軸方向と直角に360°回転させる。(図III-7.5)。

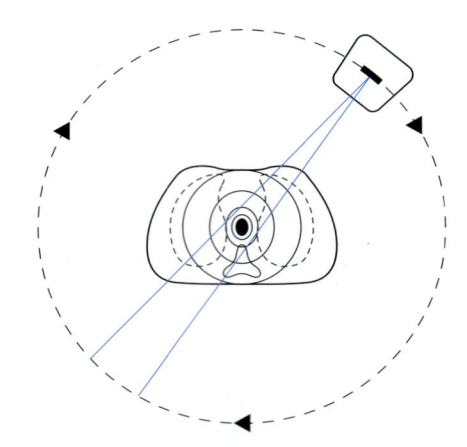

図III-7.5　食道癌の回転照射

▶原体照射
　回転照射をより進歩させたもので，照射野を1cmおきくらいに分割し，回転角に応じてたくさんの絞りで変化させ，より腫瘍の形に合わせた線量分布図（図III-7.6）を作る。

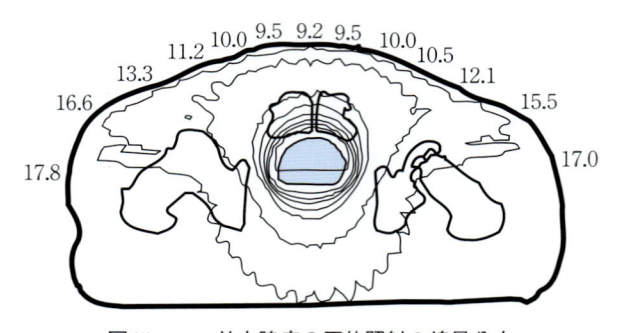

図III-7.6　前立腺癌の原体照射の線量分布

▶ラジオサージャリ照射（定位放射線治療）
　ビームを絞り，回転により病巣を中心とする数本の照射アークで治療するエックス・ナイフ（図III-7.7）と ^{60}Co ガンマ線で行うガンマ・ナイフがある。

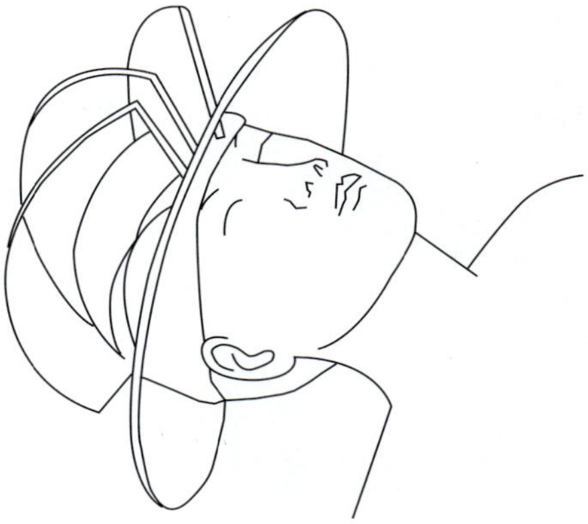

図 III-7.7　ラジオサージャリ照射法
ガントリの回転と寝台の水平回転の組合わせで，病巣を中心とする数本の照射アークが作成される

> **CHART 95**
>
> **Hodgkin さんは　マントル　Y 好き**
> 　　（別にエッチではないのだ）
> 　マントル＝外套照射野
> 　逆 Y＝腹部リンパ節照射野

③ 小線源治療

a．組織内照射

^{125}I シード，^{198}Au グレイン，^{192}Ir 針，^{137}Cs 針などを病巣の局所に刺入することにより，前立腺癌や舌癌などを機能欠損なく治療できる（図 III-7.8）。

b．モールド治療

上顎や下顎の型を歯科用の材料でとり，密着型の義歯類似物を作り，それに放射線源を埋め込み，上顎や下顎に装着し口腔癌を治療する。

Ⅲ　放射線治療

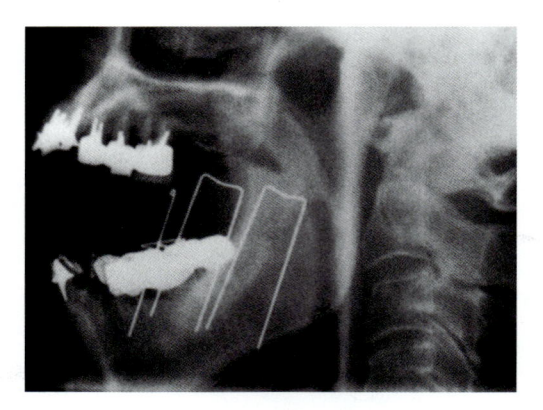

図Ⅲ-7.8　舌癌の^{192}Ir 小線源治療

c．腔内照射

　子宮癌では，子宮腔内と腟円蓋に小線源を置いて治療するManchester 法（図Ⅲ-7.9）と Stockholm 法などがある。オボイドとタンデムの中に^{60}Coや^{137}Csの線源を入れて治療する方法である。

　気管支癌（図Ⅲ-7.10），胆道癌でも口から食道へ入れたチューブを通して病巣の部位に^{192}Ir 線源や^{137}Cs 管を入れて気管，胆道の腔内から照射が行われる。

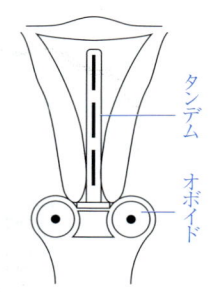

図Ⅲ-7.9　Manchester 法
子宮腔内のタンデムと腟円蓋のオボイドの中に Ra 線を入れる

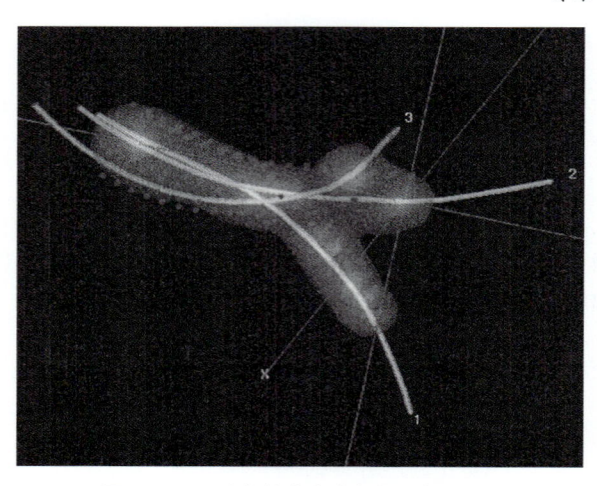

図Ⅲ-7.10　左気管支癌腔内照射線量分布

CHART 96

子宮腔内はマンチェスター＆ストックホルム
　マンチェスター＆リバプールではないのです

腔内照射は現在 2 種類ある。

・アフターローディング（後挿法）

　直接線源を入れると術者の被曝が多いので，まず病巣部に誘導管を入れておき，模擬線源を入れて位置を確認してから本線源を入れる方法。治療時間は 20 時間前後かかるため最近は少なくなった。

・リモートアフターローディング（遠隔後挿法）

　アフターローディングの操作を遠隔化し，さらに術者の被曝を少なくした装置。普通の後挿法より線量率の高い^{192}I 線源や^{60}Co 線源を利用し，1 回照射時間が数分〜十数分と短い。

4　RI 内用治療

・^{131}I 治療

甲状腺癌の肺や骨転移の治療に^{131}I を 3.7×10^9〜7.4×10^9Bq 内服する。

・^{89}Sr 治療

^{89}SrCl を静注すると骨に選択的に集積する。骨転移の治療に使用が期待されている。

5　除痛治療（ペインコントロール）

　肺癌，乳癌，消化器癌は，しばしば骨転移を起こしたり腫瘤をつくり，疼痛が強くなることがある。このため除痛として放射線治療が行われることがよくある。80〜90%の治療例で除痛ないしは疼痛減少の効果がみられる。姑息治療であるが効果は永続性である。

8 放射線治療と合併症

全身的副作用

1 早期障害

照射直後から数十日までの間に発現するものである。

a．放射線宿酔（二日酔い症状）
上腹部照射の際に多く，照射後数時間で食思不振，嘔吐が発生する。全身倦怠感は 1～2 日続くことがある。

b．造血期障害
白血球減少が早期障害として著明で，リンパ球が顆粒球より早く減少する。
血小板減少や貧血は広い照射野による放射線治療の場合以外で造血期障害が出ることは少ない。

2 晩期性障害

早期障害から回復後，十年～数十年して発現するものである。癌や白血病の発生，寿命短縮などがあるが通常の治療では少ない。

局所性障害

1 早期障害

a．脳・脊髄
治療開始初期に急性脳浮腫をみることがある。予防にはデカドロンを投与する。

b．目
放射線結膜炎．

c．口腔，食道
口内炎や食道炎を起こす。

d．皮　膚
脱毛→紅斑→水疱→潰瘍の順に起きてくる。照射部のみに起きる。

e．肺
分割照射 30 Gy 前後で放射線肺炎を起こす。

f．腹　部
小腸＞食道＞大腸＞胃　の順に感受性が高い。このため小腸の照射野が大きいと下痢を起こしやすくなる。急性の放射線腸炎では一過性であり，下痢が主体となり水分や電解質の喪失が起きる。

> **CHART 97**
> 消化管の放射線感受性は小同大異
> 　感受性は高い方から，小腸，食道，大腸，胃の順

g．生殖腺
分割照射では 20 Gy 前後で生殖能力をなくす（乳癌のホルモン治療としての永久去勢）。1 回照射で永久去勢するのは男女ともに 2.6～6 Gy である。

2 晩期性局所性障害

a．脳壊死，放射線脊髄炎
脳の leucoencephalopathy（白質脳症：脳の脱髄）はメトトレキセート（MTX）の髄注と併用して全脳照射をすると起きやすい（小児白血病）。

放射線脊髄炎（radiation myelopathy）は 45～50 Gy 脊髄へ照射後 3 か月～数年で起きる。脳障害より低線量で起き，下半身麻痺となる。

b．目
分割照射では計 8 Gy 以上の線量で照射後数か月で白内障を生ずる。白内障は，照射のとき可能な限り，目をブロックすると予防できる。50 Gy 以上では網膜症や視神系障害を起こす。

c．口腔，皮膚
晩期障害の放射線潰瘍は保存的治療では治癒困難であり，形成手術などが必要となる。
唾液腺障害による口腔乾燥症は患者の QOL に大切。

d．骨，軟骨
口腔癌の治療の時の放射線骨壊死は抜歯窩の感染に気をつけると予防しやすい。

e．肺
放射線肺線維症は 40 Gy 以上の照射で放射線肺炎後数か月して照射部位に発生する。

f．耳

上顎癌や上咽頭癌治療の時，照射野に中耳が入ると非感染性の難治性中耳炎を起こすので可能な限り中耳をブロックする。

g．浮　腫

乳癌や子宮癌術後に放射線治療をすると上肢や下肢の循環障害によるリンパ浮腫を起こしやすい。難治性である。

h．甲状腺

放射線による全頸部照射では甲状腺の機能障害を起こし，TSH の上昇，甲状腺ホルモンの低下，甲状腺機能低下症になってゆく。甲状腺癌の発生頻度が増す。

i．骨

放射線骨髄炎から骨折に発展することがある（下顎骨髄炎など）。

j．腸　管

晩期障害としての腸炎は照射後数か月から数年を経て発現する障害で，腸管を栄養する微小な血管が障害され，出血を伴うびらん，潰瘍を形成し，強度となると瘻孔や狭窄を起こす。

9 放射線治療各論

1 脳腫瘍

a. 種類
脳腫瘍（brain tumor）は組織型から大きく2つに分けられる。
- 神経膠腫系：多形神経膠芽腫，髄芽細胞腫，星細胞腫，乏突起膠腫，脳室上衣腫
- その他：髄膜腫，神経鞘腫，脳下垂体腺腫，頭蓋咽頭腫，ゲルミノーマ，悪性リンパ腫

b. 全中枢神経照射（全脳照射＋全脊髄照射）
放射線感受性が高く，髄液を介し広がりやすい腫瘍に対して行う。
- 髄芽細胞腫
- 松果体ゲルミノーマ
- 脳室上衣腫（ependymoma：小児は第4脳室に，大人は側脳室にできる）

最近はメトトレキセートの髄注が行われるようになって全脊髄照射は減っている。

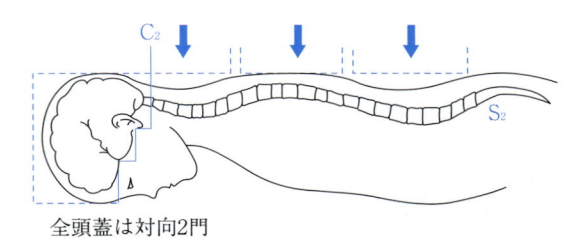

図III-9.1 全脳・全脊髄照射

全頭蓋は対向2門

CHART 98

脳髄しぼって待つ照射
- 脳………脳室上衣腫
- 髄………髄芽細胞腫
- 待つ……松果体ゲルミノーマ

全中枢神経照射は脳と脊髄の両者に照射する
これらはまた放射線感受性の高い脳腫瘍のトリオである

---

c. 全脳照射
広く浸潤したり，多発性のもの，髄液を介して広まりやすいものに対して行う。
- 髄芽細胞腫，松果体ゲルミノーマ，脳室上衣腫などの限局型
- 多形神経膠芽腫
- 多発性転移性脳腫瘍（転移性脳腫瘍のうち原発巣の頻度は肺癌，乳癌，胃癌の順である）

最近では多形神経膠芽腫や脳転移でもなるべく腫瘍床のみに照射してQOLの改善を図るようになっており，また，松果体ゲルミノーマなどでも化学療法との併用で照射時の線量を抑えるようになっている。

d．術後照射

下垂体腫瘍は放射線感受性があり，経鼻経篩骨洞腫瘍摘出手術ないしは開頭腫瘍摘出手術後に術後照射を行うことがある。下垂体腫瘍や頭蓋咽頭腫では回転照射または多門照射を行う。

橋や中脳の腫瘍は脳室シャントや減圧手術を行ってから照射することが多い。

e．定位脳放射線治療（エックスナイフまたはガンマナイフ）

聴神経腫瘍，動静脈奇形，小さく数の少ない転移性脳腫瘍の治療に利用される。

f．全脳予防照射

小児白血病や小細胞肺癌では脳転移が潜在していても薬剤が血液脳関門のため十分に脳内に入っていかないので，全脳の予防照射を行うことにより治療成績が著しく向上した。

g．中性子捕獲療法

多形膠芽細胞腫に集まったホウ素（B）に原子炉からの中性子（N）を当てて出てくるα線によって治療する方法。

$$^{10}_{5}B（ホウ素）+n（中性子）\rightarrow ^{7}_{3}Li（リチウム）+ ^{4}_{2}He（\alpha線）$$

2　頭頸部腫瘍

悪性リンパ腫などを除くと頭頸部腫瘍（head and neck tumor）の病理組織診断はほとんどが扁平上皮癌であり，放射線感受性は中等度であるが，放射線根治治療が行われるものが多い。

a．上咽頭癌

低分化扁平上皮癌であり，放射線感受性は高い。頭蓋底に進展すると種々の神経症状が発生する（三叉神経と動眼神経が侵されやすく，次いで動眼，滑車神経がやられやすい）。

上頸部リンパ節腫脹（ときに両側）を主訴として発見されることが多い。

原発巣，頸部リンパ節転移とも，放射線治療の適応となる。

b．上顎癌

三者併用療法（手術＋放射線＋動注化学療法）が行われるようになって 5 年生存率が 50% を超えるようになった。

放射線治療では直交 2 門の wedge pair technique を用いる。

喉頭癌と同様にリンパ節転移が少ない（ただし喉頭癌と異なり，発見時ほとんど周囲上顎骨破壊を起こすまで進展していることが多い）。

症状の出やすい前・下方進展型は治りやすい（Öhngren の線より下は治りやすいといわれる）。

照射野に患側の目が入ると数年して白内障を起こすことがある。

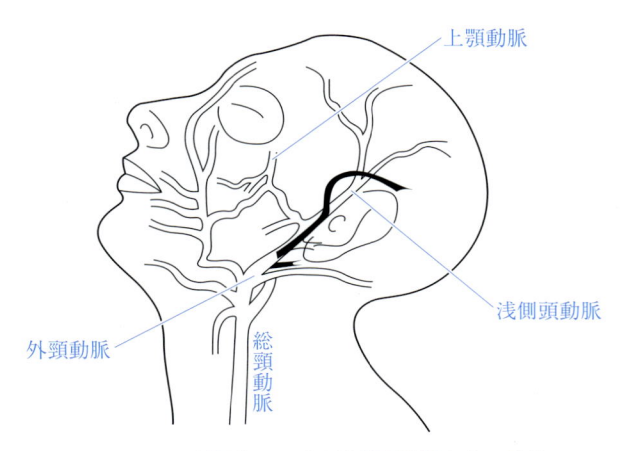

図III-9.2　上顎癌における浅側頭動脈からの動注 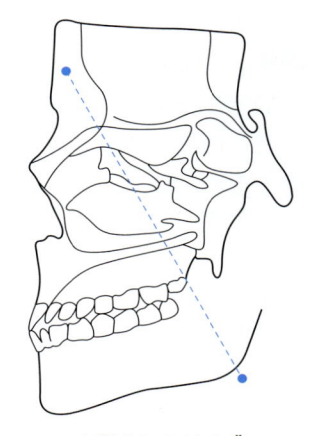　　図III-9.3　上顎癌におけるÖhngrenの線
　　　　　　　　　　　　　　　　　　　　　　　　　　　　　　眼角と下顎角を結ぶ線

CHART 99
お上はかくしたがる 　上咽頭癌＝頸部転移の検索で原発がみつかることが多い 　上　顎　癌＝頸部転移も少なく，原発巣が骨を破壊して初めて発見される 　　　　　　　ことが多い 　ともに原発巣の発見は遅れやすい

c．口腔癌（舌癌・口底癌・頬粘膜癌など），中咽頭癌

口腔癌では舌癌の頻度が最も高く（約50％），また口腔癌の85％は扁平上皮癌である。

機能や形態保存の面から原発巣には放射線治療が行われる。

T_1 は最大径 2 cm までが入り，2 cm 以上 4 cm までが T_2，4 cm 以上が T_3 となる。

放射線治療は組織内照射が中心となる（小線源治療）が原体照射でも治療率が高い。

^{137}Cs 針，^{192}Ir 針，^{198}Au グレイン

転移のない口腔癌の小線源放射線による5年局所治癒率は80％を超える。

リンパ節転移は手術が第一選択となる。

口腔，中咽頭癌では治癒しても，口腔，咽頭，食道などの上部消化管，肺や気道系に10〜20％の重複癌の発生をみる。

d．下咽頭癌

男性喫煙者に多く，発見が遅れたり転移が多く，術前照射の後に手術されることが多い。

下咽頭癌のうち輪状軟骨後部癌は頭頸部癌中，唯一女性の方が発生頻度の高い癌である。

Ⅲ 放射線治療

> **CHART 100**
> 下咽頭　女に多いつつましさ
> 　　下咽頭癌は症状が出にくく発見が遅れやすい
> 　　またこの癌のうち輪状軟骨後部のものは頭頸部の癌のなかで，唯一女性に発
> 　　生頻度の高いものである

e．喉頭癌

ほとんどが男性である。もちろん扁平上皮癌。

声門リンパ流がほとんどなく，リンパ節転移も少ない。

T_1（声門限局型）・T_2（声帯運動性あり）声門癌は機能保存の目的から 60 Gy から 70 Gy の放射線外照射が行われ，再発しても手術可能であり，全体で 90％以上が治る。

T_3（声帯固定型）・T_4喉頭癌やリンパ節転移症例は手術が最初から適応となる。

> **CHART 101**
> 【喉頭癌トライアス】
> 　①ほとんど男
> 　②早期（T_1, T_2）はまずリンパ節転移がない
> 　③放射線が第一選択でよく治る（T_1, T_2で90％は治る）

③ 乳　癌

乳癌（breast cancer）は，日本では女性で１位の罹患率（1999 年）となり，好発年齢も 40～50 歳と若い。90％が無痛性腫瘤で発見され，約半数が C 領域（上部外側 1/4）である。異時性両側乳癌も 7～8％発生する。病理では浸潤性乳管癌が約 80％を占める。

▶乳房温存療法

　原発巣は腫瘍のみの摘出切除後，残っている乳腺に接線照射を行うと形態を保存したままで治療でき，治療成績は手術と同様であるために日本でも温存治療が半数に近づきつつある。残存乳房を接線対向２門照射で全線量で 50 Gy まで照射する。照射しない場合の再発率は 20％前後である。照射部位の汗腺と乳腺は機能を失う。

▶根治手術後の照射部位

　鎖骨上窩，腋窩，傍胸骨リンパ節に照射する。

▶放射線去勢

　ホルモン依存性乳癌では女性ホルモンの分泌を抑えるため，卵巣に 20 Gy 前後照射し去勢すること。

> **CHART 102**
> 【乳房温存治療後の放射線治療】
> 　①形態保存　②治療成績は手術と変わらず　③線量は 50 Gy まで

4 食道癌

食道癌（esophageal carcinoma）は 50 歳以上の男性に好発し，男女比が 4：1 である．内視鏡検診の普及で早期癌（m 癌）が増えている．

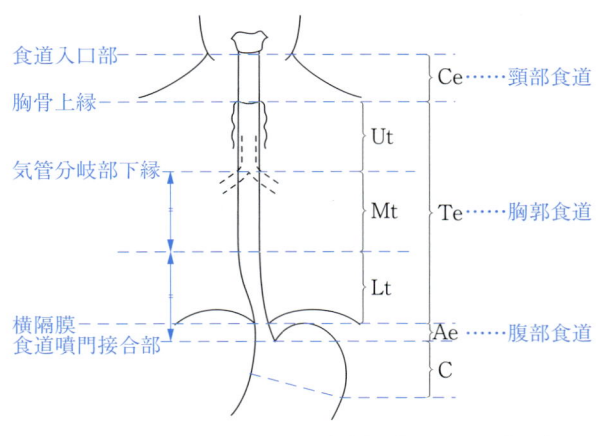

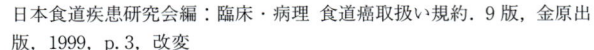

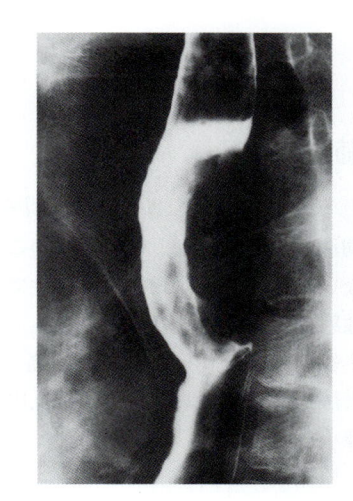

図 III-9.4　食道癌占居部位の分類

▶術後照射
　中部食道（Mt）原発食道癌の術後照射は原発部から鎖骨上窩まで含めて T 字照射を行う．
▶根治照射
　中部食道（Mt）に最も多発し，この部位の食道癌はしばしば根治治療が行われる．
　根治治療では 40〜50 Gy 外照射後，20〜30 Gy の回転照射や多門照射が行われる．^{137}Cs 管や ^{192}Ir 線源をアフターローディングで食道の病巣部まで降ろし，腔内照射法で追加照射を行う．
　早期食道癌（m 癌）では EMR（内視鏡的粘膜切除術）が行われ，その後に放射線治療が行われることがある．

5 胃・胆道・膵癌 (gastric cancer・biliary tract carcinoma・carcinoma of the pancreas)

日本では胃癌は漸減しており，全癌死中 41%（1970 年）から 16%（2004 年）となっている．
　腺癌で感受性が低いこと，周囲に放射線感受性の高い臓器があることなどのため，放射線治療は普通行われない．
　切除不能例に開腹手術中に電子線で 30 Gy 前後を 1 回で照射する治療が行われることがある（開創照射，図 III-9.5）．

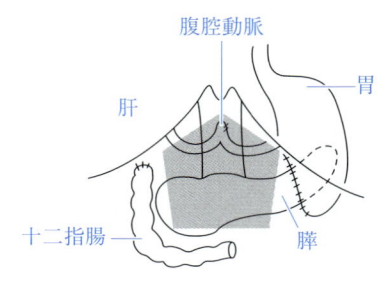

図 III-9.5　胃癌術中照射

6　肺　癌

罹患率（1999年）では男性では胃癌に次いで，女性でも乳癌，胃癌，結腸癌，子宮癌の次に多い。
　早期例が少ないこと，転移が多いこと，肺の耐容線量が低いことから手術や放射線による根治が期待できないことが多く，死亡率は男性で1位，女性では胃癌に次いで2位である（2004年）。

▶放射線感受性
　小細胞性未分化癌＞扁平上皮癌＞腺癌（女性に多い）
▶喫煙を原因とする肺癌は扁平上皮癌が多い（扁平上皮癌は男性に多い）。
▶非小細胞癌
　・原発巣＋肺門＋縦隔を照射する。
　・40 Gy 照射後，原発巣とリンパ節に 20～30 Gy 照射する。
　・脊髄は 45 Gy 照射後外す。
▶小細胞性未分化癌
　発見時には肺門リンパ節が腫れているなど転移が多いため，化学療法との併用が行われる。
　脳転移が多いので予防的全脳照射 30 Gy が行われることもある。
▶気管支内癌では外照射と ^{192}Ir 腔内照射にて予後が良い。
▶上大静脈症候群（肺癌による上大静脈の圧迫），無気肺（肺癌による気道の閉塞），Pancoast 腫瘍（肺尖腫瘍の腕神経叢への浸潤），気道狭窄は対症的放射線治療により劇的な効果をみることがある。ただしこれらは根治治療ではなく姑息治療である。
▶放射線治療の後障害には，放射線肺炎（20～25 Gy）肺線維症，放射線心外膜炎，食道炎，放射線脊髄症（45～50 Gy 以上）などがある。

7　子宮癌 (uterus carcinoma)

女性の癌では 1970 年代までは胃癌に次いで多かったが，最近（1999年）は 4 位の罹患率となっている。
治癒率が高いため死亡率では 8 位となっている（2004年）。

a．子宮頸癌

・経産婦に多い癌で放射線治療がよく行われる。
・早期では手術でも放射線治療でも 5 年生存率はほぼ等しいが（I 期：80～90％，II 期：60～

70％），進展例（Ⅲ期：50％，Ⅳ期：10〜30％）ではむしろ放射線治療の方が良い。90％が扁平上皮癌，残りが腺癌である。

表 III-9.1　子宮腟癌の stage

期別	症　例	浸　潤	期別	症　例	浸　潤
0 期		組織学的に上皮内癌			
Ⅰa 期		組織学的に微小浸潤癌	Ⅰb 期		子宮頸部に限局
Ⅱa 期		腟壁（上2/3）に浸潤	Ⅱb 期		子宮傍組織に浸潤
Ⅲa 期		腟壁（下1/3）まで浸潤	Ⅲb 期		骨盤壁まで浸潤，水腎症か無機能腎
Ⅳa 期		膀胱直腸の粘膜に浸潤	Ⅳb 期		遠隔転移

Ⅰ，Ⅳ期のa, bは進展度から分かれている。
Ⅱ，Ⅲ期のa, bは進展方向を表わす（a：腟壁方向，b：骨盤方向）。

▶治　療

　外照射（全骨盤照射で4〜5週間に50 Gy 照射する）と腔内照射（アフターローディングで3〜5回，total で 30〜45 Gy 照射する）を組み合わせる。

　外照射では骨盤内1次・2次所属リンパ節を含む（図 III-9.6）。

⎰1次：基靱帯（傍子宮），内外腸骨，閉鎖孔リンパ節
⎱2次：仙骨，総腸骨，大動脈リンパ節

III　放射線治療

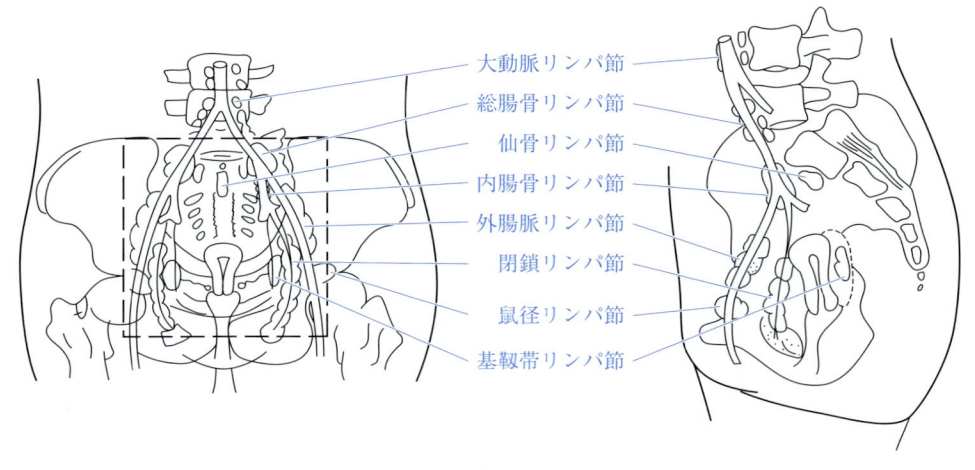

図III-9.6　子宮癌所属リンパ節の位置

| CHART 103 |

【子宮頸癌所属リンパ節】
　きちんと　内　　外　を閉め　そうじをせんとしよお
　（基靱）（内）（外）（閉）　（総）　（仙）　　（大）
　1次：基靱帯，内腸骨，外腸骨，閉鎖孔リンパ節
　2次：総腸骨，仙骨そして大動脈リンパ節

▶腔内照射
　①線量計算（図III-9.7）
　　A点：原発巣および直腸，膀胱の線量（total 70 Gy まで）
　　B点：骨盤壁浸潤，リンパ節転移への線量（total 50 Gy まで）

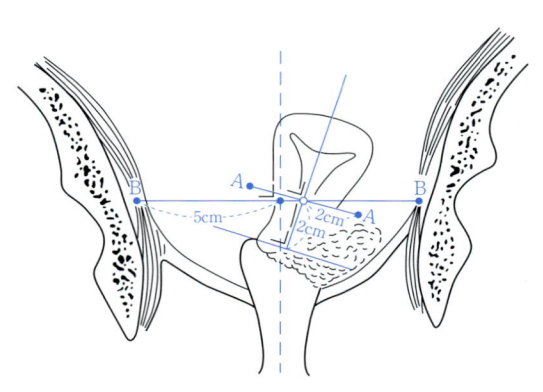

図III-9.7　腔内照射におけるA点とB点

310

②治療成績

外照射と腔内照射の併用で5年で0期98％，Ⅰ期90％，Ⅱ期73％，Ⅲ期42％，Ⅳ期18％となっている。

b．子宮体癌

最近増加しており（子宮癌の10〜20％），ほとんど腺癌なので手術優先である。
術後照射，根治照射はほぼ子宮頸癌と同様な治療が行われる。

c．子宮癌放射線腔内照射治療の利点，障害

①利点
・治療医による成績の差が少ない。
・治療しやすい部位にあるため，手術と異なり周辺臓器の障害を起こさないで治療しやすい。治療可能比が高い。

②障害
周囲の障害が少ないといっても膀胱障害（出血），直腸障害（出血や狭窄）が起きやすい。

CHART 104

【子宮腔内照射のA点B点】
　A点：原発＆直腸，膀胱
　B点：骨盤壁＆リンパ節転移

8 精巣（睾丸）腫瘍 (testicular tumor)

精上皮腫

高位除精巣手術後，所属リンパ節に照射する（傍大動脈まで広くかけ，線量は予防照射では25 Gy，転移例でも40 Gyで十分）。抗癌薬のCDDP（シスプラチン）の開発後，化学療法が盛んとなり，照射件数は減っている。

患側腎門リンパ節が1次リンパ節になっていることに注意する。また腎門リンパ節まで転移があると，その次の転移部位である鎖骨上窩まで照射する。

5年95％以上の成績が得られる。

CHART 105

【精上皮腫トライアス】
　①25 Gyで十分
　②腎門（傍大動脈）まで十分に
　③術後の照射である

9 前立腺癌

欧米では肺癌に次いで男性に多い腫瘍で，日本でも高齢化とともに増加している（平均年齢70歳代）。PSA検査の普及で早期発見例が多くなり，またホルモン療法では長期効果が不明であるため，手術か放射線治療が主流となってきた。外部照射，組織内照射ともに手術成績と差がない。Gleason scoreが3+4以下だと，^{125}Iシードによる低線量率小線源治療が行われる。^{125}Iシードは線量率が低いため，刺入による144 Gyが外照射の75 Gy相当とされている。

▶根治照射
・外照射
原体照射で局所に70〜80 Gy（7〜8週）照射する。
・小線源治療
^{125}Iシードでは低線量率照射（図III-9.8）を行い，^{192}Ir-RALSでは高線量率組織内照射を行う。

▶術後照射
リンパ節転移例，術後残存例に行う。

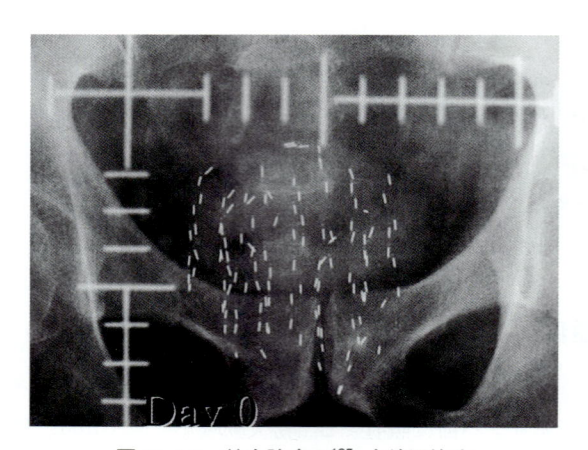

図III-9.8　前立腺癌の^{125}I小線源治療

10 悪性リンパ腫 (malignant lymphoma)

Hodgkin病と非Hodgkinリンパ腫からなる。
日本ではHodgkin病は少ない（全悪性リンパ腫の10〜20%）。

a．Hodgkin病

現在ではHodgkin病の多くはB細胞性リンパ腫であると考えられている。Waldeyer輪にくることは稀でリンパ節主体である。
進展が定型的で必ず近接するリンパ節を経由して進展するので，放射線治療ではマントル照射や逆Y照射が行われてきた。

アン・アーバーの病期分類が決まっている。
　Ⅰ期：1つのリンパ節領域
　Ⅱ期：横隔膜の上下いずれか一方における2つ以上のリンパ節領域
　Ⅲ期：横隔膜の上下両側のリンパ節領域
　Ⅳ期：関連リンパ節領域侵襲の有無にかかわらず，1つ以上のリンパ節外臓器または部位のびまん性浸潤
以上の各病期を全身症状のないもの（A）とあるもの（B）に区分する。
全身症状：①初診前6か月間に原因不明の10％以上の体重減少
　　　　　②38℃以上の原因不明の発熱
　　　　　③盗汗
化学療法：シクロホスファミド（エンドキサン®），ビンクリスチン（オンコビン®），プロカルバジン（ナツラン®），プレドニゾロンを組み合わせたCOPP療法が代表的である。最近は不妊と急性白血病に考慮したABVD（adriamycin＋bleomycin＋vinblastin＋DTTC）療法が普及してきた。現在ではⅢ・Ⅳ期は化学療法が主流，Ⅰ・Ⅱ期でも化学療法を放射線治療と併用させることが少なくない。

CHART 106

【Hodgkin病トライアス】
①日本には少ない（悪性リンパ腫の10〜20％）
②Waldeyerにはないのだ
③マントル照射

b．非Hodgkinリンパ腫

日本ではWaldeyer輪原発のものが多く，この部位初発のものはリンパ節初発のものより治りやすい。進展が非定型的にスキップしやすく，連続性には進展しにくいのでマントル照射はしない。

病理分類はかつてRappaport分類，LSG分類（日本の分類），WF分類，REAL分類が使われていたが，現在はWHO分類が使われている。

病期分類はアン・アーバーのHodgkin病のものを利用することが多い。Ⅰ，Ⅱ期では，B症状は少ない。

胃や回盲部などの消化管にも多発しやすいMALToma（mucosa associated lymphoid tissue lymphoma）は手術なしで化学療法と放射線で予後が良い。

▶線　量
　40〜50 Gyを治療線量としている。
▶治療方針（一般的なもの）
　stageⅠ：放射線療法±化学療法
　stageⅡ：放射線＋化学療法
　stageⅢ
　stageⅣ ｝化学療法（COPまたはCHOP，BACOP）

化学療法では中等度，高度悪性群（濾胞性大細胞群とびまん性リンパ腫）を中心にCHOP（シクロホスファミド，アドリアマイシン，ビンクリスチン，プレドニゾロン）が行われる。ほかの療法や組

Ⅲ 放射線治療

合せも行われてきたが，初回治療では今でも CHOP を越す成績は得られていない。

▶脳悪性リンパ腫

放射線で一時効果は良いが長期成績が悪く，メトトレキサートとシトシンアラビノシドの大量化

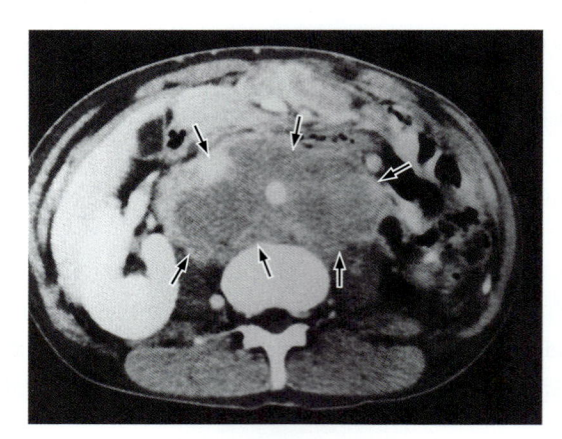

図Ⅲ-9.9 非 Hodgkin リンパ腫
腹部大動脈を囲む巨大腫瘤（↑）を形成した非 Hodgkin リンパ腫（follicular large）

CHART 107

【非 Hodgkin 病トライアス（日本）】
①病理は WHO 分類がある
②B 症状（体重減少・発熱・盗汗）が少ない
③Waldeyer や胃に多い

学療法と放射線治療で良い治療成績が報告されている。
　Hodgkin 病，非 Hodgkin 病では治療率の向上とともにアルキル化剤（シクロホスファミドなど）を誘因とする急性骨髄性白血病が増加していることが問題になりつつある。

11 小児腫瘍

・白血病：予防的全脳照射が行われ，予後は極めて良い。小児白血病や再生不良性貧血の骨髄移植の
　　　　　際には，全リンパ節照射（TNI）や全身照射（TBI）が行われる。
・Wilms 腫瘍：手術＋化学療法（アクチノマイシン D）±放射線
・Ewing 腫瘍：放射線±化学療法（メトトレキサート）
・脳腫瘍：髄芽細胞腫，上衣腫，脳橋腫瘍，松果体腫などがある。

　最近は小児癌の手術や治療技術の進歩による生存患者の増加に伴い，全脳照射児に照射後の学習障害，低身長が，Wilms 腫瘍の患者には低身長がみられるようになった。このため，白血病や Wilms 腫瘍では化学療法が普及し，high risk group を除くと放射線照射は稀になってきている。

Check Test 10

○×をつけよ。

- (1) 泌尿器腫瘍中の放射線高感受性腫瘍としては精上皮腫, 卵巣未分化胚細胞腫, Wilms 腫瘍がある。
- (2) 放射線高感受性の小児神経系腫瘍には網膜芽細胞腫, 髄芽細胞腫, 星細胞腫がある。
- (3) 口腔癌・喉頭癌・子宮癌は放射線で根治可能な扁平上皮癌よりなる腫瘍である。
- (4) 腫瘍の臨床的進展度は WHO の TNM 分類によって行われることが多い。
- (5) 上顎癌は現在は三者併用療法（手術＋放射線＋免疫療法）が広く普及している。
- (6) 小児急性白血病では化学療法と同時に全脳への予防照射を行う。
- (7) 12 MeV 電子線での最大飛程は 4 cm, 80％域は 3 cm である。
- (8) 回転照射は体の中央部にある Mt 部の食道や前立腺癌の治療によい。
- (9) マントル・逆 Y 照射は Hodgkin 病・非 Hodgkin リンパ腫に広く利用される治療法である。
- (10) 子宮のアフターローディングは線量分布をよくするために開発された方法である。
- (11) 外照射は γ 線か X 線, 内照射には β 線が使われる。
- (12) 上咽頭では非 Hodgkin リンパ腫や未分化扁平上皮癌が多く, ともに頸部リンパ節腫脹が初発症状になりやすい。
- (13) 肺の小細胞性未分化癌は放射線感受性が高く, 予後がよい。
- (14) 小腸は消化管中, 最も放射線感受性が高く, 下痢を起こしやすい。
- (15) 全中枢神経照射は髄芽細胞腫, 松果体腫瘍, 脳室上衣腫で行われる。
- (16) 上咽頭癌と喉頭癌はともに頭頸部腫瘍のなかでリンパ節転移の少ないものである。
- (17) 胃癌・膵癌は手術不能の時, 開腹して電子線を照射して効果がみられることがある。
- (18) 子宮頸癌の外照射では大動脈リンパ節も所属リンパ節であるため, L_5 上まで十分に照射する。
- (19) 子宮の腔内照射での A 点は, 原発巣の線量とともに直腸・膀胱の障害線量も表している。
- (20) 日本の非 Hodgkin リンパ腫は B 症状が少なく, Waldeyer 輪に多い。

Ⅲ　放射線治療

Answer

- ◯(1)　<チャート91>参照。いずれも腹部の広汎な術後照射が行われる。
- ×(2)　<チャート91>参照。星細胞腫は小児の小脳に多いが，放射線感受性は低く，星細胞腫→松果体腫瘍とすべきである。
- ◯(3)　<チャート92>参照。ともに現在の放射線治療の根治領域である。
- ◯(4)　<チャート90>参照。WHOのT（原発巣）N（リンパ節）M（遠隔転移）を利用して進展度が決定されるが，TNM分類のまだ決まっていない腫瘍もある（上顎癌など）。
- ×(5)　上顎癌の三者併用療法とは手術"＋放射線＋動注化学療法"である。動注は通常，浅側頭動脈を介して行われる。
- ×(6)　小児白血病での全脳予防照射は化学療法による寛解導入後に行われる。
- ×(7)　1/2・1/3ルールからすれば最大飛程は6cm，80％は4cmである。
- ◯(8)　Mt部位は仰臥位の時に治療台と平行になるので回転照射が可能である。
- ×(9)　Hodgkin病では系統的に進展するからこの方法がよいのだが，非Hodgkinリンパ腫では進展方式が決まっていないのであまり行われない。
- ×(10)　<チャート96>参照。線量分布をよくするための方法はManchester法やStockholm法，日本のTAO法があり，アフターローディング法は術者（医者）の被曝を少なくするために開発された。
- ◯(11)　<チャート86>参照。甲状腺の内照射には^{131}Iより出るβ線が使われる。なお，中性子捕獲療法では中性子ではなく，ホウ素に中性子が当たってできるα線を治療に利用する。
- ◯(12)　上咽頭腫瘍の宿命である。ただし，ともに放射線感受性が高く，放射線は治療法の第一選択に入っている。
- ×(13)　確かに小細胞性未分化癌はほかの癌より放射線感受性が高いのだが，リンパ節や脳（血行）転移などを起こしやすく，扁平上皮癌よりかなり予後は悪い。
- ◯(14)　<チャート97>参照。小腸が照射野に入ると下痢を起こしやすくなり，胃が照射野に入ると宿酔を起こしやすい。
- ◯(15)　<チャート98>参照。いずれも高感受性であり，髄液を介して播種しやすい腫瘍である。
- ×(16)　上咽頭癌は頸部転移の検索で原発巣が発見されることが多い。頭頸部癌で転移の少ないのは上顎癌と喉頭癌である。
- ◯(17)　外照射で効果はなくても開創照射すると効果がみられることがある。
- ◯(18)　<チャート103>参照。子宮頸癌の外照射ではL$_5$までは十分に照射する。
- ◯(19)　<チャート104>参照。
- ◯(20)　<チャート107>参照。日本の非Hodgkinリンパ腫はWaldeyer輪周囲に多いのが1つの特徴である。

IV 障害と管理

1 放射線障害 *319*
2 被曝防護 *325*
3 単位・モニター *327*

1 放射線障害

放射線による急性障害

1 骨髄，血液

骨髄は放射線感受性が最も高い臓器であり，0.5 Sv の全身照射で造血能低下がある。

末梢血中のリンパ球の放射線感受性は骨髄の幹細胞と同程度に高く，照射後間期死をとり，分裂期を待たずに細胞死が起こるため被曝早期から数が減少する。顆粒球は被曝により脾臓などの貯蔵プールより放出されるため一時的に増加する。

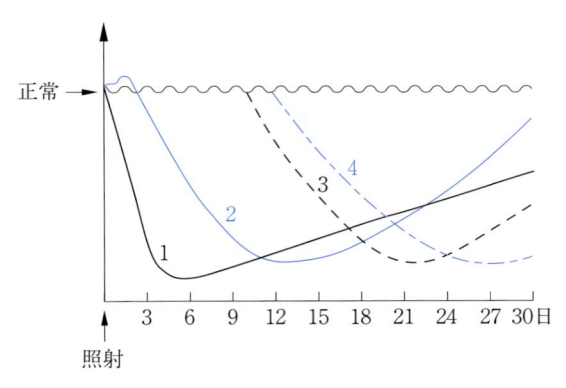

図 IV-1.1　全身大量照射時の末梢血液の細胞数の変化
1：リンパ系　2：顆粒球　3：血小板　4：赤血球

CHART 108

【骨髄の障害での血液の変化】
リンパ球→顆粒球→血小板→赤血球の順である

2 生殖腺

・精巣：1回 3.5～6 Sv で永久去勢となる（一時的不妊はこの 1/30 の線量で起きる）。
・卵巣：1回 2.5～6 Sv で永久去勢となる。

精子や卵子は精母細胞や卵母細胞に比べて放射線感受性がやや低いので，不妊は被曝後しばらくしてから出てくる。

3 皮　膚

- 早期反応

  紅斑は照射後数時間で現れ数日で消える。

- 主反応

  　　4〜5 Gy：一過性脱毛
  　　7 Gy　　：永久脱毛，紅斑
  　　10 Gy〜：水疱，潰瘍

4 全身被曝

- 骨髄死（3〜10 Gy）　　　：ヒトの被曝後 60 日で医療を施さない場合の半数致死量 $LD_{50/60}$ は 3〜5 Gy（ICRP，1990 年勧告）であり，これは骨髄障害による感染や出血が原因となる。適切な医療（輸液，抗生物質，骨髄移植，無菌室管理）で $LD_{50/60}$ 前後の被曝者は救命できる。
- 腸管死（10〜100 Gy）　　：腸上皮障害による水分電解質異常と感染を起こす。1 週間くらいで死亡する。
- 中枢神経死（100 Gy 以上）：けいれんなどで 1 日以内に死亡する。

放射線による慢性障害

1 悪性腫瘍の誘発

- 白血病

  被曝後 2〜3 年から発生し，7〜8 年でピークになり 25 年たつと放射線誘発白血病のうちの大部分が発生し，その後は一般発生率と変わらなくなる。発生率は 1 cGy（1 rad）あたり年間 100 万人に 1〜2 人（一生涯では 100 万分の 20 くらいである）。

  胎児や乳幼児は危険度が大人より大きい（2〜5 倍）。

  骨髄の被曝によって発生する。

- 乳癌

  人間では線量あたりの発生頻度が最も高いのが乳癌，次いで白血病，肺癌である。

  乳癌は女性に発生しやすく，被曝から発症までの潜伏期は約 15 年といわれている。

- 皮膚癌・肺癌・甲状腺癌

  固形癌の発生の潜伏期間は長く，平均 20〜30 年といわれている。

2 成長・分化発達の障害

放射線によって成長や器官分化の障害を起こす（全脳照射によるホルモン障害や脊椎照射による低身長）。

3 白内障

水晶体が最も感受性が高く，1回5Gyの照射で晩発障害としての白内障（cataract）を生じる。

CHART 109

【放射線誘発癌】
　白血病：100万人に1cGy（1rad）で年1人
　乳　癌：乳腺は最も発癌性が高い部位

障害の発生

1 放射線障害の分類

障害を確率的障害と確定的障害の2つに分ける考えが一般的である。

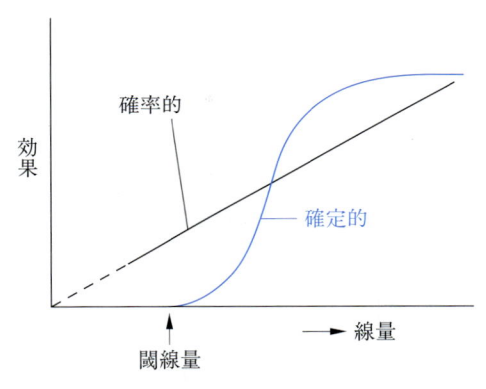

図Ⅳ-1.2　確率的影響と確定的影響

a．確率的影響

線量が低くても発生し，線量増加とともに発生頻度が高くなる。

・発癌
　乳癌・甲状腺癌＞白血病・肺癌＞消化器癌＞骨腫瘍　の順に発生頻度が高い。
・遺伝的影響
　遺伝子突然変異と染色体突然変異がある。
　＜遺伝有意線量＞
　　生殖腺線量×子ども期待数で表す。

b．確定的影響

閾値があり，線量が低いと修復作用のため目に見える影響は起きず，一定線量を超えると障害の頻

Ⅳ 障害と管理

度もひどさも増す。
・白内障，脱毛，放射性皮膚炎，不妊，造血器障害

表 Ⅳ-1.1 確定的影響に関する閾（しきい）線量

臓器/組織	影　響	急性被曝（Sv）	慢性被曝（Sv/年）
精　巣	一時的不妊	0.15	0.4
	永久不妊	3.5	2.0
卵　巣	永久不妊	2.5〜6.0	0.2
水晶体	白内障　低 LET	5.0	0.15
	水晶体混濁	0.5〜2.0	0.1
造血器	機能低下	0.5	>0.4

CHART 110

【放射線障害の発生】
　　確率的（閾値なし）：発癌，遺伝
　　確定的（閾値あり）：白内障，不妊，皮膚炎

2 胎内被曝

確率的および確定的障害の両者よりなる。胎児は大人より放射線感受性が高い。
①着床前期（＜2 週）　　　：胚の死亡，流産
②器官形成期（3〜10 週）：奇形（小頭症・小眼球症），発育遅延
③胎児期（11 週〜）　　　：生殖器障害，小児癌（白血病）

3 妊娠可能女子への 10 日則

妊娠可能性のない月経開始後 10 日以内だけ婦人の放射線検査を行うという法則である。10 日則（ten days rule）は現在法令には記載がなく，ICRP 1990 年勧告では妊娠初期は放射線の影響が少ないとしており，現在は慣習としてのみ生きている。しかし，医師がいつも妊婦に納得できるように説明することは不可能で，この場合は 10 日則を利用するとよい。

CHART 111

妊娠可能女子の 10 日則
　　女の検査てんで　だめ
　　　　　（ten days）
　　月経開始 10 日以内に放射線検査を行うという法則

発癌と遺伝子のリスク

一定の人口集団での単位線量（1 rem＝1 cSv＝0.01 Sv）あたりの発癌や遺伝的影響の発生頻度，確率をリスク係数とよぶ。
遺伝的影響：発癌＝1：3
発癌はどの年齢でも起こるが遺伝的影響は子どもを生む可能性のない年齢の人のリスク係数は0となるのでこうなる。

放射線の遺伝的影響

a．遺伝子突然変異
ヒトの自然発生の遺伝障害はごく小さなものから奇形とはっきりわかるものまで多彩だが，すべてを含めると出生児の10％に認められる。放射線被曝による奇形もそのタイプは変わらず，頻度が増えるのみである。

b．倍加線量
自然に起こる突然変異率を倍にするのに必要な放射線量をいう。
ヒトでは1 Gy（1000 mSvと等価）といわれている。

c．染色体突然変異
染色体の一部または全体の転位や位置の変化などとして目にみえるレベルの放射線の影響。

許容被曝線量（線量限度）

1 線量限度

ICRP（国際放射線防護委員会）の1990年勧告に従って改正され，2001年から発効した障害防止法における職業人の線量限度を示す。
診療によって利益を受ける患者については線量限度の上限はない。

Ⅳ　障害と管理

表 Ⅳ-1.2　放射線業務従事者の線量限度

実効線量限度	
放射線業務従事者	100 mSv/5 年かつ，50 mSv/年
女性の腹部	5 mSv/3 月
妊娠中の女性の内部被曝	1 mSv/出産まで
等価線量限度	
眼の水晶体	150 mSv/年
皮　膚	500 mSv/年
妊娠中の女性の腹部	2 mSv/出産まで

CHART 112

実効線量限度
　　………100 mSv/5 年かつ 50 mSv/年（職業人）
　　………1 mSv/年（一般公衆）
等価線量限度
　　目………150 mSv/年
　　妊娠女子腹部…2 mSv/全妊娠経過
　　皮膚……500 mSv/年

2 被曝防護

1 外部被曝

▶被曝防護の3原則（TSDの原則）

時間（Time）…………なるべく手早く取り扱う。
遮蔽（Shield）………十分な遮蔽物を置く。
距離（Distance）……距離の2乗に反比例して被曝は減る。

CHART 113

【被曝防護の3原則（TSD）】
　時間（Time）
　遮蔽（Shield）
　距離（Distance）

2 内部被曝

①非密封RIが体内に入ったときの被曝をいう。
②予防には侵入経路（経口，経鼻，経皮膚）を断つことが大切である。
　　マスク，手袋，予防着
③有効半減期

体内に入ったRIは同種の元素と全く同じ行動をとって体外へ排泄される（生物学的半減期 T_b）ので，体内の実際の半減期（有効半減期 T_e）はその核種の半減期（物理学的半減期 T_p）より短く，次の式が成り立つ（原発事故で無機ヨードを周辺住民に飲ませ，核反応生成物の ^{131}I が体内にとり込まれても甲状腺に入るのを予防するのはこのため）。

$$\frac{1}{T_e} = \frac{1}{T_b} + \frac{1}{T_p}$$

Ⅳ　障害と管理

| CHART 114 |

【RIの有効半減期】
$$\frac{1}{Te} = \frac{1}{Tb} + \frac{1}{Tp}$$
Te＝有効半減期（effective）
Tb＝生物学的半減期（biological）
Tp＝物理学的半減期（physical）

③ 臓器親和性

RIは各元素により入りやすい部位がある。

- ^{131}I（ヨード）　　＝甲状腺　　　　→甲状腺腫，甲状腺癌となる
- ^{45}Ca，^{90}Sr，^{226}Ra＝骨　　　　　　→骨肉腫，白血病となる
- ^{137}Cs，^{201}Tl　　　＝筋肉，生殖腺　→不妊となる
- ^{32}P　　　　　　　＝全身
- ^{3}H（トリチウム）＝全身

④ 自然放射線からの実効線量

普通に生活しているだけでも年間 2.4 mSv（1993年の国連科学委員会報告による世界平均）被曝する（胸の直接X線写真数枚くらいの線量）。

- 外部被曝（宇宙線：15%，地球および空気：50%）：0.84 mSv
- 内部被曝（天然K中の^{40}Kや^{222}Rnなどによる）　：1.5 mSv

⑤ 人工放射線からの被曝

1895年のX線発見以来，人工放射線による被曝は増えつづけている。人工放射線には医療放射線，核実験フォールアウト，医療以外の放射線利用機器からの放射線などがある。国民皆保険の日本では，国民被曝の半分以上は医療被曝が占めるようになっている（図Ⅳ-2.1）。ただ医療被曝は患者の利益のためとのことで撮影時，線量測定対象となってはいないが，絞りの利用，透視時間の短縮，防護カラー・防護前かけの利用による被曝線量の軽減に留意する必要がある。

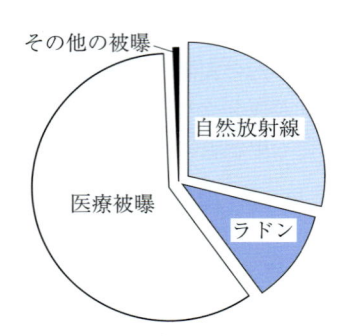

図Ⅳ-2.1　日本における国民の被曝線量
原子力安全研究協会：生活環境放射線（国民線量の算定）．自主研究報告書 F231．1992，改変

326

3 単位・モニター

1 線量（Sv，シーベルト）

同じ吸収線量（Gy グレイ）でも放射線の種類により生物学的効果が変わってくるので，その要素を加味した線量。

$Sv = Gy \cdot Q \cdot N$

　　Q：線質係数
　　　X線，γ線，電子線　　　Q=1
　　　中性子，陽子　　　　　Q=10　　（昔は便宜上，中性子で Q=2：α粒子で
　　　α線，多重電荷の粒子　 Q=20　　 Q=10 とされていたが今は左のように
　　　　　　　　　　　　　　　　　　 なっている。）
　　N：修正係数（ICRP は現在のところ常に N=1 としている）

線量単位　　1 Sv＝100 rem
吸収線量単位　1 Gy＝100 rad

CHART 115

【放射線の新旧単位】
　1 Sv（シーベルト）＝100 rem
　1 Gy（グ　レ　イ）＝100 rad

---

2 モニター

a．環境モニター

- 電離箱サーベイメーター　　　　　　　：γ線中心
- GM（ガイガー・ミューラー）カウンター：β線中心，γ線
- シンチレーションカウンター　　　　　：γ線中心

b．個人モニター

- フィルムバッジ　　　：X線フィルムの放射線による感光を利用する。
- ポケットチェンバー　：放射線によるガスの電離や半導体を利用する。
　　　　　　　　　　　　数値を即時に読み取ることができる。
- TLD（熱蛍光線量計）：固体の熱蛍光素子を利用する。

Ⅳ　障害と管理

Check Test 11
○×をつけよ。
- (1) 骨髄の障害ではリンパ球が最も先に減少する。
- (2) 放射線誘発癌は被曝後数年で発生し始め，以後増加を続ける。
- (3) 人間の体の中で最も線量あたりの発癌頻度の高いのは骨髄である。
- (4) 障害のうち確率的障害のなかには発癌と遺伝的影響が含まれる。
- (5) 妊娠可能女子の X 線検査は月経終了後 10 日以内に行う。
- (6) 実効線量限度は 100 mSv/5 年かつ 50 mSv/年である。
- (7) 被曝軽減の 3 原則は TSD（T：time，S：shield，D：distance）である。
- (8) 有効半減期の計算は RI の体内被曝の時に大切である。
- (9) 日本での自然放射線は年間 2.4 mSv である。
- (10) 新しい単位では 100 rem＝1 Sv（シーベルト），100 rad＝1 Gy（グレイ）である。
- (11) 確定的影響は一定の線量にならないと起きない。
- (12) 確定的影響には，白内障，不妊，発癌が含まれる。

Answer

○(1)　<チャート 108>参照。リンパ球は一番最初に減少する。顆粒球は一時増加し，のち減少する。寿命の長い赤血球は一番最後に減り始める。

×(2)　放射線に誘発される癌のうち，白血病は被曝後数年から 10 余年で大部分が発生し，あとは一般の発生率と変わらなくなる。甲状腺癌や肺癌は白血病のピークが終わってから増加し始める。

×(3)　<チャート 109>参照。最も感受性の高いのは乳腺である。このため乳癌の放射線による集団検診は行われていない。

○(4)　<チャート 110>参照。線量が低くても発生する確率的影響には発癌と遺伝が含まれ，閾値のある確定的障害には白内障や脱毛・不妊などが含まれる。

×(5)　10 日則（ten days rule）は月経開始後からである。

○(6)　<チャート 112>参照。

○(7)　<チャート 113>参照。

○(8)　<チャート 114>参照。誤って RI を体内に入れたとき，体内に入った RI と同種の非放射性元素を投与すると放射性 RI は早く排泄される。

○(9)　宇宙線の多い空を飛んでいるパイロットやフライトアテンダントは自然放射線の被曝がいささか多い。

○(10)　<チャート 115>参照。

○(11)　確定的影響は被曝を受けた組織の中での細胞の損傷がまとまって生じたときに初めて発生する。

×(12)　確定的影響には発癌と遺伝的影響以外のすべての影響が含まれる。

和 文 索 引

(**太字**：主要ページ)

【あ】

アーチファクト　13
アイソトープ　237
アカラシア　**84**
アスベスト肺　32
アスペルギルス症　54, 69
アフターローディング　299
アポトーシス　285
アルドステロン症　219
アン・アーバーの病期分類　313
アンギオ CT　109
悪性黒色腫　166, 181
悪性腫瘍　166, 228, 230
悪性貧血　**86**, 274
悪性リンパ腫　59, **91**, 164, 175, 268, 312
　――，胃　92
　――，回盲部胃　93
　――，空腸　92
　――，脳　314
圧迫性無気肺　48

【い】

イレウス　76
インジウム　111　249
インスリノーマ　114
インスリン　273
インターベンショナルラジオロジー　228
インビトロ　238, 273
インビボ　273, 274
胃　86, 120, 313
胃炎　86
胃潰瘍　87
胃角部小彎　87
胃癌　88, 90, 175, 288, **307**
胃神経線維腫　91
胃平滑筋肉腫　91
胃ポリープ　88
萎縮性胃炎　86
異所性甲状腺　256

異常ガス像　81
異物　48
遺伝子突然変異　323
遺伝的影響，放射線の　321, 323
医療放射線　326
一過性脳虚血発作　172
一側性肺動脈根部拡張　60
犬耳徴候　5
陰性造影剤　16

【う】

ウイルス性肺炎　44
ウィンドウ機能　13
右胸心　67
右室肥大　128, 130, 132
右心不全　126
右心房　118, 120
右前斜位　119
右側大動脈弓　132
右房拡大　125
右房弓延長　125
運動照射　296

【え】

エックスナイフ　296, 304
永久去勢　319
永久的塞栓物質　229
液体シンチレーションカウンター　238
液体物質　229
遠隔後挿法　299
円形陰影　53, 67
円形無気肺　48
炎症　152, 176, 244

【お】

オキシヘモグロビン　168
オボイド　298
オランダ木靴型心　6, 132
横隔膜の異常　62
横隔膜ヘルニア　62
横行結腸癌　97

横洞　174
音響陰影　**8, 19**, 110, 211, 213
温熱　284, **292**

【か】

カニ爪状所見　101, 102, 213
カラー Doppler　123, 124, 143
カンジダ　84
ガイガー・ミューラーカウンター　327
ガストリノーマ　87, 114
ガドリニウム　24
ガンマナイフ　296, 304
下咽頭癌　305
下行大動脈　120
下肢静脈瘤　141
下垂体機能低下症　198
下垂体腫瘍　153, **175**, 190
下大静脈の病変　225
下部胆管癌　109
化骨性筋炎　189, 267
化膿性骨髄炎　191
仮性膵嚢胞　115
荷電粒子　9, 240
　――線　282
過敏性肺臓炎　71
顆粒球　319
開創照射　291, 307
回腸末端部潰瘍性病変　93
回転照射　296, 307
回復　285
回盲部胃悪性リンパ腫　93
海綿腎　210
潰瘍性大腸炎　**94**, 230
潰瘍底　87
潰瘍ニッシェ　87
解離性大動脈瘤　137, **139**, 145
解離性動脈瘤　138
外頸動脈　156
外傷　137, 139, 188, 197
外照射　**294**, 279, 309, 312
外傷性脾破裂　81

329

外部被曝　325, 326
核医学　**235**, 237
拡散強調画像　23, 166
拡張型心筋症　132
確定的影響　321
確率的影響　321
褐色細胞腫　219
川崎病　143
肝　102
肝 RI アンギオグラフィ　262
肝炎　108
肝過誤腫　108
肝癌　246, 268
肝区域分類　103
肝血管腫　104, 107, 243
肝硬変　104, **108**
肝細胞癌　104
肝腫瘍　104
肝シンチグラフィ　244, 261
肝動脈選択的造影　105
肝動脈塞栓術　104
肝内結石　108
肝嚢胞　104, **107**
肝膿瘍　246
間期死　319
間質性陰影　40, 42
間質性肺炎　44, 56
間接撮影　10
環境モニター　327
関節腔の狭小化　188
関節軟骨石灰化　188
関節の狭小化　199
関節遊離体　188
関節リウマチ　57, 188, **199**
冠動脈狭窄　143, 232
冠動脈左前下行枝の狭窄　122
冠動脈疾患　143
冠動脈正常像　122
冠動脈造影　143
冠動脈の MDCT　122
緩和時間　21
眼窩疾患　181
眼球疾患　181
癌性リンパ管症　70
癌の転移　144
顔面血管腫　152
顔面骨　148
顔面疾患　180

【き】

キサンチン結石　216
キュリー　237
機械性イレウス　78
気管 IVR　232
気管拡張症　229
気管支　29
気管支異物　32, 260
気管支拡張症　33, 57, 67
気管支癌　298
気管支喘息　72
気管支造影　33
気管支動静脈瘻　229
気管支動脈撮影　34
気管支透亮像　40
気管支壁肥厚像　4, 43
気管食道瘻　99
気管分岐部リンパ節圧痕　66
気胸　32, 34, 71, 72
気道狭窄　308
気腹　101
　――像　6, 75
木靴型心　6
奇形腫　46, 64
奇静脈　120
寄生虫　152
基底核　153
機能保存　288, 291, 305
偽副甲状腺機能低下症　151
喫煙　308
逆 Y 照射　**295**, 312
逆 3 字サイン　6, 133
逆行性膵管造影　113
臼蓋角　199
球菌　3, 53, 54, 69, 73
球状心　126
急性硬膜外血腫　155
急性骨髄性白血病　188
急性上腸間膜動脈塞栓症　79
急性膵炎　79, **115**
急性胆嚢炎　262
急性脳浮腫　300
虚血性大腸炎　95
巨人症　190
巨大皺襞性胃炎　86
許容被曝線量　323
胸郭出口症候群　**142**
胸水　50, 62, 79, 115

胸腺　120
胸腺腫　64, 71
胸腺肥大　65
胸部 X 線正常像　26
胸膜　34
胸膜外徴候　3, 39, 66
胸膜下浮腫　44
胸膜陥入像　69
胸膜中皮腫　66
橋出血　163
狭心症　143
強直性脊椎炎　192
強直性脊椎骨増殖症　190
強皮症　57, **84**
頬粘膜癌　305
共鳴現象　20
鏡面像　63, 76
棘状の多発ニッシェ　84
局所性イレウス　79
局所性障害，放射線治療の　300
局所的な骨変化　154

【く】

クエン酸ガリウム　246
クモ膜下出血　168
クリプトン 81m　249
クレチン症　198
グレイ　327
くる病　190
空洞　54
腔内照射　294, **298**, 309, 310, 311
楔フィルター　294

【け】

蛍光増倍管　10
経カテーテル動脈塞栓術　228
経静脈性腎盂造影　207
経静脈性ディジタル・サブトラクション・アンギオグラフィ　138
経静脈性尿路造影　16
経皮経肝胆道造影　114
経皮的経血管内冠動脈形成術　143
経皮的の血管形成術　231
経皮的腎瘻造設術　232
脛骨　193, 195
憩室　94
形態保存　288, 291, 305
珪肺　46, 59
頸部腫瘍　181

頸部食道後壁　83
頸部神経鞘腫　181
血液　319
血液脳関門　165, 254
血管 IVR　228
血管外 IVR　232
血管芽細胞腫　164, 176
血管芽腫　177
血管性疾患　168
血管性病変の石灰化　152, 206
血管造影　33, **180**, 196
血行障害による骨疾患　193
血行性転移　54, 55
血腫　152, **171**
血小板　319
血栓血管閉塞症　230
血栓性静脈炎　141
血栓溶解薬　143
血友病　191
結核　53, 54, 59, **68**
　──性髄膜炎　152
結石　209
結節性硬化症　152
限局性腸炎　93
原子炉　240
原体照射　296
原発骨腫瘍　195
原発性アルドステロン症　263
原発性肝癌　105
原発性骨腫瘍　265

【こ】

コーヒー豆サイン　5, 78
コバルトγ線　294
コレステロール系結石　109
コレステロールポリープ　111
股関節　199
呼気位撮影　32
固定照射　294
個人モニター　327
孤立性結節影　46
高 LET　279, **280**
高圧撮影　11, 32
高位心室中隔欠損　129, 132
高エコー　110
高エネルギー X 線　**280**, 282
高血圧　127, 139
　──性脳出血　163
高線量率連続照射　**283**

高度放射線感受性腫瘍　287
高分解能 CT　14
膠芽細胞腫　173
膠原病　57, 189, **199**
睾丸腫瘍　311
抗癌薬異時併用　292
抗癌薬同時併用　292
抗癌薬動注療法　34
抗原抗体反応　273
口腔癌　287, 288, **305**
口底癌　305
好酸球性肉芽腫　154
好酸球性肺炎　42
後縦隔疾患　65
後縦隔神経鞘腫　39
後縦靱帯骨化症　190
後挿法　299
後腹膜腫瘍　221
後方エコーの増強　19, 104
甲状腺癌　248, 251, 270
甲状腺機能亢進症　270
甲状腺機能低下　198
甲状腺疾患　17
甲状腺腫　64, 256
甲状腺シンチ　241
喉頭癌　287, 288, 294, **306**
広汎均等濃厚陰影　48
硬膜外腫瘍　178
硬膜下血腫　171
硬膜内髄外腫瘍　178
絞扼性イレウス　78
骨悪性リンパ腫　187
骨陰影の変化　186
骨幹　194
　──端　194
骨巨細胞腫　195
骨結核　192
骨硬化　154
骨腫瘍　194
骨シンチグラフィ　192, 244
　──での cold spot　267
　──での骨外への集積　266
骨髄　319
骨髄移植　292, 314
骨髄炎　192
骨髄死　320
骨髄腫　194
骨髄線維症　269
骨性強直　199

骨折　155, **197**, **198**, 244, 265
骨粗鬆症　186
骨端　186, 194, 195
骨転移　244
骨軟化症　186, **190**
骨軟骨腫　195
骨肉腫　187, 192, **196**, 266, 288
骨年齢　198
骨嚢腫　**195**
骨破壊　199
骨膜反応　187, 192
骨膜肥厚　187
根治照射　307, 312

【さ】

サイクロトロン　240
サルコイドーシス　57, 58, 64, 246
サンゴ状結石　217
鎖肛　100
左室拡大を示す疾患　127
左心室　118, 120
左心不全　125
左心房　118
左前斜位　119
左房拡大を示す疾患　124
左右シャント　125, 126, 131
細菌性肺炎　53
細胞周期　285
細胞分裂　284
細葉性陰影　3, 42
再酸素化　285
再生性ポリープ　88
再生不良性貧血　314
再増殖　285
再発癌　288
最大飛程　282, 294
三者併用療法　304
三尖弁狭窄　126
三尖弁閉鎖不全　126, 129
酸素　284
散布性間質性病変　45
散布性病変　55

【し】

シーベルト　327
シスチン結石　216
シスチン尿症　216
シュウ酸結石　216
シリングテスト　249, 274

シルエットサイン 4, 36, 67, 207	十二指腸憩室 92	心胸郭比 118
シンチレーションカウンター 327	十二指腸閉鎖 99	心筋血流シンチグラフィ 248, 258
ジゴキシン 273	術後照射 292, 304, 307, 311, 312	心筋梗塞 143, 248, 256, 266
じん肺 57	術前照射 291	──シンチグラフィ 259
子宮癌 287, 288, 298, 308	術中照射 291, 294	心筋症 129, 132, 145
子宮筋腫 207, 223	純エタノール局注 104	心筋シンチグラフィ 256, 259
子宮頸癌 224, 308	女性内性器不全 191	心血管異常 190
子宮腺筋症 223	除痛治療 299	心室中隔欠損 129, 130
子宮体癌 223, 311	消化管内の異常ガス像 76	心室中隔穿孔 143
糸球体濾過物質 264	消化管閉鎖 99	心臓腫瘍 145
四肢血管の疾患 141	松果体ゲルミノーマ 303	心臓のCT解剖 123
視床出血 163	松果体腫瘍 151, 287	心臓の超音波診断 123
視神経膠腫 154	松果体の石灰化 150	心内膜床欠損 191
歯状突起 155	松果体部腫瘍 158, 164, 174, 198	心嚢炎 129, 143
自然放射線からの実効線量 326	小細胞性未分化癌 69, 308	心不全 62
脂肪肝 108	小細胞肺癌 304	心房中隔欠損 126, 129, 131
脂肪腫 166	小線源治療 279, 281, 297, 312	神経芽腫 207, 220, 287
脂肪塞栓 55	小腸 92	神経原性腫瘍 65
試料測定 273	小頭症 153	神経膠腫 173
時間的線量配分 283	小児腫瘍 314	神経鞘腫 176, 181
磁気共鳴画像 20	小脳 164	神経頭蓋 148
磁気共鳴胆管膵管撮影 23	小脳橋角部 164	神経線維腫 221
磁器胆嚢 111	小脳形成不全 158	進行胃癌分類 88
敷石状陰影 5, 93, 94	小脳歯状核 153	真珠腫 180
軸捻転 78	小脳出血 163	深部線量率 282
膝関節正常像 186	小脳虫部 174	深部治療に使われる放射線 282
実効線量限度 324	小葉間隔壁の肥厚 43	腎 206, 207
実質外腫瘍 175	正面ニッシェ 87	腎盂癌 216
実質内腫瘍 173	上衣細胞腫 174	腎盂造影 210
斜台 151	上咽頭癌 304	腎盂尿管移行部 207
斜裂 27	上顎癌 294, 304	腎盂の変形 208
手月状骨 193	上頸部リンパ節腫脹 304	腎炎 212
手綱交連の石灰化 150	上縦隔疾患 64	腎過誤腫 214
腫瘍 179, 206	上縦隔腫瘍 33	腎癌 206, 208, 214
──の発育環境 286	上大静脈 118	腎結核 212
──の放射線感受性 287, 290	上大静脈症候群 85, 141, 308	腎血管性高血圧 140, 224, 232
腫瘍外骨疾患 265	上大静脈造影 33	腎結石 190, 216, 217
腫瘍シンチグラフィ 248, 268	上部空腸閉鎖 100	腎梗塞 225
腫瘍致死線量 286, 288	上部胆管癌 109	腎軸 209
周辺エコー 19	上腕骨 195	腎実質の石灰化 206
縦隔 64, 65	静脈結石 80, 189	腎動脈瘤 225
──の石灰化 45	静脈相 174	腎嚢胞 208, 214
縦隔気腫 72	食道 83	腎の大きさの異常 208
縦隔腫瘍 35, 62, 65	食道IVR 232	腎の形の異常 208
重症筋無力症 71	食道癌 85, 287, 307	腎の下方偏位 208
重複腎盂 210	食道腫瘍 84	腎の左右偏位 208
重複尿管 210	食道静脈瘤 85	腎杯の変形 208
重粒子線 280, 283	食道閉鎖 99	腎無形成症 211
十二指腸潰瘍穿孔 75	食道モニリア 84	人工血管 141

和文索引

人工放射線からの被曝　326

【す】

スキルス　88
スポーツ外傷　198
スポーツ肘　188
スリガラス状陰影　3, 44, 69, 195
頭蓋咽頭腫　151, 153, 175
頭蓋冠の溶骨性変化　154
頭蓋狭窄症　153
頭蓋底陥入症　155
頭蓋内異常石灰化像　150
膵　113
膵炎　115
膵癌　109, 113, 114, 288, 307
膵石症　115
膵島腫瘍　113
膵頭部癌　23, 114
膵嚢胞　113
　　——腺癌　114
　　——腺腫　114
水晶体　321
水腎症　209, 211
水平裂　27
髄芽腫　164, 174, 287, 303
髄質腫瘍　219
髄内腫瘍　177
髄膜腫　151, 154, 164, 176

【せ】

ゼノン 133　249
性機能不全　198
生検　35
生殖腺　319
生体外検査　238
生物学的効果　293
生物学的半減期　325
生物効果比　238, 280
生理的狭窄部　83, 207
生理的石灰沈着　150
星細胞腫　151, 164, 173, 177
正常冠動脈　121
正常胸部 X 線写真　118, 120
正常小児の腹部 X 線像　99
正常組織耐容線量　286
正常組織の放射線感受性　284
正常頭部単純 CT　159
精上皮腫　287, 311
精巣腫瘍　311

成人呼吸窮迫症候群　72
脊索腫　151
脊髄腔造影　178
脊髄空洞症　179
脊髄腔内腫瘍　177
脊髄血管芽腫　178
脊髄腫瘍　178
脊柱　185
脊椎すべり症　190
脊椎分離症　190
石綿肺　32, 46
石灰化　46, 163, 174, 189, 201, 202, 207
　　——，炎症性疾患の　152
　　——，関節軟骨　188
　　——，桑の実状の　207
　　——，血管性病変の　152, 206
　　——，手綱交連の　150
　　——，縦隔の　45
　　——，肺野の　45
　　——，弁　135
　　——，雪片状　197
石灰乳胆嚢　112
石けん泡状陰影　7
赤血球　319
　　——寿命　249
接線照射　295
舌癌　287, 297, 305
線維筋性異形成　140, 224
線維性骨異形成　190, 195
線維腺腫　203
線維肉腫　288
線量　327
線量限度　323
線量分割法　282
線量率効果　283
腺癌　69, 311
腺腫性ポリープ　88
染色体突然変異　323
先天性巨大結腸症　101
先天性股関節脱臼　199
前縦隔疾患　64
前縦隔腫瘍　66
前壁梗塞　257
前立腺癌　217, 266, 287, 312
前立腺肥大症　217
全身照射　314
全身的副作用，放射線治療の　300
全身被曝　320

全中枢神経照射　303
全脳照射　303
全脳予防照射　304
全リンパ節照射　314

【そ】

組織内照射　279, 297
粗大網状影　4, 45
早期胃癌分類　89
早期障害　300
総胆管結石　110
総腸間膜症　101
僧帽弁狭窄　124, 128, 134
僧帽弁閉鎖不全　124, 125, 128, 135
造影 CT　165, 176
造影 T1 強調画像　167
造影剤　16
造影法　16
造血期障害　300
臓器腫大　82
臓器親和性　326
側臥位正面撮影　32
側脳室　164
側方音響陰影　8, 19
足骨　193
塞栓物質　229
粟粒結核　55

【た】

タンデム　298
多形性神経膠芽腫　174, 304
多相性シンチグラム　253
多嚢胞腎　210, 213
多発性硬化症　179
多発性骨髄腫　66, 154, 191
多門照射　307
唾液腺シンチ　241
唾石症　181
体外測定　273
体質性黄疸　262
体内投与　274
代謝検査法　274
代謝性疾患　177
胎内被曝　322
胎便性イレウス　102
第 1 斜位　119
第 2 斜位　119
第 3 脳室　158, 164
第 4 脳室　158, 164

大血管転位　132	中央陰影　26, 34	デクビタス撮影　32
大静脈分枝の異常　141	中間気管支幹　120	てんかん　152
大腿骨　193, 195	中硬膜動脈溝　154, 155	定位放射線治療　296, 304
大腸　94	中手指節関節　199	低浸透圧造影剤　17
大腸癌　96, 267	中縦隔疾患　64	低線量率連続照射　283
大腸憩室　82, 94	中心エコー　209	低蛋白血症　86
大腸結核　95	中心性病変によい放射線　283	低度放射線感受性腫瘍　288
大腸ポリープ　98	中枢神経死　320	低分化扁平上皮癌　304
大腸ポリポーシス　97, 98	中性子　240	鉄欠乏性貧血　84, 274
大動脈炎症候群　134, 137, 140, 224	──線　9, 280	鉄代謝　274
大動脈騎乗　132	──捕獲療法　279, 304	鉄動態検査　249
大動脈弓　118, 127	中足指節関節　199	転移性肝癌　104, 261
大動脈狭窄症　33	中等度放射線感受性腫瘍　287	転移性骨腫瘍　197, 265
大動脈縮窄　127, 133, 191	中脳水道　158	転移性腫瘍　154, 166
大動脈造影　33	中膜壊死　137	転移性脳腫瘍　175
大動脈の病変　225	中葉症候群　38, 67	点滴静注腎盂造影　212
大動脈弁狭窄　127, 135	超音波カラー Doppler 法　18	電子線　9, 280, 282, 294
大動脈弁閉鎖不全　127, 136	超音波検査　17, 209	電磁波　9
大動脈瘤　64, 136	超音波造影剤　20	電波　9
大脳半球　164	超音波内視鏡　20	電離箱サーベイメーター　327
大脳表在部　164	超音波パルス反射法　18	電離放射線　9
大葉性肺炎　48	超高圧 X 線　294	
大理石骨病　189	腸回旋の異常　101	【と】
高安病　137, 140, 224	腸管壊死　81	トランスフェリン　246
脱髄性疾患　168, 177, 180	腸管ガス像　112	トルエン　238
脱髄斑　180	腸管死　320	トルコ鞍　153, 164
脱毛　322	腸管壁内ガス　81	等価線量限度　324
縦緩和　21	腸結核　93, 94	頭頸部腫瘍　304
胆　102	腸骨動脈　207	頭部 X 線解剖　148
胆管拡張症　262	腸重積　96, 101, 102	頭部 X 線正常像　149
胆管癌　109	腸石　80	糖尿病　190
胆管内ガス像　112	長管骨　185	同位元素　237
胆石　109	蝶形陰影　3, 41	動静脈瘻　228
──イレウス　112	聴神経腫瘍　154	動脈管開存　125, 128, 131
胆道癌　307	聴神経鞘腫　164	動脈硬化　136, 139, 140, 189, 224
胆道系 IVR　232	直腸障害　311	動脈塞栓術　34
胆道内ガス　82	直洞　174	動脈内注入療法　230
胆嚢癌　109		動脈瘤　80, 143, 189
胆嚢腺筋腫症　112	【つ】	特発性間質性肺炎　57
単純性イレウス　76	椎間板ヘルニア　179	特発性心肥大　129
段階状配列　76	椎骨動脈　157	特発性肺動脈瘻　230
男性型骨盤　191		
断層撮影　11, 32	【て】	【な】
	テクネシウム 99m　241	内頸動脈　156, 168
【ち】	ディジタルコンピューター処理血管造影法　16	内頸動脈海綿静脈洞瘻　172
地図状頭蓋　154	ディジタル撮影　15	内頸動脈造影　174
治癒率　291	デオキシヘモグロビン　168	内視鏡的逆行性胆管膵管造影　23, 114
治療可能比　286	デキサメサゾン抑制テスト　263	内服療法　270
中咽頭癌　305		

334

内部エコー　19
内部被曝　325, 326
内包出血　171
軟骨肉腫　197
軟部　189
軟部腫脹　154
難治性中耳炎　302

【に】

ニボー　76
ニューモシスチス・カリニ肺炎　32
二次小葉　15
肉芽腫　46
　　──性炎症性病変　93
乳癌　201-203, 306, 320
乳腺撮影　200
乳腺腫瘤　200
乳腺線維腺腫　201, 202
乳腺の MRI　203
乳腺の超音波撮影　203
乳腺葉状嚢胞肉腫　201, 202
乳房　200, 267
　　──温存療法　306
尿管　207
尿管癌　216
尿管結石　217
尿管膀胱移行部　207
尿路 IVR　232
尿路結石　206, 216
尿路閉塞　208

【ね】

熱蛍光線量計　327
粘着性無気肺　48
粘膜下腫瘍　91
粘膜集中　87

【の】

脳悪性リンパ腫　314
脳壊死　301
脳炎　152
脳機能画像　23
脳血管撮影　156
脳血管障害　166
脳血流シンチグラフィ　254
脳梗塞　163, 166, 172, 254
脳室　158
脳室系の閉塞　158
脳室上衣細胞　174

脳室上衣腫　151, 164, 287, 303
脳出血　163
脳腫瘍　163, 166, 173, 303, 314
　　──と発生部位の特徴　164
　　──の石灰化と頻度　151
脳シンチ　241
脳槽シンチグラフィ　255
脳底　152
脳動静脈奇形　152, 170
脳動脈瘤　152, 168, 210
脳膿瘍　176
嚢腫　203
嚢状動脈瘤　137
嚢胞　19, 54, 80
　　──性疾患　33
　　──性線維症　57, 102
　　──性変化　54
　　──内石灰沈着　206

【は】

播種性転移　174
馬蹄腎　209
肺炎　40, 54, 72
肺下胸水　50
肺過誤腫　35
肺換気シンチグラフィ　249
肺癌　38, 53, 54, 59, 69, 268, 308
肺気腫　32, 35, 45, 62
肺吸虫症　72
肺区域　28, 29, 31
　　──と関係する均等な陰影　53
肺血管陰影増強　130
肺血流シンチグラフィ　259
肺高血圧症　59
肺梗塞　33, 40, 61, 259
肺腫瘍　33
肺静脈　26, 30, 120
肺静脈還流異常　136
肺真菌症　54
肺シンチグラム　260
肺水腫　40, 41, 62, 68
肺性心　59, 128
肺腺癌　70, 251
肺塞栓症　33, 60, 68, 260
肺転移　35
肺動静脈瘻　33, 54
肺動脈　26, 30
肺動脈幹　118
肺動脈狭窄　129, 132

肺動脈主幹部　59, 120
肺動脈造影　33
肺動脈弁狭窄症　129
肺動脈瘤　33
肺内腫瘍　66
肺嚢胞　54
肺膿瘍　53, 54
肺分画症　33
肺胞上皮癌　40
肺胞性陰影　40
肺胞蛋白症　42
肺門　26, 35
　　──血管陰影　30
　　──の腫瘤状陰影　58
　　──部暗陰影　62
　　──リンパ節腫大　58, 59
肺野　27, 32, 35
　　──の異常を示す疾患　40
　　──の散在性病変　46
　　──の石灰化　45
　　──のびまん性陰影を示す疾患　53
肺葉　27
胚細胞腫　174
排泄性腎盂造影　140
倍加線量　323
梅毒　137
白質　163
白内障　301, 304, 321, 322
白血球減少　300
白血病　292, 304, 314, 320
発癌　321, 323
半減期　252
半数致死量　320
瘢痕性無気肺　48
反転回復法　22
晩期性局所性障害　301
晩期性障害　300
板状無気肺　48

【ひ】

ヒップラン　264
ビリルビン系結石　108, 110
ビルドアップ　282
びまん性肝疾患　108
びまん性汎細気管支炎　32
非 Hodgkin リンパ腫　313
非荷電粒子　9
非感染性炎症性疾患　199

非小細胞癌　308
非電離放射線　9
非閉塞性無気肺　48
皮下気腫　72
皮質縁徴候　7, 225
皮質下出血　163
皮質腫瘍　219
皮膚　320
皮膚嚢腫　189
皮様嚢腫　224
被殻出血　163
被曝線量　245
被曝防護　325
肥厚性幽門狭窄症　99
肥大型心筋症　132
鯡骨像　77
日和見感染　69
疲労骨折　197
鼻咽腔血管線維腫　181
尾状葉腫大　108
左第Ⅲ弓の膨隆　124
標識化合物　242
表在治療に使われる放射線　282
病的骨折　197

【ふ】

フィルムバッジ　327
ブラッグピーク　280, 282
浮腫　166, 173
部分的肺静脈還流異常　136
風船状拡大　153
腹腔内の液体貯留　81
腹水　81
腹部異常石灰化像　80
腹部大動脈瘤　137
　　――破裂　138
腹部単純X線正常像　75
腹部単純撮影　206
腹部動脈　102
副甲状腺機能亢進症　188, 189, 190, 206
副甲状腺機能低下症　153
副甲状腺腫　256
副甲状腺シンチグラフィ　258
副腎腫瘍　219
副腎性器症候群　198
副腎の血管解剖　218
物理学的半減期　237, 325
吻合部潰瘍　87

分割照射　283
分裂期　319

【へ】

ヘモジデリン　168
ヘリカルCT　13
ベクレル　237
ベンゼン　238
ペースメーカー　24
ペインコントロール　299
平滑筋腫　91
平滑筋肉腫　91
閉塞性血栓性血管炎　141
閉塞性動脈硬化症　141, 231
閉塞性無気肺　48
併用療法　291
変形性骨関節症　188, 200
変性疾患　168, 177
扁平上皮癌　69, 288
弁石灰化　135
弁の前後の拡大　125

【ほ】

ポケットチェンバー　327
ポジトロン　239, 250
母指圧痕像　95
縫合の解離　153
縫合の早期閉鎖　153
放射性医薬品のとり込み　271
放射性同位元素　237
放射性皮膚炎　322
放射性物質の至適検査時間　253
放射線　237
　　――による急性障害　319
　　――による慢性障害　320
　　――の分類　9, 279
放射線潰瘍　301
放射線感受性　284, 308
放射線去勢　306
放射線検出器　238
放射線骨壊死　301
放射線根治照射の適応　288
放射線障害　319
　　――からの回復　285
　　――の分類　321
放射線脊髄炎　301
放射線増感剤　284, 292

放射線治療　277
　　――と合併症　300
　　――の適応　286
放射線肺線維症　301
放射能　237
　　――の透過性　238
放射免疫法　273
蜂巣状陰影　3, 45, 56
蜂巣肺　56
飽和分析法　274
膀胱　207
膀胱癌　216
膀胱障害　311
乏突起膠腫　151, 174
傍トルコ鞍髄膜腫　153
骨の炎症　191

【ま】

マイコプラズマ肺炎　32, 67
マントル照射　295, 312
マンモグラフィ　200
麻痺性イレウス　79, 115
末端肥大症　190
慢性間質性肺炎　32
慢性腎盂腎炎　208, 212
慢性膵炎　113, 115
慢性副鼻腔炎　67
慢性閉塞性肺疾患　260

【み・む・め】

ミルキング　240
脈絡叢の石灰化　150

無気肺　48, 62, 72, 308
虫喰い像　212

メトヘモグロビン　168

【も】

モールド治療　297
モルフィン　273
もやもや病　170
毛細管塞栓　271
網状影　4, 42, 44, 56, 74
網膜芽細胞腫　287
門脈　102
門脈圧亢進症　85
門脈シャント・シンチグラフィ　248
門脈内ガス　81

【や・ゆ】

薬理学的血管撮影　16

有効半減期　325
遊離ガス　75

【よ】

ヨードアレルギー　17
ヨード過敏症　17
葉間胸水　50
葉間胸膜　45
溶骨性変化　154
陽子　20
　──線　9, 280, 283
陽性造影剤　16
陽電子　239
　──線　9
幼児虐待症　197
横緩和　21

【ら】

ラジオアイソトープ　237
ラジオイムノアッセイ　273
ラジオサージャリ照射　296
卵殻状石灰化　3, 59
卵巣嚢腫　224
卵巣皮様嚢腫　207
卵巣未分化胚細胞腫　287

【り】

リモートアフターローディング　299
リン酸結石　216
リンパ管造影　144
リンパ球　319
リンパ系の異常　144
リンパ腫　144
リンパ浮腫　144
離断性骨軟骨症　188
硫酸バリウム　16
粒子放射線　9

流注膿瘍　192
両室肥大　129
良性腫瘍　53
良性軟骨芽細胞腫　194, **195**
両側性肺動脈拡張　59
両側副腎石灰化　207
輪状軟骨後部癌　305

【る・れ】

類骨腫　195

レノグラム　140
レンズ形の石灰化　152
連銭形成　77

【ろ・わ】

漏斗胸　190
肋骨侵食像　6, 33, 134

若木骨折　197

欧文索引

（太字：主要ページ）

【A】

α-フェトプロテイン　273
α線　9, 237, **279**
absent kidney sign　**8**, 265
acinar shadow　3, 42
acoustic enhancement　19, 104, 213
acoustic shadow　8, 19, 109, 110, 217
Addison 病　207
air bronchogram　3, 40, 48
Albright 症候群　190, 198
angiography　33
apicula　201
apple core sign　5, **96**, 97, 116
arachnodactylia　190
ARDS　72
Arnold-Chiari 奇形　158
aspergilloma　3, 54
Au 抗原　273
A モード　18

【B】

β線　9, 237, **279**
ball and socket sign　7, 199
ballooning　153
bamboo spine　192
Barrett 食道　85
Barrett 憩室　262
Basedow 病　129
battered child syndrome　197
bat-wing shadow　3, 41
beak sign　5, 7, 99, 213
Bergonié-Tribondeau の法則　284
blood brain barrier　254
Bochdalek 孔ヘルニア　63, 65
BOOP　72
Botallo 動脈管　125
Bq　237
bridging fold　91
bright liver　19, 108
Brodie 膿瘍　192
bronchial cuffing　4, 43

brown tumor　190
Budd-Chiari 症候群　85, **141**
Buerger 病　141
bulging septum　3, 42, 48
bull's eye sign　**8**, 19, 91, 104
butterfly shadow　3, **41**, 62, 68, 74
B モード　18
B 症状　314

【C】

caliber change　101
Cantlie 線　103
carinal node imprint　66
Carman's meniscus 徴候　88
CEA　273
Chamberlain 線　155
CHOP　313
Ci　237
clean shadow　8, 110
coarse reticular pattern　4, 45
cobble stone appearance　5, 93, 94
Codman 三角　7, **187**, 205
coffee-bean sign　5, 78
coiled spring　96, 101
coil up sign　5, 99
coin lesion　70
Colles 骨折　197
colon cut-off sign　5, **79**, 115
comet echo　8, 19
comet sign　111, 112, 201
cortical rim sign　7, 225
Couinaud 分類　103
Courvoisier 徴候　109
CP angle　154, 164
crab's claw sign　7, **102**, 213
Crohn 病　93, 94
CT　12, 159, 163, 209
CTR　118, 135
cuffing sign　4, 70
curl up sign　5, 99
Cushing 症候群　219, 222
cystic fibrosis　57, 102

【D】

Dandy-Walker 症候群　158
De Bakey の分類　139
delayed image　256
density　10
dirty shadow　8, 19, 110
dog's ears sign　5, 81
double bubble sign　5, **78**, 99, 116, 117
double floor　153
double shot gun sign　8
double track sign　5, 99
Down 症候群　153, **191**
dragon deformity　210, 213
DSA　16, 142
Dubin-Johnson 症候群　262
dumbbell sign　65

【E】

Ebstein 奇形　126
echo free　19, 104
egg shell calcification　3, 46, 59
Eisenmenger complex　129, **131**
Elkind 回復　285
ERCP　23, 114
Ewing 腫瘍　314
Ewing 肉腫　187, 194, **197**
extended pattern　8, 265
extrapleural sign　3, 39, 66, 73, 74

【F】

Fallot 四徴　129, **132**
FDG-PET　70, 92, 251, 268
fibromuscular dysplasia　140
flying bat pattern　8, 261
foamy pattern　7
football sign　5, 101
functional MRI　23
fungus ball　3, 4, 50, 54, 69

【G】

γ線　9, 237, **279**

欧文索引

Gardner 症候群　98
Gd　24
Gd-DTPA　166
Gilbert 症候群　262
glomus 腫瘍　181
GM 計数管　238
GM カウンター　327
Golden's S sign　3, 49, 70
Goodpasture 症候群　55
goose neck sign　6
Gross 分類　99
ground-glass opacity　3, 44
Gy　327

【H】
halo　19, 104
Hamman-Rich 症候群　71
Hampton's hump　4, 68
Hand-Schüller-Christian 病　154
herring bone sign　77
hilar haze　44
hilum overlay sign　4, 62, 65, 74
Hirschsprung 病　101, 191
histiocytosis X　57, 154
Hodgkin 病　66, 246, 295, **312**
Holzknecht 腔　119, 124
honeycomb pattern　3, **45**, 56
Horner 症候群　70
HRCT　14

【I】
ICRP　323
in vivo　273
in vitro　273
interventional radiology　228
inversion recovery 法　22
inverted 3 sign　6, 133
inverted S sign　3, 49, 70
IVDSA　138
IVR　228

【K】
Kartagener 症候群　67
Kerckring　77
Kerley 線　4, 42, 44, 68, 73
Kienböck 病　193
knuckle sign　4, 60, 68, 73, 74
Köhler 病　193
Krukenberg　90

【L】
ladder-like appearance　6, 76
Langerhans 細胞組織球症　57
lateral shadow　8, 19
leucoencephalopathy　301
linea alba　190
Luschka 孔　158
Lutembacher 症候群　126, 131

【M】
Magendie 孔　158
major fissure　27
Mallory-Weiss 症候群　84
Manchester 法　298
Marfan 症候群　133, 137, 139, **190**
MDCT　14, 35
Meckel 憩室　92, 101, 241, 262
meconium ileus　102
Ménétrier 病　86
meniscus sign　4, 50, 54
metacarpal sign　7, 191, 204, 205
microcolon　102
minor fissure　27
mitral configuration　134
Morgagni 孔ヘルニア　63
MRA　22, 140, 167, 169
MRCP　23, 110
MRI　20, 145, 166, 179, 209
　――信号　20
　――用造影剤　24
M モード　18

【N】
NaI シンチレーションカウンター　238
nidus　195
non-vascular IVR　232
normal variation　31
notch sign　4, 70

【O】
Öhngren の線　304
oligodendroglioma　151
OM 線　148, 159
onion skin　7, 187, 192, 197, 204, 205
open type sella　153
Osgood-Schlatter 病　193

【P】
Pancoast 腫瘍　70, 308
PAPVR　136
parallel channel sign　8, 19
P-A 像　118
peribronchial cuffing　4, 41, 42, **43**, 62, 68
Perthes 病　193
PET　239, **250**
PET-CT　70, 92, 251, 268
Peutz-Jeghers 症候群　98
phase contrast 法　22
PLD 回復　285
Plummer-Vinson 症候群　84
posterior echo enhancement　19
poststenotic dilatation　135
PPO　238
primary atypical pneumonia　67
PSA　273
pseudopolyp　94
PTA　140, 141, **231**
PTC　114
PTCA　143, 232, 257
punched out lesion　154, 191

【R】
rad　327
radioimmunotherapy　270
radioisotope　237
Raynaud 症候群　141
RBE　238, 280
rem　327
reticular pattern　44
reticular shadow　4, 56
reverberation echo　19
RI　240, 325
　――断層法　239
　――内用治療　299
RIA　273
rib notching　6, 33, **133**, 140, 146, 147
Roter 症候群　262

【S】
saddle bag sign　6, 76, 101
sail sign　4, 65, 73, 74
Schnitzler　90
scimitar sign　6, 136
Seldinger 法　16

339

sentinel loop　79, 115
septal line　43
shoulder sign　6, 99
silhouette sign　5, 36
single bubble sign　6, 99
Sipple 症候群　219
skip lesion　93, 94
SLD 回復　285
snowman sign　6
soap bubble appearance　7, 102
SPECT　239, 254, 257
spicula　7, 70, 187, 205
spider deformity　210, 213
spin echo 法　21
stack of coins　77
staghorn 結石　217
step ladder appearance　6, 76
Stierlin's sign　93, 94
Stockholm 法　298
string sign　6, 69, 93, 94, 99, 116
strong echo　19, 109-111
Sturge-Weber 症候群　152
sunburst　187
Sv　327
S 期　293
S 状結腸癌　97
S 状結腸軸捻転　78

【T】

T1　21, 22, 166
T2　21-23, 166, 180
TAE　104
target sign　8, 91
ten days rule　322
thumb printing 像　95
thymic wave sign　5, 65
TIA　172
time of flight 法　22
TLD　327
TNM 分類　286
Towne 像　148
triple bubble sign　6, 100
TSD の原則　325
Turcot 症候群　98
Turner 症候群　133, 191
T 字照射　307

【V】

vanishing lung　45

vanishing tumor　5, 45, 52, 73, 125
vascular IVR　228
Virchow　90
von Hippel-Lindau 症候群　214
von Recklinghausen 病　176

【W】

Waldeyer 輪　312, 313
Wangensteen-Rice sign　6, 100
Waters 像　148
wave sign　5
wedge filter　294
wedge pair technique　304
Weigert-Meyer の法則　210
Westermark sign　5, 68, 69
WHO 分類　313
Willis 動脈輪　157, 170
Wilms 腫瘍　206, 216, 220, 287, 314

【X】

X 線　9
——テレビジョン　10
——陰性結石　109, 217
——撮影の管電圧　11
——側臥位正面撮影　51
——陽性結石　109, 206

【Y・Z】

Y グラフト　141

Zenker 憩室　83
Zollinger-Ellison 症候群　87

【数字】

1/3 ルール　283, 294
1/2 ルール　283, 294
1 回照射　283
1 次所属リンパ節　309
10 日則　322
^{18}F　252
^{18}F-FDG　268
2 次所属リンパ節　309
3D CT　13, 137
3 サイン　7, 133
3 次元シンチ　239
4R　285
20 MeV 電子線　282
21 trisomy　191
25 MV　282

^{51}Cr　249
^{57}Co　249, 274
^{59}Fe　249
^{60}Co　281, 282
^{67}Ga　252
^{67}Ga-citrate　246
^{67}Ga-クエン酸　260, 268
^{81m}Kr　240, 249, 252, 260
^{89}Sr　270, 299
^{99m}Tc　240, 241, 252
^{99m}Tc-DMSA　242, 264
^{99m}Tc-DTPA　243, 264
^{99m}Tc-ECD　254
^{99m}Tc-HIDA　242, 262
^{99m}Tc-HMDP　242
^{99m}Tc-HM-PAO　244, 254
^{99m}Tc-HSA　243, 259
^{99m}Tc-MAA　242, 243, 259
^{99m}Tc-MDP　242, 259
^{99m}Tc-MIBG　259
^{99m}Tc-MIBI　244, 258
^{99m}TcO$_4^-$ パーテクネテート　241, 254, 255, 262
^{99m}Tc-PMT　242, 262
^{99m}Tc-PPN　244
^{99m}Tc-PYP　257, 259
^{99m}Tc-RBC　243, 259
^{99m}Tc-スズコロイド　242, 261
^{99m}Tc-フチン酸　242, 261
^{99m}Tc-リン酸化合物　242, 259, 265
^{99m}Tc-加熱赤血球　244
^{111}In　249, 255, 269
^{123}I　248, 252, 255
^{123}I-IMP 脳血流イメージ　254
^{123}I-OIH　264
^{125}I　281, 312
^{131}I　248, 252, 270, 299
^{131}I-MIBG　263
^{131}I-アドステロール　263
^{133}Xe　249, 254, 260
^{137}Cs　281
^{192}Ir　281, 297
^{198}Au　281
200kV X 線　282
^{201}Tl　248, 252
^{201}Tl-Cl　256, 269
^{201}Tl-Cl 心筋 SPECT の同心円表示法　258
^{201}Tl-肺縦隔 SPECT　260

チャート医師国家試験対策 ④　放射線科	
1985年 2 月27日	第 1 版第 1 刷発行
1987年 1 月14日	第 1 版第 4 刷発行
1987年 7 月 7 日	第 2 版第 1 刷発行
1987年10月23日	第 2 版第 2 刷発行
1988年10月 6 日	第 3 版第 1 刷発行
1989年12月 8 日	第 4 版第 1 刷発行
1991年 8 月23日	第 4 版第 3 刷発行
1993年 1 月27日	第 5 版第 1 刷発行
1994年 9 月 8 日	第 5 版第 3 刷発行
1995年11月22日	改訂第 1 版第 1 刷発行
1998年10月22日	改訂第 1 版第 3 刷発行
2000年 6 月 1 日	改訂第 2 版第 1 刷発行
2002年 6 月 6 日	改訂第 2 版第 2 刷発行
2006年 4 月 3 日	改訂第 3 版第 1 刷発行

編　集　CHART Series 編集委員会
発行所　株式会社 医学評論社
　　　　〒169-0073 東京都新宿区百人町
　　　　1-22-23 新宿ノモスビル 4F
　　　　TEL 03(5330)2441 （代表）
　　　　FAX 03(5389)6452
　　　　URL http://www.igakuhyoronsha.co.jp/
　　　　振替 00120-2-75319
印刷所　三報社印刷株式会社

ISBN 4 - 87211 - 712 - 3　C3047
ⓒ 2006.　Printed in Japan

チャート医師国試対策シリーズ

1	麻　酔　科 改訂第3版	定価	3,780 円
2	耳鼻咽喉科 改訂第2版	定価	3,360 円
3	泌尿器科 改訂第3版	定価	3,780 円
4	放 射 線 科 改訂第3版	定価	4,200 円
5	皮　膚　科 改訂第3版	定価	3,990 円
6	精　神　科 改訂第3版	定価	3,360 円
7	整 形 外 科 改訂第3版	定価	3,990 円
8	眼　　　科 改訂第2版	定価	3,990 円
9	産 婦 人 科 改訂第4版	定価	5,040 円
10	小　児　科 改訂第3版	定価	4,200 円
11	必修・公衆衛生 改訂第11版	定価	3,990 円
12	救 命 救 急 改訂第3版	定価	3,780 円
13	脳神経外科 改訂第3版	定価	4,410 円